DICTIONNAIRE

RAISONNÉ

D'HIPPIATRIQUE.

TOME QUATRIÉME.

DICTIONNAIRE

RAISONNÉ

D'HIPPIATRIQUE,

CAVALERIE, MANÉGE,

ET

MARÉCHALLERIE.

Par M. LAFOSSE.

TOME QUATRIÉME.

Q. —— Z.

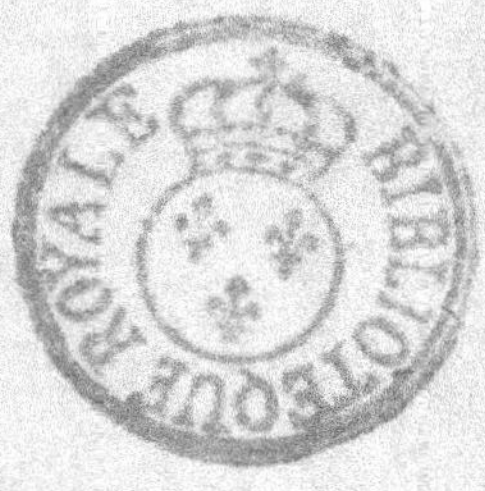

A PARIS,

Chez BOUDET, Libraire, rue Saint Jacques
vis-à-vis celle du Plâtre.

M. DCC. LXXV.

Avec Approbation & Privilége du Roi.

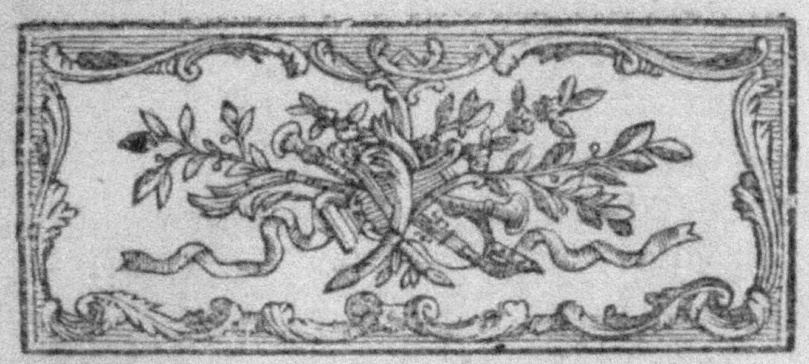

DICTIONNAIRE

RAISONNÉ

D'HYPPIATRIQUE.

Q.

QUADRILLE, petite compagnie de Cavaliers qui faisoit partie d'un carrousel.

QUARRÉ, travailler en quarré. *Voy.* Voltes.

QUART EN QUART. Travailler un cheval de quart en quart, c'est le conduire trois fois de suite sur chaque ligne d'un quarré que l'on se figure autour du pilier. *Voy.* Voltes.

QUARTE (seime). se dit d'une fente de la

corne qui survient aux quartiers. *Voy*. Seime.

QUATRE COINS, faire les quatre coins, ou travailler aux quatre coins. *Voy*. Voltes

QUARTIER, partie latérale du sabot.

QUARTIER DÉFECTUEUX, quartier dont la corne est devenue raboteuse & filamenteuse, parce qu'on a coupé le cartilage ou la muraille ; parce qu'on a appliqué des caustiques qui ont trop agi sur cette partie, ou parce qu'on y a mis le feu.

Si une seime a été mal guérie, ou mal opérée, il se forme au quartier une fente, par laquelle passe la chair cannelée, ce qui rend le quartier fistuleux. On ne guérit jamais ce mal, à moins qu'on ne fasse une nouvelle opération, à laquelle il faut apporter plus de soin qu'à la première. quant au pansement, il sera le même que celui de l'opération du javart encorné.

QUARTIER FOULÉ (faux), si le fer est long, le faux quartier portera dessus, & sera foulé. . . . *Voyez* l'article de la Ferrure.

QUARTIER FOIBLE. On appelle quartier foible, la muraille des quartiers lorsqu'elle est mince, plate, serrée, & quelquefois renversée à la partie inférieure. Ce défaut se rencontre plutôt en dedans qu'en dehors , & toujours aux pieds de devant.

QUARTIERS RENVERSÉS. Lorsque le fer est trop entolé sur les quartiers , & qu'il porte sur un quartier foible , il le fait renverser , c'est ce qu'on appelle quartier renversé. On doit y remédier à peu près comme dans le cas précédent.

QUARTIERS SERRÉS. Rettéciffement du pied à l'endroit des quartiers.

Ce défaut est naturel ou accidentel: naturel , lorsque le pied est serré de naissance , c'est un vice de conformation , & un défaut dans le cheval ; je n'en parlerai pas ici : accidentel lorsqu'il vient de quelque cause extérieure , c'est de celui-ci que nous allons parler.

Les quartiers se refferrent , quand on pare trop le pied , & qu'on détruit les arcs-boutans : alors la muraille n'ayant point d'appui ni d'étai , se renverse , serre le pied , comprime la chair cannelée , & fait boiter le cheval.

On y remédiera en tenant le pied gras , en l'humectant , en évitant de le parer , en abattant du talon , & en serrant court ; de manière que les talons ne portent pas sur le fer.

QUARTIER , TACHET , est le même que

lovet, ou louvet. *Voyez* ce Mot.

QUARTIER, en parlant d'une selle; ce sont les piéces de cuir ou d'étoffes qui sont attachées aux deux côtés de la selle.

QUEUE [la], doit suivre la croupe, & par conséquent être placée haute, ce qui donne aux chevaux de l'aisance & de la facilité pour la lever & pour la porter en arrière. On distingue 1°. le tronçon, qui est la partie la plus élevée, ou l'étendue de la queue, sur laquelle les crins sont posés. 2°. le fouet, ce sont les crins: quand ces derniers sont cassés, ou se trouvent en petite quantité, la queue s'appelle alors queue-de-rat. Les chevaux qui ont la queue placée haut, sont très-propres à la porter en trompe; lorsqu'on leur fait la section par dessous.

Les os de la queue, sont partie des fausses vertèbres; ils sont au nombre de dix-sept pour l'ordinaire, quelquefois de dix-huit, quelquefois plus; mais cela varie. Ces premiers os ressemblent assez bien à une vertèbre. On distingue sur-tout dans le premier des os de la queue, l'apophyse épineuse & les apophyses transverses; mais à mesure que les os s'éloignent de l'origine de la queue, les apophyses épineuses se bifurquent, & les transverses disparoissent, le corps s'arrondit & devient cylin-

drique : c'eſt ſur le corps de ces os , que ſe continue l'expanſion des nerfs , formant la queue
de cheval ou *equis cœtum*.

Toutes les vertèbres , ainſi que l'os ſacrum ,
& les os de la queue , ſont unies par des ligamens ſerrés dont les fibres forment une ſpi-
rale.

Les nœuds de la queue (ou fauſſes vertèbres),
ſont mus ou ébranlés par le moyen de dix muſcles : quatre élevent la queue ; quatre l'abaiſ-
ſent , & deux la portent ſur les côtés : on les
nomme latéraux. Elle eſt auſſi portée ſur les
côtés par pluſieurs paquets muſculeux , qui ſont
bien diſtinéts de ces muſcles , & qui prennent
leurs attaches d'une vertèbre à l'autre.

Les muſcles releveurs ſe diviſent en longs &
en courts releveurs.

1°. Les longs releveurs viennent de la continuation des muſcles très-longs du dos , rempent tout le long des parties latérales des apophyſes épineuſes de l'os ſacrum , s'y attachent
par leurs parties charnues , & vont en s'amin-
ciſſant , ſe terminer par de petits appendices
tendineux aux apophyſes demi-épineuſes des
premiers nœuds de la queue & aux inégalités
ſupérieures des dernières.

2°. Les courts releveurs prennent leurs attaches aux parties latérales des trois & quatre dernières apophyses épineuses de l'os sacrum, & vont se terminer de même que les précédens.

Les muscles abaisseurs sont distingués de même en longs & courts.

1°. Les longs prennent leurs attaches aux parties latérales de l'os sacrum, rempent le long de ce bord, en s'y attachant ; passent ensuite au-dessous ; & lorsqu'ils sont parvenus aux deuxiéme & troisiéme nœuds de la queue, ils commencent à fournir plusieurs tendons qui vont se terminer à la partie inférieure de chaque nœud.

2°. Les courts abaisseurs ont leurs attaches dans la face interne du bassin, à une large aponévrose, appellée sacro-sciatique ; ils rempent tout le long de cette face, & vont se terminer aux parties latérales de l'os sacrum. Ces muscles sont plus larges que le premiers.

Les muscles latéraux sont très-minces & larges supérieurement : ils ont leurs attaches fixes à la partie inférieure du bord latéral des nœuds de la queue ; & en se prolongeant aux apophyses transverses des premires nœuds, ils vont se terminer par de petits tendons aux parties latérales de ces mêmes os.

QUEUE (amputation de la). Lorsqu'on veut couper la queue à un cheval, ou le rendre courte-queue, on reléve les crins en les attachant à ceux du haut de la queue, de façon que l'endroit du tronçon où l'on veut faire la section soit à découvert & absolument nud. On le pose sur un billot, ensuite l'on y applique le tranchant d'un instrument bien coupant, tel qu'une serpe, un couperet, ou tel autre, & d'un coup de maillet donné sur le dos de l'instrument, on sépare le bout du tronçon ; on laisse saigner un peu, puis l'on applique sur la blessure le lycoperdon ou vesse de loup, sans autre appareil, & l'on attache le cheval, de manière qu'il ne puisse se froter ni emporter l'escarre, ou la croûte qui s'est formée, ce qui occasionneroit une nouvelle hémorragie. Cet astringent est préférable au brûle-queue qui produit une escarre ou inflammation considérable, une suppuration abondante, & peut-être quelquefois un commencement de gangrene. On se gardera encore de poser l'instrument tranchant, comme quelques-uns le pratiquent, sous le tronçon, à la place du billot, parce qu'alors on est obligé de donner le coup de maillet sur le tronçon lui-même, qui occasionne une contusion considérable, laquelle souvent a des suites fâcheuses. On laisse ordinairement à la queue la longueur nécessaire pour couvrir la nature dans les jumens, la même proportion pour les chevaux. Quelques-uns coupent deux ou trois nœuds ou le bout de la queue ; prétendant que les chevaux en prennent plus de croupe ; c'est une erreur, je ne vois d'autre utilité dans cette opération que celle de retrousser plus aisément les crins, & avec plus de grace.

QUEUE A L'ANGLOISE (section de la). Il faut jetter le cheval par terre, du côté du montoir, préférablement à l'autre, pour avoir l'aisance d'opérer, examiner ensuite la queue, prendre ses dimensions pour ne pas faire les incisions trop près les unes des autres ; car il en résulteroit une seule plaie, & les bandes de la peau se déchireroient. On fait jusqu'à cinq incisions transversales, ce qui vaut mieux, parce que plus la queue a d'étendue, plus elle se recourbe, & semble former par son crin un évantail. La queue étant retroussée, il faut faire la première incision à deux doigts du rectum, de peur d'attaquer les fibres du sphyncter de l'anus, ce qui formeroit une plaie fistuleuse. Chaque incision doit se faire en deux temps ; dans le premier, on incise la peau, & on met les muscles à découvert ; & dans le second, on les coupe ; il en est de même des autres incisions.

L'appareil de chaque incision consiste en des plumasseaux à sec, que l'on contiendra par un

bandage à dix chefs, ou par une bande circulaire. On ne le lévera qu'au bout de trois jours,
pour laisser à la suppuration le temps de s'é-
tablir, & l'on aura soin d'imbiber les linges
avec du vin tiéde. Quand le gonflement &
l'inflammation de la queue seront passés (ce qui
ne manque jamais d'arriver vers le quatrième
jour), & que la suppuration sera bien établie,
il faudra amputer la queue, suivant la méthode
ordinaire, à une distance égale des incisions.
On appliquera sur la plaie de la poudre de lycoperdon ; c'est le vrai moyen d'éviter par là
les ravages que produit le feu, & d'avancer la
guérison.

Les autres pansemens se feront avec le digestif simple, ou bien avec le baume de térébenthine, jusqu'à ce qu'il soit temps de mettre les
dessicatifs. Il faut laisser pendre la queue dans
son état naturel ; car les muscles abaisseurs étant
coupés, les releveurs antagonistes opérent leurs
effets, dès le moment même, & mieux encore
lorsqu'ils sont guéris.

Remarques. J'ai cru qu'il étoit d'autant plus
nécessaire d'enseigner la méthode de couper la
queue à l'Angloise, que personne ne l'a encore
donnée. D'ailleurs, ceux qui la pratiquent, y
joignent des appareils qui, bien loin d'être
utiles, sont souvent pernicieux. J'en ai vû plu-

sieurs exemples ; lorsque la section des muscles
est faite, on a coutume de renverser la queue
sur le dos, & on la contient dans une espéce de
gouttière, comme on la voit représentée dans
la traduction du livre de M. Bartelet, inti-
tulé, Gentilhomme Maréchal, planche 2 . . .
en renversant ainsi la queue, on enfonce les
nœuds, on ôte l'action des muscles releveurs ;
de plus il se forme au commencement de la
queue des plis qui s'échauffent & occasionnent
une plaie qui procure la chûte du crin. J'en
ai vu dont les crevasses étoient si profondes,
qu'il sembloit qu'on y eût fait des incisions supérieurement. Outre cela le renversement produit sur les vaisseaux une compression considérable, qui quelquefois intercepte la circulation
du sang ; l'inflammation s'ensuit, de-là l'abscès,
& quelquefois la gangrene. J'ajouterai qu'il faut
un mois ou cinq semaines, & même plus, pour
que la cicatrice se fasse entiérement ; au lieu
que suivant ma méthode, c'est l'affaire de quinze
à dix-huit jours au plus, & qu'il n'en arrive
jamais rien de fâcheux. D'autres attachent au
bout de la queue une corde qu'ils font passer
par dessus un rouleau, placé au plancher au
dessus de la queue, en ligne droite ; ils amé-
nent ensuite cette corde dans la rainure d'une
poulie, & y attachent un poids de seize à dix-
huit livres, de manière que le cheval tient tou-

jours la queue droite, soit qu'il aille à gauche,
à droite, ou qu'il se couche, Cette méthode est
en quelque manière préférable à l'autre, parce
qu'il n'en résulte ni crévasses, ni gale sur le
tronçon de la queue; mais en revanche, elle
tiraille la queue, excite l'inflammation, produit l'extension des ligamens intermédiaires &
des muscles releveurs, & retarde la guérison
de beaucoup. D'ailleurs cette manœuvre est absolument inutile, & quelquefois dangereuse :
j'ai vû en effet, il n'y a pas long-temps, deux
chevaux auxquels il est survenu deux dépôts
entre la premiére section & l'anus.

QUEUE (le trousse), instrument de cuir long
d'un grand pied, dont on se sert pour enveloper la queue d'un sauteur. Cet instrument
se ferme par le moyen de plusieurs petits crochets, dans lesquels on entrelasse une courroie,
Il est attaché près du culeron de la croupière,
par deux petits contre-sanglots. Il y a au bout
du trousse-queue, deux longes de cuir, qui
passent le long des cuisses & des flancs du cheval, & qui aboutissent aux contre-sanglots,
pour tenir la queue en état. Le trousse-queue
fait paroître un cheval plus large de croupe,
lui donne plus de grace lorsqu'il saute, & empêche aussi la queue de donner dans les yeux
du Cavalier.

QUEUE DE RAT, défaut. *Voy.* Queue. *Voy.* encore Arrête.

QUINTAINE, poteau ou jacquemart, représentant un homme armé ou couvert d'un bouclier, auquel on jette des dards, ou sur lequel on va rompre des lances à cheval. On appelle aussi cette figure faquin.

QUINTE, espèce de fantaisie qui tient du cheval rétif; car le cheval pendant quelques instans se défend & ne veut pas avancer. Les mulets sont sujets à ce défaut.

QUINTEUX, cheval qui a des quintes.

QUITTER LES ÉTRIERS, c'est ôter ses pieds de dedans de gré ou de force ; car lorsqu'un cheval emporte son homme, il doit quitter les étriers, ou pour se jetter à terre, ou afin que si le cheval tombe, il n'ait pas les pieds engagés dans les étriers, ce qui est très-dangereux. Le peu de fermeté du Cavalier lui fait souvent quitter les étriers, quand son cheval trote ou galope.

QUOAILLER. *Voyez* Jouer avec son mors & la suite.

QUOART, tronçon de la queue, depuis son origine jusqu'à la dernière vertèbre au bout du tronçon.

R.

RABAISSER, se rabaisser, se dit en termes de Manége, du cheval qui n'a pas assez de force pour continuer ses courbettes aussi élevées qu'il les a commmencées.

RABATTRE, se dit d'un second frapeur, il y a rabattre en premier, quand ils sont trois à l'enclume; rabatre en second, quand ils sont quatre &c. Il n'est point d'ouvrage en Maréchallerie où un forgeron ait besoin de trois frapeurs, ces Messieurs ne se servent de trois ou quatre frapeurs, que pour la gentillesse & faire voir leur adresse. Les coups en rabattant doivent être suivis de près, autrement il y a non-seulement une monotonie dans le son, mais même du temps de perdu; le fer pendant ce temps se refroidit & le forgeron a plus de peine à donner la tournure à son fer. Un forgeron dit au second frapeur de rabattre court, c'est-à-dire, de fraper le plus promptement après le premier.

RABATTRE LES COURBETTES, est le mouvement des courbettes où le cheval porte à terre ses deux pieds de derrière; il rabat bien la courbette quand ſes deux pieds de derrière portent à terre en même temps.

RACE, cheval de race, celui qui provient d'un cheval des pays étrangers eſtimés pour avoir de bons & beaux chevaux. Cheval de première race, eſt celui qui vient d'un cheval étranger connu pour excellent. Faire des races, ou tirer des poulains de bons & beaux chevaux.

RACCOURCIR LES ÉTRIERS, c'eſt faire entrer l'ardillon de la boucle de l'étrivière, dans un des trous qui ſont au-deſſus de l'endroit oú il étoit.

RACCOURCIR LES RÊNES ou LA BRIDE. *Voyez* Accourcir.

RACCOURCIR UN CHEVAL, c'eſt rallentir ſon allure en le tenant dans la main.

RACCOLT, vieux mot dont ſe ſervoient les Écuyers pour déſigner un pas de côté ou raccourci.

RADIAL, ALE; qui a rapport au radius.

RADIAL (muſcle). *Voy.* pied de devant.

RADIÉ, qui eſt en forme de rayon.

RADIUS (os) *Voy.* avant-bras.

RAGE (la) est une espèce de folie ou de fureur sans fiévre , dans laquelle le cheval mord & ronge la mangeoire & ce qu'il rencontre ; il avance la tête pour mordre indistinctement tous ceux qui s'approchent de lui ; il ne connoît personne ; il est toujours en mouvement lorsqu'il est seul , & frape du pied ; ses yeux sont rouges & étincelans , il mange peu & ne boit pas ; il tire la langue & rend beaucoup d'écume. On distingue deux degrés dans cette maladie, la rage commençante & la rage confirmée.

La rage commençante est annoncée par tous les symptômes dont je viens de parler ; ils augmentent dans la rage confirmée ; le cheval souffre considérablement , & se tourmente beaucoup, il tremble de tous ses membres, le poil s'hérisse , & il meurt enfin.

Causes. Chez certains Animaux qui ne suent point, tels sont le chien , le loup, le renard &c. . la trage s'engendre d'elle-même ; mais elle n'attaque jamais le cheval , (ainsi que l'homme), qu'elle ne lui ait été communiquée par la morsure d'un animal enragé , ou parce qu'il aura bu d'une eau infectée du virus hydrophobique ou, ce qui revient presqu'au même , parce qu'il aura mangé du foin , de la paille , du son ou de l'avoine arrosés de salive virulente.

Diagnostic. On doit craindre qu'un cheval

ne devienne enragé, lorfqu'il y a eu dans la maifon un chien malade, & qu'il a été pendant quelque temps avec lui. Il eft prudent alors de fe défier du cheval, de prendre des précautions, & de ne pas en approcher de trop près, avant quarante ou cinquante jours.

On doit foupçonner que le cheval a contracté la rage ; lorfqu'après avoir été avec un animal qui en eft atteint, il mord la mangeoire, qu'il fe jette fur ceux qu'il voit, pour les mordre, qu'il frape du pied & qu'il s'agite.

On en eft affuré, lorfqu'après avoir été mordu par un animal malade, il a tous les fyptômes de la rage.

Prognoftic. Tous les chevaux mordus par un animal malade, ne le deviennent cependant pas. La maladie fe déclare ordinairement entre le vingtiéme & le cinquantiéme jour ; rarement avant le vingtiéme ; mais quelquefois elle ne fe manifefte qu'après le cinquantiéme, fouvent même au-delà de ce terme.

Lorfqu'elle eft une fois déclarée, elle fait périr promptement le cheval ; c'eft une maladie fort aigue, qui ne dure que fept jours.

La rage qui vient de la falive d'un animal enragé, eft plus dangereufe que celle qui a été communiquée par la morfure, parce que

cette

cette dernière eſt locale , ſon ſiége étant ſeulement dans la partie mordue ; en l'emportant
avec le fer , on remédie à la rage. La première,
n'ayant point de place déterminée , parce que
le virus eſt paſſé dans la maſſe du ſang , eſt
reconnue pour incurable.

Lorſque les parties tendineuſes & les articulations ont été mordues par un animal enragé ,
le danger eſt bien plus grand , que quand ce
ſont les parties charnues. En général , la rage
eſt une maladie fort grande , très-grave & très-
funeſte,

On a bien de la peine à prévenir la rage
menaçante , la commençante eſt preſque incurable , la confirmée ne ſe guérit jamais.

Curation. Tout ce qu'on a dit ſur la guériſon de la rage confirmée , n'eſt que fable &
menſonge. Les remédes qu'on emploie ſont inutiles. Les bains de la mer ont été vantés comme
un ſpécifique pour cette maladie ; mais ils ſont
auſſi infructueux que les autres moyens.

Le mercure ſembloit promettre plus de ſuccès , parce que le virus de la rage attaque ſpé-
cialement la ſalive , & que ce minéral a beaucoup d'analogie avec elle ; mais il n'a pas ré-
pondu à l'eſpérance qu'on en avoit conçue.

Il eſt inutile de tenter aucun traitement pour

la rage confirmée : nos soins doivent se bor-
ner à la prévenir. Ainsi, après avoir coupé en
rond toute la partie mordue, si elle est charnue, on y appliquera les caustiques & le feu ;
on fera des scarifications, & on excitera une
suppuration abondante, afin d'attirer tout le
virus dehors.

Si la morsure a été faite à une partie tendineuse ou membraneuse, il faut faire des scarifications à la peau, & appliquer dessus les
ventouses, afin de faire sortir tout le virus.
Mais on aura attention de tenir exactement le
cheval à l'écart, & de n'en jamais approcher
de si près, qu'on puisse en être mordu.

On peut essayer de faire prendre au cheval
de l'Opium & l'Alkali volatil, tel que l'Esprit
de Sel Ammoniac, à la dose d'un gros étendu
en deux pintes d'eau, de quatre heures en quatre
heures, en boisson & en lavement.

Quand ces remédes ne réussissent point, il
faut abandonner le cheval & le tuer.

RAGOT, cheval qui a le col court, de taille de
double bidet, & étoffé.

RAINURES. *Voyez* Cavités des os.

RALLENTIR, se rallentir, se dit du cheval qui
diminue la vîtesse de son allure.

RAMASSÉ , un cheval ramaſſé , c'eſt la même
choſe que ragot. *Voyez* Ragot , excepté qu'il
ſe dit des chevaux de toutes ſortes de tailles.

RAMENER , ſe ramener ſe dit d'un cheval qui
place bien ſa tête & ſon col. Ramener ſon cheval,
ſe dit du Cavalier, lorſqu'il l'oblige à bien placer
ſa tête & ſon col , & le maintient en belle ſituation.

RAMIFICATION , ſubdiviſion de quelques vaiſſeaux ou de quelques nerfs.

RAMINGUE, un cheval ramingue , celui qui
ſe défend ſeulement à l'éperon , ne voulant pas
avancer auſſi-tôt qu'il le ſent. C'eſt une eſpèce
de rétif, car il ne l'eſt que pour l'éperon ſeule-
lement , & non pas pour le fouet & la gaule.

RAMPIN , ſe dit d'un cheval qui marche ſur la
pince du pied , & dont les talons ne portent
pas à terre : il eſt des chevaux tellement ram-
pins , qu'ils marchent totalement ſur la partie
antérieure de la muraille.

RANG D'ECURIE , nombre de chevaux attachés
à un même ratelier. Le rang, en terme d'Aca-
démie , eſt l'endroit dans un Manége où les
Académiſtes à cheval ſont à côté l'un de l'autre , & dont ils ſortent pour travailler tour-
à-tour.

RAPHE, ligne qui paroît féparer le fcrotum ou la peau des tefticules en deux parties égales, & qui fe continue fur la verge jufqu'à l'anus.

RARE, un cheval rare, expreffion qui fignifie un cheval qui a des qualités fupérieures.

RARÉFACTION, s'entend du fang ou humeurs qui ont acquis dans les vaiffeaux, par la chaleur, un plus grand efpace que dans l'état naturel.

RASSEMBLER SON CHEVAL, le tenir dans la main & dans les jarrets, de façon que fes mouvemens foient plus vifs & moins allongés; effectivement le cheval alors paroît plus court qu'auparavant. Se raffembler eft l'action du cheval dans cette occafion. Raffembler fes quatre jambes enfemble, mouvement que fait un cheval pour fauter un foffé, une haie, &c.

RASSIS, terme de Maréchal, quand après avoir déferré un cheval, il lui perce le pied, & lui remet le même fer qu'il vient de lui ôter.

RATE (la), vifcère applati, bleuâtre, fitué dans la région lombaire gauche, en partie dans l'hypochondre du même côté; fa figure eft pyramidale; fa pointe eft tournée en devant de l'hypochondre gauche. On y confidére trois bords, un postérieur qui regarde le flanc gauche ; un latéral externe qui est très-épais, & un interne fort mince. Il a par conséquent deux faces, une qui regarde les lombes, & l'autre les intestins : la première est un peu convexe, celle-ci est légèrement concave ; elle est recouverte de même par le péritoine, & assujettie par les différentes duplicatures de cette membrane, aux lombes, au diaphragme & même à l'estomac par l'épiploon, & les vaisseaux courts.

Les vaisseaux de la rate sont l'artère & la veine splénique ; la première tire son origine du tronc cœliaque, elle rempe le long du bord de la rate, & dans son trajet elle jette plusieurs petites branches, qui vont se distribuer dans sa substance. La veine qui rapporte le sang de la rate, va se décharger dans la veine-porte. Il y a aussi des vaisseaux lymphatiques, mais on les apperçoit difficilement. Les nerfs viennent du plexus splénique, lequel est formé de la huitième paire & de l'intercostal.

La substance de la rate est rougeâtre, spongieuse & même caverneuse : c'est un amas confus de filamens blancs & de petites cavités. On n'a encore rien de certain sur l'usage de ce viscère dans l'Œconomie animale. On peut néanmoins penser qu'il est comme le réservoir du sang dans les grandes courses. Cette opinion paroît plus probable que celle de ceux qui le regardent comme fervant à préparer le fang qui doit paffer dans le foie, pour être plus élaboré, & faciliter par là la fécrétion de la bile.

RATELIER, efpèce d'échelle placée dans les écuries, au-deffus de la mangeoire, dans laquelle on jette le fourrage des chevaux.

RATION, portion de foin, paille & avoine que l'on donne à la Cavalerie & aux Dragons, pour la nourriture de leurs chevaux : chaque ration eft ordinairement de douze livres de foin, autant de paille, & trois picotins d'avoine.

RASER, fe dit du cheval, lorfque le creux noir des dents du coin eft prefque effacé, ce qui arrive entre fept & huit ans.

RASER LE TAPIS, galoper près de terre, fans prefque s'élever.

REBOTTER, remettre fes bottes.

REBRIDER, remettre la bride à un cheval.

REBUTER UN CHEVAL, c'eft exiger de lui plus qu'il ne peut faire, de façon qu'à la fin il devient comme hébêté & infenfible aux aides & aux châtimens.

RECHAUFFER UN CHEVAL, c'eft fe fervir des aides un peu vigoureufement, pour rendre plus actif un cheval pareffeux.

RECHERCHER, donner au cheval toute la gentilleffe & les agrémens dont il eft capable.

RECOMMENCER UN CHEVAL, c'eft lui apprendre de nouveau fon exercice quand il l'a oublié, pour avoir été mené par un Cavalier ignorant.

RECREMENT, humeur féparée du fang, & qui doit y rentrer, telle eft la graiffe, la fynovie, &c.

RECREMENTIEL, qui eft de la nature des recréments.

R E C U L E R (du). La fituation de la main de la bride pour reculer un cheval, eft la même que celle de l'arrêt, enforte que pour accoutumer un cheval facilement, il faut après l'avoir arrêté, retenir la bride, les ongles en haut, comme fi l'on vouloit marquer un nouvel arrêt ; & l'orfqu'il obéit, c'eft-à-dire, qu'il recule un ou deux pas, il faut lui rendre la main, afin que les efprits qui caufent le fentiment, reviennent fur les barres, autrement on endormiroit & on rendroit infenfible cette partie ; & le cheval, au lieu d'obéir & de reculer, forceroit la main, ou feroit une pointe

Quoique le reculer foit un châtiment pour

un cheval qui n'obéit pas bien à l'arrêt ; c'est encore un moyen pour le disposer à se mettre sur les hanches ; pour lui ajuster les pieds de derrière ; lui assurer la tête , & le rendre léger à la main.

Lorsqu'un cheval recule , une de ses jambes de derrière est toujours sous le ventre , il pousse la croupe en arrière , & il est dans chaque mouvement ; tantôt sur une hanche , tantôt sur l'autre ; mais il ne peut bien faire cette action , & on ne doit la lui demander , que lorsqu'il commence à s'assouplir & a obéir à l'arrêt ; par ce que les épaules étant libres on a plus de facilité , pour tirer le devant à soi , que si elles étoient engourdies : & comme cette leçon fait de la douleur aux reins & aux jarrets , il faut dans les commencemens en user modérément.

Quand un cheval s'obstine à ne vouloir point reculer , ce qui arrive à presque tous les chevaux qui n'ont point encore pratiqué cette leçon , un homme à pied lui donne légèrement de la pointe de la gaule sur les genoux & sur les boulets , qui sont les deux jointures de la jambe , pour la lui faire plier ; & dans le même temps , le Cavalier tire à soi la main de la bride , & sitôt qu'il obéit un seul pas en arrière , il faut le flatter & le carresser , pour lui faire connoître , que c'est ce qu'on lui demande.

Après avoir fait reculer quelques pas un cheval difficile, & l'avoir flatté, on doit ensuite le tenir un peu sujet de la main, comme si on vouloit le reculer de nouveau ; & lorsqu'on sent qu'il baisse les hanches pour se préparer à reculer, il faut l'arrêter & le flatter pour cette action, par laquelle il témoigne qu'il reculera bientôt au gré du Cavalier.

Pour reculer un cheval dans les régles, il faut, chaque pas qu'il fait en arrière, le tenir prêt à reprendre en avant ; car c'est un grand défaut que de reculer trop vîte ; le cheval précipitant ainsi ses forces en arrière, pourroit s'acculer, & même faire une pointe en danger de se renverser, sur-tout s'il a les reins foibles. Il faut encore qu'il recule droit, sans se traverser, afin de plier les deux hanches également sous lui en reculant.

Lorsqu'un cheval commence à reculer facilement, la meilleure leçon qu'on puisse lui donner, pour le rendre léger à la main, c'est de ne reculer que les épaules, c'est-à-dire, ramener doucement le devant à soi, comme si on vouloit le reculer ; & lorsqu'on sent qu'il va reculer, il faut lui rendre la main, & remarcher un ou deux pas en avant.

Après avoir arrêté ou reculé un cheval, il faut lui tirer doucement la tête en dedans, pour faire jouer le mors dans la bouche, ce qui fait plaisir au cheval, & l'accoutume à se plier du côté qu'il va. Cette leçon le prépare aussi à celle de l'épaule en dedans.

RECULEMENT, partie du harnois du cheval de carrosse ou charrette qui sert à faire reculer la voiture.

RECURRENT, branche de nerf de la huitiéme qui en remontant va au larynx former le son du hennissement.

RECTUM, c'est le dernier des intestins. *Voy.* ce Mot.

REDHIBITOIRES. *Voy.* Vices.

RÉDUIRE CHEVAL ou LE DOMPTER, l'obliger à quitter son humeur sauvage & ses fantaisies ou ses vices ; on réduit mieux & plus aisément un cheval par la douceur, que par la violence.

REFAIT, un cheval refait, mauvais cheval ou cheval maigre & usé, qu'un Maquignon a raccommodé pour le vendre.

REFERRER. Remettre les mêmes fers au cheval.

REFORME, signifie dans un équipage ou dans une troupe, la séparation qu'on fait des vieux ou mauvais chevaux d'avec les autres ; on vend ceux-là , ou on s'en défait de quelque manière que ce soit.

REFOULER L'ÉPONGE , fraper à l'extrémité d'une des branches du fer pour le rendre quatré ou pour le renforcer.

REFUSER , on dit que le cheval refuse quand il ne veut pas ou qu'il n'a pas la force d'obéir au Cavalier.

REGARDER DANS LA VOLTE. *Voyez* Volte.

RÉGION , on donne ce nom à certaines parties du bas - ventre dans lesquelles sont situées des viscères.

REINS ET URETÈRES. Les reins sont au nombre de deux, d'une couleur rouge-brune, d'une figure, tantôt en forme de haricot, tantôt en forme de trefle. Ils sont situés dans les régions lombaires, & vers les apophyses transverses des lombes, où le péritoine les tient collés à plat , un de chaque côté. On y considére deux faces, une inférieure , sur laquelle se trouve le péritoine ; & l'autre, supérieure, qui porte sur le psoas des lombes : l'une & l'autre sont un peu convexes. Le rein, dans la partie qui regarde son congénère , est échan-

cré, pour donner paſſage aux principaux vaiſſeaux qui ſe diſtribuent dans ſa ſubſtance: cette
échancrure fait que le rein, dans cette partie,
forme deux angles arrondis.

Les vaiſſeaux que l'on y apperçoit ſont,
1° l'artère émulgente, partant du tronc de
l'aorte, 2° la veine émulgente, ſituée ſur celle-
ci, & dont le calibre eſt beaucoup plus gros
que l'artère; elle vient de la veine cave. Les
nerfs tirent leur origine du plexus rénal. L'u-
retère, qui commence au fond de cette échancrure, ſe porte en ſe recourbant en arrière,
rempe tout le long des apophyſes tranſverſes
des vertèbres, des lombes, & va aboutir à la
veſſie. Les reins, indépendamment de l'envelope fournie par le péritoine, en ont une autre qui eſt une membrane très-fine & très-
forte. Le rein eſt compoſé de deux ſubſtances,
une brunâtre, ſerrée & ferme, dont les filamens ſont rangés en rayons; elle a été nommée ſubſtance corticale, il n'y a même dans
cette ſubſtance aucun point glanduleux, au
moins je n'ai pu les appercevoir; c'eſt un amas
de petits vaiſſeaux ſéreux, rangés à côté les uns
des autres en divergeant, qui, étant parvenus
au centre du rein, deviennent blancs, parce
qu'ils ſont plus ſerrés: c'eſt à cette ſubſtance
blanche: qu'on a donné le nom de médullaire,
elle forme, en pluſieurs endroits, de petits

cercles, dont les parois fibreufes, en fe réuniffant comme dans un centre commun, forment des mammelons percés de plufieurs petits trous, par lefquels fort l'urine qui a été féparée dans le rein ; elle eft verfée dans une efpèce de calice membraneux, appellé baffinet, lequel eft velouté & tapiffé de petites lacunes qui filtrent une liqueur mucilagineufe, pour empêcher l'action de l'urine fur les parois de ce même baffinet, & fur celles des urerères, dans lefquels cette liqueur coule.

Les chevaux font fujets à avoir des pierres dans les reins ; elles fe logent dans le baffinet, & rarement dans les mammelons. Elles font de deux efpèces : la plus ordinaire eft un amas de fable, de gravier ou de fédiment, qui s'amoncele, fans cependant acquérir une confiftance bien dure, quelquefois elles font femblables à une pierre blanche. L'autre efpèce eft d'une fubftance plus dure, brunâtre, quelquefois rouge, & quelquefois criftallifée. Ni l'une ni l'autre ne font effervefcence avec les acides, elles n'ont point non plus, comme les bézoards, de point central. La pierre de la veffie eft ordinairement de la première efpèce ; dans certains chevaux, j'ai trouvé une pierre dans chaque rein, chez d'autres dans un feul rein ; j'en ai ouvert qui avoient une pierre dans un rein, & une dans la veffie en même-temps. Quel-

quefois il n'y en a qu'une dans un rein , &
quelquefois plufieurs. La veffie peut auffi en contenir plufieurs ; mais ce cas eft rare ; le plus
ordinairement je n'en ai rencontré qu'une feule
plus ou moins groffe ; le diagnoftique eft aifé
à porter par l'affection des riens , le mal eft
incurable.

Les uretères font deux canaux ronds , membraneux , longs , élaftiques , que l'on peut con-
fidérer comme la continuation du baffinet ; ou
comme des entonnoirs qui reçoivent l'urine
fortie des petits trous des mammelons. Ces deux
tuyaux , qui prennent leur origine de la partie
concave des reins , defcendent obliquement juf-
ques fur la furface interne de l'os facrum , pour
aller enfuite fe porter à la veffie , qu'ils percent , mais non pas auffi-tôt qu'ils y font parvenus. Les uretères font compofés de trois membranes propres, & envelopés par le tiffu cellulaire du péritoine.

L'ufage des reins eft de féparer l'urine du
fang , & de la porter à la veffie par les uretères.

REINS SUCCENTORIAUX ou CAPSULES
ATTRABILAIRES , corps glanduleux , fitué
en devant du rein , d'une figure irrégulière ,
cependant allongé & pofé tranfverfalement dans
le bas-ventre fur les vertèbres des lombes ; fa

couleur eſt d'un rouge plus clair que le rein, quoiqu'il ſoit à-peu-près de la même ſubſtance. On y conſidére pas de baſſinet, mais on re- marque dans ſa ſubſtance, vers ſes bords, de petits mammelons, dont l'uſage eſt inconnu. Les artères de ces capſules viennent des émul- gentes ; & les nerfs, du plexus méſentérique antérieur. Les reins ſuccentoriaux, qui ſont petits dans les chevaux, ſont volumineux dans les poulains, & ſur-tout dans les nouveaux nés. Les Anatomiſtes n'ont encore pu aſſigner aucu- ne fonction à cet organe.

REINS (effort des). Le cheval fait un effort des reins en tombant ou en ſe relevant, ou lorſqu'il eſt accablé par un poids conſidérable. Cet accident s'annonce par un mouvement al- ternatif qui ſe remarque ſur les côtés, & qu'on appelle tour de barreau. Il faut d'abord mettre en uſage les remédes généraux de l'inflamma- tion, la ſaignée, les lavemens, &c. enſuite froter les reins avec l'eau-de-vie, l'eſſence de térébenthine, &c. on empêchera le cheval de ſe coucher, de peur qu'en ſe relevant, il ne re- nouvelle l'effort, ou qu'il ne s'en donne un nouveau.

Lorſque ces remédes ſont inſuffiſans, on applique des pointes de feu ſur les reins, c'eſt-à-dire, ſur les vertèbres de lombes. Ce reméde est quelquefois falutaire ; j'en ai vû de bons effets ; mais l'animal ne peut plus servir qu'à tirer , & non à porter.

RELAIS , chevaux de chaffe ou de voiture, placés à une diftance de l'endroit d'où on eft parti, afin de s'en fervir au lieu & place des chevaux qui ont mené jufqu'à l'endroit des relais.

RELAYER , monter ou faire atteler à fa voiture des chevaux frais qu'on appelle chevaux de relais.

RELEVER UN CHEVAL , c'eft l'affeoir fur les hanches. On reléve quelquefois la tête du cheval, en lui donnant un mors fait de façon, qu'il l'empêche de porter la tête baffe quand il y a de l'inclination.

RELEVÉS , airs relevés. *Voyez* Airs. Pas relevés. *Voyez* Pas.

RELEVEURS de la lévre fupérieure ou grand incifif, (mufcles). *Voyez* Lévres.

RELEVEURS de la lévre inférieure ou petit incifif, (mufcles). *Voyez* Lévres.

RELEVEURS de l'oreille, (mufcles longs) *Voy.* Oreilles.

RELEVEURS

RELEVEURS de l'oreille , (muſcles moyens)
Voyez Oreilles.

RELEVEURS de l'oreille, (muſcles courts) Voy.
Oreilles.

RELEVEURS de la paupière ſupérieure , (muſcles). Voyez Paupières.

RELEVEURS des côtes, (muſcles). Voyez
Côtes.

RELEVEURS de la verge, (muſcles). Voyez
Verge.

RELEVEURS de la queue, (muſcles) ; ſçavoir
les longs & courts. Voy. Queue.

RELEVEURS de l'omoplate, (muſcle). Voy.
Épaules.

RELEVEURS propres du bras, (muſcles). Voyez
Bras.

REMBOURER UNE SELLE, eſt y mettre de
la bourre.

REMÉDES généraux qui conviennent aſſez communément dans toutes les maladies curables.
Retrancher le ſon & la paille, mettre le cheval à l'eau blanche, c'eſt-à-dire à l'eau tiéde,
dans laquelle on a fait bouillir du ſon ; ſaigner,
& donner des lavemens adouciſſans, des breu-

vages avec les plantes émollientes, telles que la mauve, la guimauve, la pariétaire, la mercuriale, la branc-ursine, l'aigremoine, la laitue, &c. tenir le corps de l'animal chaudement & bien couvert. Je mets ici ces remédes généraux, parce que j'y renvoie souvent dans le détail des maladies : ce qui me dispensera de les nommer inutilement l'un après l'autre.

REMIS, un cheval bien remis, terme de Manége, qui veut dire que l'Écuyer a rappris l'exercice du Manége à un cheval auquel on l'avoit laissé oublier, ou par négligence, ou pour avoir été mené par des Cavaliers ignorans.

REMOLADE, est le même qu'emmiellure.

REMONTE, chevaux achetés pour remplacer dans un équipage ou dans une Troupe de Cavalerie, les chevaux qui ont été réformés ou qui sont péris.

REMONTE, en terme de Haras, signifie tous les sauts que l'étalon donne à la jument ensuite du premier.

RENAL, qui appartient au rein.

RENCLOUER, se dit d'un cheval qui a pris un nouveau clou de rue ; mais cela s'entend

plutôt de l'action du Maréchal, qui en le ferrant, l'a encloué de nouveau.

RENDRE LA MAIN, faire ensorte que les
rênes, pour le Cavalier, & les guides, pour
le Cocher, deviennent moins tendues, afin de
soulager la bouche des chevaux ; il y a deux façons de rendre la main pour le Cavalier, &
il n'y en a qu'une pour le Cocher. La première, qui est la même pour le Cavalier &
pour le Cocher, est d'avancer la main qui tient
les rênes ou les guides. La seconde, qui ne
peut regarder que le Cavalier, est de prendre
le bout des rênes de la main droite, puis la
main gauche les quitte pour un moment.

RENDRE TOUTE LA BRIDE, c'est prendre
le bout des rênes, comme je viens de dire,
& après les avoir quittées de la main gauche,
avancer la main droite jusques sur le col du
cheval. Tout cela fait à propos, donne une
grande aisance à la bouche du cheval ; & parconséquent le Cavalier s'en trouve aussi plus à
son aise.

RENDRE, (se) se dit d'un cheval si fatigué,
qu'il ne peut plus avancer.

RENDU, un cheval rendu, cheval qui par la
fatigue ne sçauroit plus marcher.

RENETTE, instrument avec lequel on fait l'ouverture d'un pied, dans le cas d'enclouûre,
Voyez seime, &c.

RÊNES, espèces de longes de cuir, attachées à
la bride, dont le Cavalier se sert pour mener
son cheval. Accourcir, séparer, partager les
rênes dans sa main. *Voyez* ces mots à leurs
lettres.

RENFERMER un cheval entre ses cuisses, la
même chose qu'assujettir. *Voyez* Assujettir.

RENIFLER, se dit du bruit que fait le cheval avec ses naseaux, quand quelque objet lui
fait peur.

RENITENT, qui est dur, qui résiste.

RENVERSÉE, volte renversée. *Voy.* Volte.

RENVERSER, se renverser, le cheval se renverse, lorsqu'il s'est élevé tout droit, & que
perdant son équilibre, il tombe en arrière.

REPARTIR (faire) un cheval, c'est le mettre
au même air, après avoir marqué un arrêt.

REPERCUSSIFS, médicamens qui astreignent,
qui resserrent.

REPERCUTER, repousser, faire rentrer une
liqueur quelconque.

REPLIER , fe replier fur foi-même , fe dit du cheval qui tourne de la tête à la queue, dans le moment qu'il a peur , ou par fantaifie.

REPLIS ou CRANS, on appelloit ainfi les fillons du palais.

REPOLON , air de Manége ; c'eft une demi-volte fermée en cinq temps : la croupe en dedans , c'eft auffi une galopade de l'efpèce d'un demi-mille.

RÉPONDRE AUX ÉPERONS , fe dit d'un cheval qui y eft fenfible , & qui y obéit. Répondre à l'éperon eft tout le contraire ; car ce terme fignifie un cheval mol , qui , au lieu d'obéir au coup d'éperon , ne fait qu'une efpèce de plainte , & n'en eft pas plus ému.

REPRENDRE A LA MAIN. *Voyez* Main.

REPOUSSOIR , outil de Maréchal , fervant à chaffer les fouches ou vieux clous , qui fe retrouvent dans le pied.

REPRENDRE , on appelle reprendre , l'orfqu'après avoir fait un demi-arrêt , on fait repartir le cheval.

REPRISE AU MANÉGE , c'eft l'efpace de temps pendant lequel l'Académifte , fait travailler fon cheval devant l'écuyer. Chaque Ecolier monte ordinairement trois chevaux , & fait trois reprises sur chaque cheval.

RÉSISTER A L'ÉPERON , défaut du cheval ramingue. *Voyez* Ramingue.

RÉSOLUTIFS, TIVES.

Remédes qui atténuent , divisent les sucs épanchés ou épaissis dans quelques parties , en un mot donnent du ressort à une partie.

RECETTE.

Prenez , Thym ,
    Romarin ,
    Sauge ,
    Lavande , de l'un & l'autre une brassée.

Faites légèrement bouillir pendant sept à huit minutes & fomentez la partie affectée.

Ce remède convient dans les Œdémes , les enflures de jambes , à la suite des phlegmons , & est propre à les résoudre ; on peut y ajouter si l'on veut de la lie de vin.

Autre.

Prenez ,   Sel marin , ... *demi-livre.*
     Tête d'Ail , . . . *une livre.*
     Vinaigre , ... *deux pintes.*
Mêlez le tout ensemble & bassinez.

Autre.

Prenez, Vinaigre, ... *une pinte.*
Faites-y diffoudre du Sel Ammoniac, *quatre onces*, & baffinez.

Autre.

Prenez, Eau de Chaux, . *deux livres.*
faites bouillir.
 Baie de Laurier, . . . *une livre.*
& baffinez.

Autre.

Prenez, Vinaigre de Saturne, . *une once.*
 Eau de rivière, . *deux pintes.*
mêlez le tout & baffinez.

Ces quatre derniers remédes s'emploient quand le premier n'a pas réuffi, dans le cas où la tumeur tourne en fquirrhe.

Autre.

Quand tous les remédes réfolutifs n'ont produit aucun effet, il faut y appliquer le feu fur la partie, foit en raie, foit en pointe, fuivant l'étendue de la tumeur.

RESPIRER, eft le mouvement que fait l'animal, pour attirer & expulfer l'air de fa poitrine, mouvement que l'on diftingue en infpiration & en expiration ; ce premier eft le mouvement qu'il fait pour faire entrer ce fluide dans la

C iv

poitrine, ce dernier au contraire eſt pour l'en faire ſortir. *Voyez* Côtes, où il eſt traité de ces mouvemens, & des muſcles qui les occaſionnent.

RESSOURCE, un cheval qui a de la reſſource, c'eſt la même choſe que d'avoir du fond. *Voyez* Fond.

RESTER. *Voyez* Demeurer.

RESTRINCTIF, médicament qui reſſerre ; la ſuie ou le vinaigre ſont les reſtrinctifs que les Maréchaux emploient pour empêcher la matière d'une enclouûre, de ſouffler au poil tandis qu'ils devroient en favoriſer la ſortie.

RETENIR, en terme de haras, ſe dit d'une jument qui devient pleine, elle a retenu. Se retenir, ſe dit d'un cheval dont la fantaiſie eſt de rallentir ſon allure.

RÉTICULAIRE, qui reſſemble au réſeau.

RÉTICULAIRE (membrane). *Voyez* Langue.

RÉTIF, le cheval rétif eſt celui à qui il prend la fantaiſie de ne vouloir pas avancer, dût-on le tuer à force de le battre, ce qui ne fait que le faire reculer davantage.

RÉTIFORME, le même que réticulaire.

RÉTINE, membrane commune des humeurs de l'œil. *Voyez* Œil.

RETOIR ou FEU MORT, reméde encore fort en vogue parmi plusieurs Maréchaux, principalement dans les Régimens de Cavalerie. On s'en sert pour faire passer les vessigons & les mollettes; il est presque infructueux; & la suite du traitement laisse la plûpart du temps quelques vestiges de son application. On le compose de verdet, de mercure, de cantarides, d'euforbe, d'huile de l'aurier, & quelquefois d'arsénic ou sublimé-corrosif, & cela selon le caprice des gens.

RETOUCHER UN CHEVAL, se disoit autrefois d'un cheval qui avoit été plusieurs fois traité de la même maladie par le même Maréchal ou par un autre.

RETRACTEUR (muscle). *Voyez* Œil.

RETRAITE. *Voyez* Piquûre.

REVERS DE TÊTE, terme de l'art de voltiger.

RHUME. *Voyez* Morfondure.

RHUMATISME, douleur indéfinie que ressent un cheval dans une partie quelconque; il ne donne à l'Hyppiatre aucune indication, & il peut être en cela comparé à la crampe.

RHOMBOIDAL , qui a la figure d'un rhombe , ou du rhomboïde.

RHOMBOIDE , figure de géométrie que l'on a appliquée à un des muscles releveurs de l'omoplate. *Voyez* Epaules.

RIPOSTE , se dit d'un cheval qui répond au châtiment par des ruades , ou en se cabrant.

RIVET , partie du clou qui sort de la muraille ; l'on coupe cet excédent & l'on rabat ensuite à coups de brochoirs , ce qui reste sur la muraille ; ce qui s'appelle river ; les rivets les plus courts , & rabattus exactement , sont les meilleurs , tant pour la solidité du fer que pour éviter les atteintes.

RIVER , l'action de ployer le rivet sur la muraille.

ROGNE , nom que l'on donnoit autrefois à la gale.

ROGNE-PIED , portion de sabre cassé avec lequel on déferre & on abat du pied , & dont on se sert en frapant dessus avec le brochoir.

ROGNER LE PIED , abattre la mauvaise corne ou en diminuer sa longueur.

ROGNON (mal de). Toute tumeur ou plaie qui attaque les vertèbres des lombes , depuis l'endroit de la felle jufqu'au haut de la croupe : la felle, le trouffe-quin, un porte manteau, tout corps dur, des ardillons de boucles, &c. occafionnent pour l'ordinaire cet accident, qui eft le même que celui du garot, enflé ou bleffé, parce que les parties qui fe trouvent attaquées font les mêmes, c'eft-à-dire, la continuation du ligament épineux, & les apophyfes épineufes des vertèbes. Cette tumeur peut fe réfoudre, s'abfcéder, ou fe terminer par induration ; mais elle s'abfcède le plus fouvent : la matière en eft féreufe ou purulente, de même qu'au garot. La cure par conféquent n'en eft pas différente : elle eft cependant moins longue, vû le peu d'étendue du ligament épineux dont la bleffure prolonge ordinairement la durée du mal, tout cheval bleffé dans cette partie, fur les côtes ou fur le garot, l'eft toujours par la faute du Cavalier qui l'a monté, ou du Palefrenier qui l'a bâté fi c'eft un cheval de bât.

ROTATEURS DE L'OREILLE (mufcles longs). *Voyez* Oreilles.

ROTATEURS DE L'OREILLE, (mufcles courts). *Voyez* Oreilles.

ROTATION, s'entend d'un mouvement en tous fens. *Voyez* Os, connexion des Os.

ROTULE *Voyez* Graffet.

RÉTRACTEURS. *Voyez* Yeux.

RÉVEILLER SON CHEVAL, la même chofe qu'avertir & animer. *Voyez* ces Mots.

ROBE, fe dit en certaines occafions pour le poil en général. Par exemple, on dit du poil du cheval quand il frape les yeux agréablement, qu'il a une belle robe.

ROIDE, fe dit du col & des jambes du cheval ; du col quand le Cavalier ne peut le faire plier, & des jambes lorfqu'elles font fi fatiguées qu'àpeine peut-il les plier un peu en marchant. Être roide à cheval ou être à cheval comme une paire de pincettes, fe dit du Cavalier quand il eft à cheval d'un air contraint fans aucune aifance dans fon attitude.

ROIDIR, fe roidir, fantaifie du cheval, lorfque roidiffant les quatre jambes il ne veut pas avancer malgré le châtiment, mais il part de lui-même quand fa fantaifie eft paffée : ainfi il n'eft pas rétif.

ROMPER UN CHEVAL A QUELQU'AL-LURE, l'y accoutumer.

ROMPER LE COL D'UN CHEVAL, l'obli-ger quand on eft deffus à plier le col à droite

& à gauche pour le rendre flexible, & faire
qu'il obéiffe exactement & aifément aux deux
mains ; c'eft une affez mauvaife leçon qu'on
donne à un cheval quand on ne gagne pas les
épaules en même-temps.

ROMPRE L'EAU A UN CHEVAL, l'empêcher de boire tout d'une haleine quand il eft
effouflé ou qu'il à chaud.

ROMPRE UNE LANCE, fe difoit autrefois
des Cavaliers armés qui couroient l'un contre
l'autre la lance à la main.

ROND. *Voyez* Volte.

ROND (couper le). *Voyez* Volte.

ROSSE (une). Cheval qui n'a ni force ni vigueur.

ROSSIGNOL, Ouverture que l'on pratique,
entre la queue & le fondement, avec une gouge
rouge ; ce trou doit communiquer avec le rectum & percer cet inteftin. Quelques-uns prétendent par cette opération ridicule & extra-
vagante foulager les chevaux outrés de pouffe.
Pour la faire, on infinue une corne de vache
dans le fondement, on perce deffus jufqu'à ce
qu'on l'ait rencontré, puis on paffe une lame de
plomb par le trou, que l'on fait fortir par le
fondement, & qu'on laiffe jufqu'à la cicatrice

pour empêcher les trous de se fermer. *Voyez* Siflet.

ROTER SUR L'AVOINE, se dit ou d'un cheval dégoûté qui ne veut pas manger son avoine, ou de celui à qui on en a trop donné & qui ne sçauroit l'achever.

ROTER SUR LA BESOGNE, se dit d'un cheval paresseux ou sans force, qui ne sçauroit fournir son travail.

ROTULE. *Voy.* Grasset.

ROUAN, poil, mêlé également de blanc & de bai ; cap de maure, lorsque la tête & les extrémités sont noires.

ROULER A CHEVAL, s'y tenir si mal que pour peut que le cheval remue le corps, on va tantôt à droite, tantôt sur le côté gauche.

COUSSIN, cheval entier de race commune & épais.

ROUTADE, mouvement latéral que fait celui qui voltige en tenant d'une main une des parties du cheval.

ROUX, poil roux, ce mot n'est guères d'usage.

ROUX-VIEUX, maladie du col qui survient sur le haut de la crinière, entre les différens plis que forme la peau dans cet endroit. Cette maladie qui s'annonce sous la forme de dartres

& quelquefois de farcin, ne vient pour l'ordinaire que de malpropreté ; il est rare de voir les chevaux hongres sujets à cet accident, parce que ces rides ne sont pas aussi sensibles chez eux, que dans les chevaux entiers, & que la circulation & la sécrétion ne se trouvent point interrompues comme dans ces derniers, ce qui joint avec la crasse forme cette maladie. *Voy.* Gale.

RUADE, action du cheval, lorsque baissant la tête, & levant le derrière, il allonge subtilement les deux jambes de derrière, & les jette pour ainsi dire en l'air ; c'est pourquoi on dit détacher, allonger, tirer, séparer une ruade.

RUBICAN, est un cheval qui ayant le poil bai, alzan ou noir, a du poil gris ou blanc, semé fort clair *Voy.* Poil.

RUDOYER SON CHEVAL, le maltraiter mal-à-propos quand on est dessus.

RUER, se dit du cheval qui détache une ruade. *Voyez* Ruade.

RUEUR, cheval qui a le vice de ruer souvent.

RUINÉ, cheval ruiné, est un cheval usé de fatigue : la bouche ruinée. *Voyez* Bouche. Les jambes ruinées sont des jambes qui n'ont plus la force de porter le cheval, & qui sont communément arquées & bouletées.

RUPTOIRE, est le même que caustiquer. *Voyez* ce Mot.

RUPTURE D'ESTOMAC, ET DU DIA-PHRAGME. *Voyez* ces Mots. Ces maladies qui paroissent surprenantes à *M. Vitet*, furent cependant dans des temps, comme épidémiques, principalement la rupture de l'estomac comme plusieurs personnes l'ont vu l'an 1760. Qu'il ait fallu de la force ou non, la chose n'est pas moins vraie, & arrive assez souvent. Quant à l'expulsion des alimens par l'œsophage ce que ne conçoit pas, *le Professeur Vitet*, nous pensons bien qu'une fois l'estomac déchiré les alimens s'épanchentdans la capacité du bas-ventre, préférablement au passage de l'œsophage ; mais il ne faut pas être grand physicien pour sçavoir que le coup de piston une fois donné ou la contraction faite, il doit nécessairement en sortir par ce canal, & de là tomber dans les naseaux ; & c'est encore un fait dont *M.* V*itet* peut s'instruire auprès des Écarisseurs, lesquels lui donneront une infinité d'observations propres à servir de base à la pratique qu'il pourra acquérir par la suite.

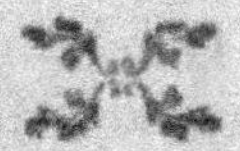

S.

SABOT , boëte de corne. *Voyez* Pied.

SABOT (étonnement de) , ébranlement dans le pied du cheval , occasionné par un coup que le cheval se sera donné contre quelque corps dur , comme une pierre , & quelquefois par un coup de brochoir que l'on aura donné en voulant abattre le pinçon.

On s'en apperçoit en frapant sur la muraille ; car alors l'endroit où le coup a été porté est beaucoup plus sensible que le reste de la muraille.

Il faut bien parer le pied , saigner en pince , & mettre une emmiellure au tour du sabot & dans le pied.

SABOT (chûte du). Nous avons déjà dit au mot Fourbure , qu'il y avoit des occasions où les sabots tomboient , en plus ou moins de temps ; mais il est des cas où le sabot peut tomber , tels qu'à la suite d'une enclouûre négligée ou mal traitée , à la suite d'un sic qui aura gagné les talons , & qui insensiblement les aura ouverts , à donner au sabot la figure d'un V , à la suite d'un javart nerveux dans le pâturon , &

affez fouvent d'un dépôt critique dans cette partie. Quelquefois il furvient dans le pâturon en dedans un petit javart dont le bourbillon étroit & profond tient aux gaînes des tendons, lequel occafionne une douleur & une tenfion femblable à la piquûre de l'aponévrofe du biceps de l'homme, lequel empêche l'établiffement d'un pus louable, & dont l'ulcère ne produit qu'une lymphe jaunâtre, fanguinolente, qui par fon état permanent occafionne des dépôts de même nature à la couronne, qui féparent le fabot de cette partie, & le font tomber en fept ou huit jours, plus ou moins.

La caufe première eft toujours l'irritation des tendons ou de fes fibres aponévrotiques ; quand le tendon extenfeur a fouffert, & que le fabot ne tombe pas, il y furvient des cordons, ou un épaiffiffement de muraille, tel que nous l'avons dit au mot Fourbure, & fouvent féparation de cette partie avec la chair cannelée ; fi le tendon fléchiffeur a fouffert, il furvient des croiffans & la fole eft toujours bombée ; ainfi qu'un cheval fourbu vienne d'avoir été forcé, ou qu'il l'ait été d'être refté dans l'écurie fur fes jambes, la caufe première vient toujours du tiraillement des tendons. Quant à la cure, à l'excéption de ces dépôts critiques, ou des javarts nerveux. *Voyez* le mot Fourbure. Quant à ces premiers, la cure eft prefque toujours incurable, l'on peut cependant essayer à prévenir la gangrene par les scarifications, les antiputrides, & les digestifs animés, mais rarement la suppuration s'établit-elle.

SABURRE, produit de la mauvaise digestion.

SACCADE, coup qu'on donne à la bouche d'un cheval en secoüant les rênes ou les guides avec violence ; c'est le plus sûr moyen de lui gâter la bouche, & de lui rompre les barres.

SACCADER, mener son cheval en lui donnant perpétuellement des saccades.

SACRÉ, qui a rapport à l'os sacrum.

SACRO-ISCHIATIQUE, qui a rapport à l'os sacrum & à l'os ischion.

SACRO-LOMBAIRE, qui a rapport à l'os sacrum & aux lombes.

SACRO - SCIATIQUE ou ISCHIATIQUE, nom que l'on donne à un ligament qui s'étend de l'os sacrum à l'os ischion.

SACRUM (os). *Voyez* Croupe.

SAGE, un cheval sage, cheval doux & sans ardeur.

Sagement, mener son cheval sagement, c'est le mener sans colère, & ne le point fatiguer.

SAGITTAL, LE ; on appelle ainſi la ſuture qui unit les os pariétaux, entre eux, à cauſe de ſa reſſemblance à une fléche.

SAIGNÉE (de la). Tout le monde-ſçait que la ſaignée eſt une ouverture quelconque, que l'on fait à un vaiſſeau ſoit artériel, ſoit veineux ; mais il eſt rare en hyppiatrique qu'elle ſe faſſe aux artères, à moins qu'on ne veuille ſuivre aveuglément les ſentimens des anciens Auteurs, qui conſeilloient de la pratiquer dans toutes les parties du corps, où les vaiſſeaux étoient apparents. D'autres ont été plus loin encore ; car ſi l'on conſidére la planche de l'Abbé de Villars, laquelle ſe trouve ſur les quais à Paris, on voit qu'il indique d'après Soleyſel, les ſaignées dans les endroits où il n'y a nulle apparence de vaiſſeaux. Rien de ſi ridicule que ce qui ſe rencontre à ce ſujet dans ces anciens Auteurs. On ne pratique plus aujourd'hui la ſaignée dans tous ces endroits, mais on la fait encore au flanc, au larmier, deſſous la queue, au lampas ; ce qui n'eſt autoriſé ni par le raiſonnement, ni par la ſaine théorie. On en voit encore qui, non moins aveuglés par le préjugé que par l'ignorance, ordonnent des ſaignées de précaution au mois de Mai ou en d'autres temps de l'année, &c... les preſcrire à l'arrivée d'un voyage, après un trop long exer-

cice, ou même pour remettre des chevaux qui
sont maigres, qui ont un mauvais poil. Ces
gens ignorent que la plus petite quantité de sang
tirée d'un animal sain, l'affoiblit. Qu'arrivera-
t'il donc, si on verse celui de l'animal qui a perdu son embonpoint ? Ils tiendroient sans doute
une autre conduite, s'ils sçavoient qu'après cette
évacuation artificielle, la graisse prend la route
de la circulation, & augmente par conséquent
la maigreur. Au lieu donc de saigner alors,
ils devroient mettre en usage tous les bons
alimens, les farineux, l'eau blanche faite avec
la farine d'orge, & laisser simplement reposer
le cheval.

Les endroits où l'on doit saigner le cheval,
sont au col, aux ars, au plat de la cuisse : l'on
peut encore tirer du sang de la queue, en y coupant une partie tuméfiée, que l'on voudra dégorger, en la scarifiant ; mais on ne se servira
ni des sangsues, ni des vessicatoires, comme
je ne le vois que trop dans la Chirurgie Vétérinaire. Ces remédes seroient bons toutesfois,
s'il falloit ménager la douleur du cheval, ou
prévenir la difformité des cicatrices ; mais ce
sont deux points dont on doit fort peu s'embar-
rasser. En général le but de celui qui opére étant
de dégorger une partie, il doit la remplir par
des scarifications ; que la tumeur soit séreuse ou
sanguine, cela est égal, toutes les fois qu'il y a

indication pour tirer le fluide ; agir autrement , ce n'eſt pas prendre les voies les plus
courtes de la guériſon (1).

___

(1) Un Anonyme a bien raiſon de dire que tout ce que
M. Vitet , (à l'article de la Plethôre) preſcrit par rapport
à l'âge , aux ſaiſons , & à la température la plus propre pour
ſaigner un animal, paroît plutôt devoir mériter une place
dans un Almanach de Liége , que dans un Ouvrage Vétérinaire compoſé dans le dix-huitiéme ſiécle : c'eſt ſuivre
les erreurs de Matthieu Lensberg , que de dire qu'il faut
s'abſtenir de la ſaignée , dans les temps pluvieux & humides. Ce préjugé que nous avons combattu dans note Guide
du Maréchal , auroit bien dû faire voir à ce Médecin, que
l'on ne doit ſaigner que quand le cas le requiert , & qu'à bien
dire , il n'y a que le cas d'inflammation où on doive le pratiquer. M. Vitet a tort de dire que les Maréchaux ſont en
uſage de ſaigner à la face poſtérieure de la langue ; jamais
aucun Maréchal n'a pratiqué cette ſaignée.

On ne voit pas, continue l'Anonyme, pourquoi M. Vitet
prétend que le clou ou la corne de chamois dont ſe ſervent
les Palefreniers pour la ſaignée du palais , déchire & ne
produit qu'une ouverture imparfaite ; il donne donc la préférence à un autre inſtrument ; il admet par conſéquent,
avec l'antiquité , l'uſage de la ſaignée au palais , pour ai-
guiſer l'appétit ; d'ailleurs , ignore-t-il que , quelque peu que
l'on faſſe d'ouverture dans cette partie qui eſt un compoſé de ſinus veineux, il vient beaucoup de ſang ? M. Vitet,
ne connoît pas , non plus , la ſituation des artères palatines , lorſqu'il dit qu'en ſaignant au palais , on riſque d'ouvrir l'artère palatine : cet Auteur convient qu'on ne pra

On appelle flamme , l'inſtrument ordinaire avec lequel on ſaigne. C'eſt une lame quarrée , au bout de laquelle il y a en forme de potence

tique cette ſaignée qu'au troiſiéme ou quatriéme ſillon , & dans le milieu du palais : or , comment peut-on attaquer les artères palatines qui rempent le long des alvéoles , & dont la réunion dans le tronc inciſif , eſt éloignée de deux pouce & plus du troiſiéme ſillon ? Pour raiſonner comme M. Vitet , il ne faut certainement pas être Anatomiſte; mais avoir copié *les Markams* , *les Soleyſels & autres ſemblables* : quand ces artères auroient été ouvertes , je ne crois pas qu'il fût né-ceſſaire pour arrêter le ſang , de tout cet appareil que preſ-crit M. Vitet ; dans ce cas , une pointe de feu vaudroit mieux que l'agaric , le lycoperdon , le colcothar ; elle ſerviroit d'aſ-tringent & de bandage ; le ſon mouillé ou l'eau farineuſe ſuffiroit pour nourriture , & il ne ſeroit point néceſſaire de faire uſage des lavemens avec des œufs. Il eſt encore très-inutile d'employer une pelotte pour ſerrer la jugulaire & la faire gonfler , puiſque la corde ſuffit , & qu'elle ne ſe dérange pas lorſqu'elle eſt bien placée, au lieu que la pelotte ſe dérange. M. Vitet ſe trompe,lorſqu'il dit que la corde paſſée près du poi-trail , peut comprimer la trachée-artère; dans cet endroit , la trachée-artère ſe rapproche des vertèbres du col : elle eſt ſituée profondément , entourrée & défendue de façon qu'il n'eſt pas poſſible de la ſentir au tact : c'eſt en remontant vers la tête qu'elle devient aſſez ſuperficielle pour être ſenſible au tact , même à la vue : c'eſt donc donner des terreurs pani-ques très-mal à-propos : ſi le cheval ſouffroit de la com-preſſion , ce ſeroit vers le haut ou vers la partie moyenne du col , jamais du côté du poitrail. D'ailleurs , le Maré

ún prolongement tranchant taillé en cœur.
On frape sur cette lame quarrée , vis-à-vis ce
prolongement , & cela plus ou moins fort , à

---

chal, pour éviter tout inconvenient & la syncope dans laquelle
le cheval pourroit tomber, peut saigner sans corde, il courra
moins les risques de percer la veine de part en part & de
se remplir de sang. Quand la section des tégumens , dit
M. Vitet , n'est pas plus grande que celle de la veine... Il arrive
un trombus : c'est précisément par cette raison qu'il n'en arrive jamais dans la saignée , la flamme étant figurée de façon
que la peau est toujours plus ouverte que la veine , quand en
saignant on perceroit la veine jugulaire de part en part :
& il est rare que les Maréchaux , en faisant cette opération ,
ne la percent pas ; il est faux que cet accident occasionne une
extravasation de sang , & quand cela arriveroit par hazard,
un peu d'eau salée suffiroit pour la dissiper. Lors même que
l'on seroit obligé de faire la ligature de la veine , ce que je
ne conçois pas ; le cheval n'en mourroit pas d'apoplexie ,
comme le prétend ce Pratricien : l'on voit toujours des chevaux qui ont eu des fistules à la saignée du col , mourir
de vieillesse. On voit des chevaux qui vivent avec les veines
jugulaires barrées : les veines cervicales font alors fonction de
jugulaires internes.

La saignée , continue ce Médecin Vétérinaire , qui se pratique aux ars , c'est-à-dire aux branches de la veine hume-
rale ramifiées sur la face interne du cubitus , passe pour la
plus difficile. Les ars ne sont point situés au dedans du bras :
mais audevant de l'articulation du bras avec l'avant-bras ,
que cet Hippotomiste appelle cubitus , au bas de cet endroit

raiſon de la profondeur du vaiſſeau & de la dureté de la peau. Il ne faut jamais appuyer ſa flamme ſur la peau, ni tenir la flamme roide

qui fait partie du poitrail ; ceux qui ſaigneroient en effet au dedans de l'avant-bras, s'y prendroient mal, & riſqueroient de bleſſer l'aponévroſe qui envelope cet avant-bras, ſouvent de caſſer leurs flammes, ou ſur l'os ou ſur cette même aponévroſe : ſuppoſant qu'il y eût néceſſité de faire la ſaignée en cet endroit. Sans flamme à reſſort, l'opération eſt très-facile, en faiſant lever le pied oppoſé, ou la jambe que l'on ne ſaigne point, & la portant en arrière, on a toute l'aiſance qu'on peut deſirer pour l'opération : le moindre Garçon Maréchal eſt inſtruit de cette méthode, dictée par le plus ſimple bon ſens. Il en eſt de même de la ſaignée au plat de la cuiſſe en dedans : en ſuivant le même procédé, je ne vois pas qu'il faille une dextérité bien merveilleuſe pour l'exécuter, ni que l'on ſoit dans le riſque de recevoir un coup de pied. Je ne vois pas non plus que levant la queue du cheval on ait plus de facilité. A l'égard de la ſaignée au flanc, elle eſt toujours inutile, & il n'y a point de cas où elle puiſſe ſervir plus que toute autre.

M. Viret préfère l'inciſion cruciale de la queue, à la ſection totale de cette partie, lorſqu'il s'agit de ſaigner en cet endroit. Les raiſons qui le déterminent à cette préférence, ſont que l'inciſion cruciale peut s'opérer dans toutes ſortes de cas, qu'elle fournit preſqu'autant de ſang que la ſection de la queue, qu'enfin il eſt facile d'arrêter le ſang : mais il n'eſt point de cas où l'amputation de la queue ne ſoit auſſi facile à exécuter que ſon inciſion cruciale. D'ailleurs, cette inciſion ne fournit pas autant de ſang que la ſection totale ;

entre les doigts ; car en portant fur les vaiffeaux, il arrive que la pointe gliffe à côté &
les rend roulans ; c'eft la raifon pour laquelle
les Phlébotomiftes & les Vétérinaires manquent
fi fouvent. On ne doit pas fe fervir de clef,
ou de fer pour fraper fur la flamme, mais d'un

la peau peut-elle donner du fang en affez grande quantité ?
Enfin, il eft auffi aifé d'arrêter le fang dans la fection,
que dans l'incifion, par le moyen du lycoperdon, & même
par des pointes de feu appliquées fur l'orifice des artères.

M. Viret décide que la faignée en pince eft dangereufe,
inutile & difficile chez le cheval. Quels font donc les mauvais effets qui réfultent de cette faignée ? On coupe, dans
cette opération un peu de chair cannelée à fa réunion avec
la fole charnue, ce qui arrive toujours plus ou moins : en
conféquence, il fe forme une plaie, laquelle en quatre jours,
quelquefois le lendemain eft guérie. Ce Médecin en auroit
été fans doute perfuadé, s'il eût pratiqué ailleurs que dans
fon cabinet, que la faignée de la pince n'eft pas toujours
inutile, qu'elle eft même falutaire. Dans les compreffions
de la fole charnue, dans les heurts, &c. & qu'elle n'eft jamais difficile à exécuter, pour quiconque a un peu d'u-
fage du boutoir. Tout ce que nous venons de dire, prouve
bien à M. Viret qu'il auroit dû s'en tenir à la Médecine
humaine, qui préfente affez de difficultés, fans vouloir écrire
fur l'Hyppiatrique qui demande plus d'expérience que de
raifonnement, ce que n'a nullement cet Auteur, & dont
le talent n'eft que de critiquer avec chaleur les Auteurs dont il
a copié fervilement les bévues.

morçeau de bois ; car avec le fer l'on casse
frequemment des flammes. Il y a des flammes à
ressort inventées par les Allemands ; avec cet
instrument, dont je me sers, on saigne avec
plus de sûreté & de facilité ; on donne du fer
autant qu'il est nécessaire. Je crois même qu'il
est indispensable de faire usage de cet instrument lorsqu'on veut saigner aux ars , & principalement au plat des cuisses. Les saignées,
comme nous l'avons dit , ne doivent être pra-
tiquées qu'aux veines ; sçavoir, au col, aux ars ,
& au plat de la cuisse ; celui qui veut saigner
au col , peut le faire avec ou sans ligature , en
mettant , ou non , un appareil. Si l'on se sert
d'une ligature , elle doit passer par dessus le
col , le plus près du poitrial qu'il se pourra ,
par ce qu'en la mettant au milieu du col , le
cheval en levant & en baissant la tête la fait
remonter en haut , ce qui la relâche ; on doit
l'arrêter ou placer le nœud-coulant du côté opposé au lieu choisi pour la saignée. Par exem-
le , elle sera arrêtée dehors le montoir , si l'on
veut saigner du montoir. Le Phlébotomiste sera
tenir la tête du cheval un peu élevée , afin que
le vaisseau soit moins roulant , qu'il sorte d'a-
vantage & qu'il se remplisse mieux ; alors étant
placé du côté de la tête , & regardant le poitrial ,
il prendra de la main gauche sa flamme , & la
posera à une ligne de distance de la peau , le

manche tourné vers la tête, & frapera deſſus,
ayant ſoin de faire l'ouverture longitudinale-
ment. L'endroit où l'on doit ſaigner eſt à un
demi-pied de l'angle de la mâchoire inférieure;
la tête du cheval étant dans ſa ſituation naturelle, l'Opérateur doit éviter de piquer ſur ces
groſſeurs qui paroiſſent diſperſées comme des
grains de chapelet; ce ſont autant de valvules
qui, venant à être coupées, ont quelquefois
beaucoup de peine à reprendre & ſont ſouvent
le principe de fiſtule à la ſaignée du col: lorſque la veine eſt ouverte, on favoriſe la ſortie
du ſang, par le mouvement des mâchoires,
excité avec un morceau de bois qu'on met dans
la bouche du cheval, ou bien en lui preſſant
le bout de la langue. Les muſcles de ces parties compriment les veines, ce qui procure un
écoulement abondant du ſang. La quantité de
ce liquide que l'on a à tirer, n'eſt pas déterminée, cependant la doſe ordinaire eſt de trois
à quatres livres, deux pintes environ, on réi-
tére ſuivant le cas, ce qui, ordinairement n'eſt
point néceſſaire, ſi ce n'eſt dans la plethóre,
la fiévre & les inflammations: après la ſaignée,
tout l'appareil conſiſte à prendre une épingle
avec laquelle on perce l'extrémité des bords
de la peau, au milieu de l'inciſion; on prend
enſuite des crins dont on entortille l'épingle,
en formant ce que l'on appelle le nœud de chi-

rurgien, qui eſt un double nœud ; on peut auſſi
ne pas mettre d'épingle, pour lors, avant que
de ſaigner, l'Opérateur fait tirer la peau du col
vers le haut ou vers le bas ; dès qu'on a tiré
autant de ſang qu'il eſt beſoin, on lâche la
peau qui vient recouvrir l'ouverture de la veine
& ſert d'appareil ; on peut ſaigner ſans ligature
en poſant la flamme ſur la veine dans le ſens
contraire, le poignet de la main dont on tient
l'inſtrument étant appliqué ſur la veine ; par
là le ſang ſe trouve arrêté, on profite du moment pour fraper ſur la flamme. Il eſt eſſen-
tiel de ſçavoir ſaigner ſans corde ; car il y a des
chevaux qui ne peuvent la ſouffrir & qui tombent par terre. Les ſaignées des ars ou de la
cuiſſe ſe font ſans préparation, ſans ligature,
ſans compreſſion ; on ferme l'ouverture de la
veine avec une épingle comme au col. Lorſque
les vaiſſeaux ne ſont pas apparens, il y a des
gens qui font troter le cheval ; ce mouvement
occaſionne de la chaleur, & de celle-ci naît
une raréfaction du ſang qui gonfle les veines
& les fait paroître plus remplies ; mais ce moyen
ſeroit nuiſible s'il falloit ſaigner, à cauſe d'une
inflammation. Au reſte cette methode eſt venue
de ce que quelques Auteurs ont avancé qu'il n'é-
toit pas poſſible de poſer de ligature ; mais ils ſe
ſont trompés, car elle peut ſe mettre à tous
les endroits où l'on ſaigne. Cet uſage vient

auffi en partie de ce que ces mêmes perfonnes ignorent la circulation du fang. Le lieu où l'on faigne ordinairement difent-ils, c'eft aux ars en dedans du bras: alors il eft poffible d: paffer en dedans de ce bras une corde dont un bout, qui ira fe rendre extérieurement en avant & en arrière, fera contenu par le Palefrenier en tirant vers l'épaule. Quoiqu'il en foit, le lieu où l'on ne faigne pas, & où l'on devroit faigner & ou on peut le faire fans ligature & fans exercer le cheval, c'eft dans le bas du poitrial dans la partie moyenne du bras antérieurement. Ce font là les ars & non pas en dedans à un demi pied plus bas où la veine eft moins forte & moins apparente; d'ailleurs l'on voit fouvent des Maréchaux bleffer les parties tendineufes qui s'y trouvent, ou caffer leurs flammes foit fur les os, foit fur ces parties.

La faignée de derrière doit fe faire de même dans la partie la plus élevée de la cuiffe, dans l'endroit où elle commence à rentrer en dedans; car plus bas, l'on court les mêmes rifques que devant.

SAILLIR UNE JUMENT, la même chofe que couvrir. *Voy.* Couvrir.

SAIN ET NET, un cheval fain & net eft celui qui n'a aucun défaut de conformation, ni aucun mal.

SALIERES (les), on appelle ainsi deux enfoncemens qui se trouvent au-dessus des yeux, &
qui sont toujours regardés comme un défaut de
conformation : dans la belle nature, cette partie doit être de niveau avec les sourcils. Cette
dépression est sensible dans la vieillesse ; elle est
quelquefois naturelle & même héréditaire ; mais
c'est une erreur de croire qu'un vieux cheval
dont les salières sont creuses engendrera un
poulain qui aura cette défectuosité. Je ne crois
pas qu'il y ait des Maquignons assez insensés
pour dégraisser les saliéres comme cela se pratiquoit du temps des anciens ; ils enlevoient par
cette opération la substance graisseuse & gélatineuse qui est située derrière l'orbite, dont l'usage est de lubréfier & d'arroser le globe de
l'œil pour lui faciliter son mouvement, & principalement d'arroser & d'humecter la membrane
orbitaire, lui donner plus de souplesse, & faciliter la rétraction de l'œil dans le fond de
l'orbite. Observation qu'aucun Naturaliste n'a
faite jusqu'à présent, & qui cependant existe
dans tous les quadrupèdes & oiseaux qui sont
pourvus d'un onglet ou membrane clignotante.

SALIVE (la), humeur blancheâtre plus ou moins
mucil gineuse, sans odeur ni saveur, & qui
est séparée du sang par les glandes salivaires,
& versée dans la bouche par des canaux qui

aboutissent aux différens parois ; cette liqueur est une espéce de savon qui sert à la préparation première de la digestion.

SALIVAIRE, qui a rapport à la salive. On dit conduit salivaire. Glande salivaire.

SALIVATION (de la trop grande). Il n'est point rare de voir des chevaux jetter par la bouche une très-grande quantité de salive fort blanche, un peu mousseuse, mais très-gélatineuse. Dans plusieurs cependant, on n'apperçoit aucune cause extérieure à laquelle on puisse attribuer ce flux salivaire : en effet, ils ouvrent bien les mâchoires, & ne perdent point l'appétit ; d'autres ont la tête enflée & les mâchoires serrées ; d'autres ont les mâchoires serrées sans que la tête soit enflée.

Cette grande salivation se remarque quelquefois aux jeunes chevaux ; elle est alors produite par la pousse des dents ; elle est excitée dans d'autres par la carie des dents ou par des aphtes, par des fluxions, ou par des coups donnés sur la tête, lesquels engorgent les glandes salivaires. On remédie à cette abondante excrétion de salive occasionnée par la carie, en prescrivant les rafraîchissans ; celle qui dépend de la pousse des dents se guérit d'elle-même ; quant à celle qui est entretenue par les aphtes, elle s'arrête en traitant ces petits

ulcères

ulcères avec les remèdes qui leur conviennent ;
il existe probablement plusieurs autres maladies dont la tête du cheval peut être attaquée ;
je les passe sous silence , parce qu'elles sont peu
connues , & que mon but est de ne donner
dans cet ouvrage que ce qu'il y a de bien sûr
& de bien prouvé ; au reste presque toutes les
maladies de la tête viennent de l'embarras des
vaisseaux du cerveau , & peuvent se rapporter
à ce que j'ai dit en parlant du vertigo & du
mal de cerf.

SANDRINE (monter & descendre à la) , manière de voltiger sur le cheval de bois.

SANG (le) , liqueur rougeâtre que contiennent
les artères & les veines. Les autres vaisseaux
n'en contiennent qu'accidentellement. Le sang
contient 1°. La partie aqueuse ; 2°. La partie
gélatineuse; 3°. La partie rouge. La première est
proprement le phlegme , ou l'eau plus ou moins
teinte que l'on apperçoit lorsque l'on a laissé
congeler le sang dans un vase , cette teinture
ne lui vient que du mélange de quelques globules désunies ; cette eau est plus ou moins salée,
âcre, alkaline , ce qui lui donne différentes
odeurs ; mise en évaporation , elle se dissipe
presqu'entierement , & ne laisse que très-peu
de base terreuse. La partie rouge du sang est
un composé de petites globules qui ne s'unis-

sent ensemble que par l'interméde de la partie gélatineuse, & dont la coagulation ne se fait que par cette partie gélatineuse, non pas par une qualité qui lui soit propre, comme quelques-uns l'ont avancé. La partie gélatineuse est cette substance jaunâtre qui se trouve au-dessous de l'eau dans le vase, & dont la propriété est de régénérer les fibres dans les solutions de continuité; elle est appellée aussi partie fibreuse; l'expérience le prouve tous les jours; à l'ouverture de certains chevaux on voit dans la veine cave ou dans l'aorte, des cylindres de cette substance que l'on divise en filaments qui ressemblent à des fibres, & dont la dureté est très-grande; cela arrive immédiatement après la mort, principalement dans ceux que l'on tue; car quelques jours après, cette substance tombe en déliquium comme les autres parties. La qualité du sang doit être à raison des vaisseaux qui le contiennent; le sang artériel est rougeâtre, lympide, plus abondant en sérosités que celui des veines, celles-ci au contraire doivent contenir un sang plus noirâtre & plus épais que les artères: cette couleur noirâtre lui vient de ce que la partie séreuse n'étant pas si abondante doit rapprocher les molécules sanguines plus près les unes des autres, & lui ôter par conséquent sa transparence & sa liquidité; c'est donc une grande erreur que de dire comme cela se voit rous les jours, que tel cheval a du fang bien noir & bien épais; car s'il étoit féreux & rougeâtre, ce feroit une preuve que le fang des artères a paffé immédiatement dans les veines fans s'arrêter dans fes différens couloirs; je ne dis pas pour cela que le fang des veines ne foit pas fufceptible dépaiffiffement par accident : cela fe voit affez fouvent dans les maladies; mais je dis qu'il y a un milieu naturel. Dans les maladies inflammatoires, le fang des veines eft fufceptible d'épaiffiffement; les premières faignées produifent un fang qui bientôt fe congele au contact de l'air; les fecondes produifent un fang tantôt plus épais tantôt plus féreux, cela n'eft pas une régle générale, c'eft fuivant le genre de maladie & la manière dont fe font les fécrétions : l'on peut dire que l'on a débité de grandes erreurs fur cet objet. Le fang tiré dans un vafe prend la forme couënneufe à raifon du plus ou moins de chaleur auquel on l'expofe; il feroit inutile ici de rapporter les différentes expériences chymiques que l'on a faites fur la nature du fang; ce que nous venons de dire fuffit pour l'inftruction des maladies connues. Le fang qui fort immédiatement des poumons eft écumeux & d'un rouge éclatant.

SANG (piffement de), cet accident eft d'un fort mauvais augure; les fuites en font prefque toujours funestes. Je n'ignore pas que bien des gens ont traité & même guéri des chevaux qui piſſoient le ſang ; mais ces Meſſieurs ne ſçavoient-ils donc pas qu'au bout d'un an ou deux plus ou moins, ces animaux périſſent de maladies qui ſont la ſuite du piſſement de ſang ? Cette hémorragie vient de la veſſie , ou de ſon col, rarement du canal de l'urétre , mais plus ordinairement des reins. Les cauſes qui produiſent la rupture des vaiſſeaux de ces parties , ſont les efforts que font les muſcles pour vaincre de grandes reſiſtances ; les fortes contractions réitérées , la phethôre des vaiſſeaux des reins , l'inflammation à la ſuite de quelque exercice violent , de l'uſage des plantes échauffantes , de fourrage pourri , de pierre dans les reins ; cette dernière cauſe eſt fort commune. Il m'eſt pluſieurs fois arrivé , de prédire & d'annoncer des pierres rénales dans des chevaux qui avoient piſſé le ſang à différentes repriſes ; ils étoient ſouvent tourmentés par des eſpèces de tranchées durant leſquelles ils regardoient leur dos , ſe couchoient & ſe relevoient fréquemment , plioient les reins ; ils rendoient peu d'urine , laquelle étoit quelquefois ſanguinolente , quelquefois un peu purulente : en les ouvrant après leur mort , j'ai effectivement vu , tantôt dans le baſſinet des deux reins , tantôt dans celui d'un ſeul , des calculs plus ou moins gros. J'en

ai trouvé de très-confidérables , qui étant extraits du rein , en confervoient la figure ; on
remarquoit dans le milieu , la place du baffinet ;
le pourtour repréfentoit les mammelons , &
avoit la figure d'une couronne. J'en conferve dans mon cabinet qui ont cinq pouces
de long fur trois & plus de large. Parmi ces
pierres il y en a une fur-tout fingulière , elle
eft cryftallifée , taillée à facettes octogones ,
pyramidales & cubiques. Ces cryftaux font
bien tranfparens , j'ai effayé de les difoudre
dans toutes fortes de liqueurs , fans avoir
pu y parvenir.

Les concrétions font de deux fortes ; l'une
eft fédimenteufe & s'écrafe aifément avec les
doigts , l'autre eft d'une dureté extrême , &
tient de la nature de la pierre calcaire.

Le piffement de fang eft incurable ; tout ce
que l'on peut faire dans les commencemens ,
c'eft de le pallier ; pour cet effet on faigne une
fois ou deux , on ordonne les lavemens émo-
liens , les boiffons adouciffantes , ou bien , on
met dans un feau d'eau , deux gros de fel de
nitre , & même trois fi le cheval le boit fans
dégoût.

SANGLE , eft ce qui tient la felle ou le harnois
fur le corps du cheval en paffant fous le
ventre.

E iij

SANGUILIFICATION, changement du chyle en fang.

SANGUINS, en général ce mot s'entend des artères & des veines qui charient le fang.

SANS-PAIRE. *Voyez* Azigot.

SARCOCÉLE, Tumeur dure, indolente qui a son fiége dans les testicules ou dans les vaisseaux spermatiques, souvent dans les deux en même-temps. Les causes font les coups, un vice quelconque dans les humeurs, mais plus souvent les premiers. Le sarcocéle une fois déclaré, les remédes internes & locaux font peu d'effets, l'on doit en venir à la castration. (*Voy.* ce mot), & opérer le cheval au moyen de la ligature passée dans la substance du cordon spermatique : & quoiqu'en dise le critique perpétuel *Vitet*, qui blâme nos différentes méthodes, nous osons assurer que s'il y a lieu de se servir de celle-ci dans un cas de castration, se doit être dans cette maladie ici, attendu que vous donnez un libre cours aux vaisseaux pour se dégorger ; ce qui bien loin de procurer le même effet avec les billots qu'il propose selon la vieille coutume, l'augmente. La crainte qu'a cet Auteur que la ligature ou ficelle n'occasionne un ulcère fistuleux, est mal fondée, lors qu'il n'y a que les artères spermatiques de liés ; il devroit sçavoir, se mêlant de châtrer les chevaux, que les fistules n'arrivent jamais que quand les billots, ou la compression à été faite sur les épididymes ou sur les aponévroses du crémaster. Si cet habile Châtreur eût vu quelquefois des fistules, & qu'il en eût disséqué comme nous sur les Cadavres; il auroit vu la vérité de ce que nous avançons ; mais il faut critiquer, & c'est un des talens de notre Docteur ; en voi-ci une autre preuve. Cet Opérateur ajoute que la castration au moyen de la ficelle augmente la suppuration ; mais ne sçait-il pas ou ne doit-il pas sçavoir qu'il est très-rare d'attirer de la suppuration dans une tumeur sarcomateuse, & qu'il est très-essentiel d'en établir, & que c'est le seul moyen de conduire à une parfaite guérison. Si la suppuration s'établit bien, la ficelle doit nécessairement tomber promptement, bien loin d'en retarder sa chûte comme le dit notre Opérateur.

S'ARMER, se dit d'un cheval qui se raméne vers le poitrial; le défaut vient plus communément du mors, que de son indocilité.

SAUT, mouvement du cheval quand il s'éleve en l'air.

SAUT DE MOUTON, est un saut où le cheval s'éleve d'abord du devant & tout de suite du derrière en doublant les reins. Un pas &

un faut. *Voyez* Pas. On appelle le faut de l'étalon le moment où il couvre la jument.

SAUT DE TERRE, terme de l'art de voltiger.

SAUT DE LA MEUNIERE, manière de voltiger fur le cheval de bois.

SAUTER, faire des fauts. Aller par bonds & par fauts, en terme de Manége, c'eft aller à courbettes & à capriole.

SAUTER ENTRE LES PILIERS, terme de Manége, fe dit du cheval qu'on a accoutumé à faire des fauts, étant attaché aux deux piliers du Manége, fans avancer ni reculer.

SAUTER UNE JUMENT, fe dit de l'étalon lorfqu'il la couvre.

SAUTER DE FERME A FERME, fe dit au Manége quand on fait fauter un cheval fans qu'il bouge de fa place.

SAUTER EN SELLE, c'eft fauter ou fe jetter fur un cheval fellé, fans mettre le pied à l'étrier.

SAUTEUR, un fauteur au Manége eft de deux efpéces, ou entre les piliers, ou en liberté. Le fauteur entre les piliers, eft un cheval auquel

on apprend à faire des fauts entre les deux
piliers ; & le fauteur en liberté eft celui à qui
on apprend à faire le pas & le faut, en appuyant le poinçon, ou en croifant la gaule
par derrière.

SCALENE, mufcle du col. *Voy.* ce mot.

SCAPHOIDE, os, ainfi nommé à caufe de fa
reffemblance avec un vaiffeau ou une barque
arrondie en deffous.

SCAPULAIRE, qui appartient à l'épaule. *Voy.*
ce mot.

SCAPULAIRE, (mufcle). *Voyez* Bras.

SCAPULAIRES, (glandes). *Voy.* Glandes des
extrémités,

SCARIFICATION, une ou plufieurs incifions
que l'on fait dans une partie, pour donner
iffue à une lymphe épanchée, & fouvent dans
le cas de gangrene, lefquelles dégorgent les
vaiffeaux, & donnent plus de cours au fluide.

SCISSURE. *Voy.* Cavités des os.

SEAU, inftrument de Palefrenier. On fait boire
les chevaux au feau, quand on ne les mene
pas à l'abbreuvoir.

SEC, un cheval eſt au ſec, quand au lieu de paître l'herbe, on le nourrit au foin, à la paille & à l'avoine.

SECOUER, ſe dit d'un cheval dont le trot eſt rude, il ſecoue ſon homme.

SECOURIR, en parlant des chevaux, c'eſt leur donner des aides, à temps & à propos, lorſqu'ils travaillent & qu'ils ſe ralentiſſent, qu'ils ne continuent pas de la même cadence qu'ils ont commencé. On dit ſecourir un cheval de la main, de la bride, des talons, &c.

SÉCRÉTION, ſéparation du ſang de laquelle émane une humeur quelconque. Le ſang artériel ou le ſang veineux qui eſt mêlé avec le chyle, contient toutes les humeurs, le cérumen des oreilles, les larmes, la ſalive, l'humeur bronchiale, le mucus nazal, l'humeur péricardine, le ſuc gaſtrique, la bile, l'humeur pancréatique, l'urine, la ſemence, l'humeur inteſtinale, la lymphe, l'humeur de la tranſpiration, &c. Toutes ces humeurs s'arrêtent à chaque partie où les couloirs ont de l'affinité avec elles & ſe ſéparent ; par exemple, l'urine ſe ſéparera dans les reins, & n'ira pas ſe ſéparer dans le foie ou dans les glandes ſalivaires, parce que les vaiſſeaux de ces parties ne ſont pas propres à la recevoir, quand cela arrive, ce n'eſt que par accident; l'on voit quelquefois les chevaux piſſer l'urine par la bouche. Il n'en eſt pas toujours de même de la bile, ou tout au moins cela eſt rare ; quand les yeux ſont teints de jaune, ce n'eſt qu'une répercution de cette humeur dans la maſſe du ſang ; rarement ſe filtre-t-elle dans les glandes ; auſſi les ſécrétions peuvent être dérangées, retardées, accélérés & ſupprimées; les cauſes de ces accidens ſont de pluſieurs eſpéces.

SÉCRÉTOIRES, qui aident à la ſéparation de quelque liqueur.

SEIME (la), fente, ſolution de continuité ou ſéparation du ſabot, qui arrive à la muraille du haut en bas, tant aux pieds de devant qu'aux pieds de derrière. Les ſeimes peuvent ſurvenir dans toutes les parties de cette muraille ; celle qui attaque le quartier, s'appelle Seime quarte. On donne le nom de Seime en pied de bœuf, à celle qui naît en pince. Les premières arrivent preſque toujours aux pieds de devant, les autres aux pieds de derrière ; quelquefois cependant, mais bien rarement, les ſeimes quartes ſe trouvent aux pieds de derrière, & celles en pied de bœuf, aux pieds de devant. Les ſeimes ſont plus ou moins profondes, & commencent toujours à la couronne.

Il ne faut pas les confondre avec ces petites fentes répandues çà & là, sur la superficie de la muraille, lesquelles ne sont autre chose qu'une légère aridité de cette partie, occasionnée par des coups de rape donnés sur la muraille. La seime quarte dans les pieds gras, c'est-à-dire, dans ceux dont la muraille est mince, se recouvre de manière qu'on ne sçauroit y porter la sonde, sans abattre préliminairement une lame de corne qui se prolonge sur sa voisine.

La seime en pied de bœuf qui est bien ouverte, se guérit plus difficillement que celle qui naît aux quartiers, par la raison que la muraille est plus épaisse en pince, qu'aux quartiers.

Les seimes viennent de la sécheresse de la peau, de la couronne & de la muraille. Lorsque la muraille est ainsi desséchée, elle n'a plus cette humidité & cette souplesse nécessaire à toutes les parties; elle se creve, se fend, & forme les seimes. La sécheresse de la muraille vient souvent de ce qu'on a trop paré le pied, ou le sabot. Lorsqu'on pare trop le pied, ou qu'on le rape, on ouvre les pores ou les vaisseaux qui vont porter la lymphe nourricière à la sole & à la muraille; on les expose au contact immédiat de l'air; l'air enleve l'humidité, & cette espèce de rosée qui nourrit le pied &

la muraille, à peu-près de même que le soleil
desséche un linge mouillé. Le pied desséché se
raccourcit, se rétrécit, fait fendre la muraille,
& produit la seime.

Si la seime est commençante, il faut seulement rafraîchir les bords de la partie supérieure de la seime, aller jusqu'au vif, & y mettre
des plumasseaux chargés de térébenthine. Lorsque la réunion est faite, il est nécessaire d'entretenir le sabot souple, en l'envelopant d'onguent.

Si la chair cannelée surmonte & se trouve
pincée entre les deux bords de la muraille,
on amincira les deux bords avec le boutoir, on
les rafraîchira depuis la couronne jusqu'à la fin
de la seime, on coupera même la chair, si elle
surmonte beaucoup, & on appliquera dessus
une tente chargée de térébenthine, ou imbibée
de son essence, & proportionnée à la longueur
& à la grandeur de l'ouverture, afin d'empêcher
que la chair cannelée, ou la chair de la couronne ne surmonte : on mettra ensuite un plumasseau un peu plus large, chargé de térébenthine ; & enfin par dessus celui-ci, un autre
plumasseau plus grand, qui recouvre une bonne
partie du sabot, chargé d'onguent de pied, afin
d'humecter la muraille & le pied ; on envelo-
pera le tout d'un linge, & l'appareil sera con-

tenu avec une ligature longue & ferrée, pour maintenir les parties, & empêcher que la chair cannelée ne furmonte. On ne lévera le premier appareil qu'au bout de quatre à cinq jours ; on panfera enfuite de même tous les trois jours : fi la feime fournit de la matière, on emploiera de même le digeftif.

Lorfqu'au bout de quinze jours ou trois femaines, la feime continue à jetter de la matière, il y a lieu de croire que l'os eft carié, on s'en affure par le moyen de la fonde. Lorfqu'on fent l'os (ce qui annonce toujours la carie,) on coupe un peu plus de la muraille, afin d'avoir une iffue plus grande ; enfuite l'on rugine l'os pour emporter la carie, ou bien l'on y met une pointe de feu. Ces fortes de feimes, quand elles font quartes, gârent quelquefois le cartilage latéral de l'os du pied à fon attache ; ce qui fe reconnoît par la fonde, par la grande fuppuration, & par un gonflement à la couronne. Dans ce cas on ne doit plus perdre de temps à panfer la feime ; il faut en venir tout de fuite à l'opération du javart encorné improprement dit, & emporter toute la corne qui fe trouve à un des bords de la feime, à la pointe du talon. *Voyez* l'opération du javart encorné, au mot Javart.

On voit par ce détail, que la pratique de bar-

rer les feimes, en appliquant deux ou trois
S de feu, eſt inſuffiſante & même deſtructive;
mais je conviens qu'elle n'eſt plus guères ſui-
vie aujourd'hui, depuis que la méthode précédente a été rendue publique (1).

SELLE (la), eſt compoſée des arçons, des bandes, des bates, des pommeaux, du garot ou
de l'arcade, du ſiége, des panneaux, des quartiers & des contre-ſanglots.

Les appartenances de la ſelle ſont le poitrail,
les ſangles, le ſurfaix, les porte-étriers, & la
croupière.

Les arçons ſont deux piéces de bois de hêtre
tournées en rond, pour embraſſer le dos du
cheval, donner la forme à la ſelle, & la tenir

---

(1) M. Vitet, après avoir défiguré notre méthode, & avoir
expoſé celle des Anciens, laiſſe, dit-il, (ſelon ſa louable
coutume), aux Maréchaux inſtruits, le ſoin de réfuter ces
deux méthodes. Pourquoi lui-même, qui s'annonce pour
praticien, & qui écrit pour inſtruire, ne le fait-il pas, &
renvoie-t-il ce ſoin à d'autres ? Pourquoi écrire ſur des matières que l'on n'entend pas encore, paſſe s'il en eût fait de
même à tous les articles, & qu'il n'eût rapporté que les
ſentimens des Auteurs : mais non, la fureur d'être Auteur
fait qu'il a entaſſé ſotiſe ſur ſotiſe, & qu'il a, en cela,
rencheri ſur les Anciens.

en état. Il y a l'arçon de devant & celui de derrière. L'arçon de devant est composé du gârot ou de l'arcade, des liéges, des mammelles & des pointes.

Le gârot ou l'arcade, est la partie de l'arçon de devant qui est au-dessus du garot du cheval.

Le pommeau est attaché au haut du gârot.

Les mammelles, sont les parties de chaque côté de l'arçon qui s'appliquent au défaut des épaules, au-dessous du garot du cheval, dans l'endroit où finit l'arcade de l'arçon.

Les pointes sont les extrémités de chaque côté des arçons, tant de devant que de derrière.

Les liéges, sont des morçeaux de bois plats & élevés au-dessous de chaque côté de l'arçon de devant, sur lesquels on chausse les botes.

L'arçon de derrière est différent de celui de devant, en ce qu'il est d'une tournure plus large & plus ronde ; il y a sur la partie supérieure une piéce de bois élevée qui accompagne la rondeur du haut de l'arçon, qu'on appelle troussequin, & qui sert à assurer les bates de derrière.

Pour rendre les arçons plus forts & plus durables, on les noue avec des nerfs de bœuf battus

&

& réduits en filasse que l'on colle tout au tour
des arçons, & sur-tout dans les jointures,
avec de la colle d'Angleterre. Lorsqu'ils sont
secs, on cloue en dedans de chaque arçon,
jusqu'au bout des pointes, une bande de fer
de tole ; on en met aussi une petite, derrière le
pommeau pour tenir & assembler les deux
lignes ; & deux autres à l'arçon de derrière
pour tenir le troussequin. Lorsque les arçons
sont ferrés, on les entoure d'une toile même
trempée dans de la colle d'Angleterre.

Les bandes sont deux piéces de bois, plates
& larges d'environ trois doigts, qui sont clouées
& attachées à chaque côté des arçons, pour
tenir & arrêter l'arçon de devant avec celui de
derrière. Ces bandes doivent porter également
le long du dos du cheval, au-dessous de l'é-
pine, afin d'empêcher l'arçon de devant, de
porter sur le garot, & celui de derrière sur
les rognons.

Les bandes se faisoient autrefois de fer,
comme on le pratique encore en Province ;
mais elles se plient & blessent le cheval, soit
par le poids du Cavalier, ou par quelque autre
accident ; ce qui n'arrive point aux bandes de
bois, à moins qu'elles ne se cassent. Il est aisé
de s'en appercevoir.

On appelle battes, les parties qui sont élevées

Tome IV. F

au-deſſus de chaque arçon, c'eſt-à-dire ſur les liéges de l'arçon de devant, & ſur le trouſſe-quin de celui de derrière. Les battes ſervent à tenir un Cavalier plus ferme dans la ſelle ; elles ſont beaucoup plus élevées aux ſelles à piquer, qu'aux ſelles à la royale ; & autrefois on les faiſoit beaucoup plus hautes qu'elles ne le ſont à préſent.

Les panneaux ſont deux couſſinets de toile, remplis de bourre, placés & attachés au-deſ-ſous de la ſelle pour la tenir un peu élevée au-deſſus du corps du cheval, afin que les arçons & les bandes ne touchent pas au garot, aux rognons ou ſur les côtes.

Le ſiége eſt l'endroit du haut de la ſelle où le Cavalier eſt aſſis. Autrefois le ſiége étoit fort rembourré & creux dans le milieu : on le rem-bourre peu préſentement & on le fait uni, parce qu'on s'eſt apperçu que les ſiéges trop rembourrés & enfoncés dans le milieu, échauffoient & écorchoient les feſſes du Cavalier.

Les quartiers ſont des piéces de cuir qui en-tourent les deux côtés de la ſelle, empêchent la genouillère de la botte de porter contre le ventre du cheval; c'eſt pour cela qu'on les fait aſſez larges ; car lorſqu'ils ſont trop étroits, & qu'ils ne deſcendent pas aſſez bas, ils ſe retrouſ-ſent par le mouvement du cheval, & font plier

& baisser la genouillère, ce qui incommode le Cavalier & souvent lui écorche les jarrets & les genoux en appuyant contre la pointe des arçons de devant.

On appelle contre-sanglots de petites courroies qui sont clouées & attachées ferme aux arçons de devant & de derrière, & qui servent à attacher les sangles. On en met deux à chaque côté des arçons ; on les fait du meilleur cuir qu'on puisse trouver, c'est-à-dire de cuir de Hongrie, de peur qu'ils ne se cassent.

A l'égard des sangles & du surfaix, du poitrail, de la croupiére, des boucles & des ardillons ; ce sont des parties si connues que la définition en seroit superflue.

On se sert communément de quatre sortes de selles qui sont la selle à piquer, la selle à la Royale, la selle à l'Angloise & la selle rase.

La selle à piquer, est celle dont on se sert pour le Manége, & pour dresser les jeunes chevaux. Elle différe des autres selles, en ce que les battes de devant & de derrière sont fort élevées au dessus des arçons, afin de tenir les cuisses du Cavalier plus fermes ; leur hauteur doit être d'environ quatre pouces.

La selle à la Royale, qui est la plus en usage, soit pour la guerre, soit pour la campagne, a

les battes moins élevées que la selle à piquer ;
elles ne le doivent être que de deux pouces &
demi. Il est à remarquer que depuis quelques
années, on ne met plus de pommeau à cette
sorte de selle, à cause des accidens auxquels le
Cavalier étoit exposé en cas de chûte, ou lorsque le cheval se renverse.

La selle à l'Angloise & la selle rase, sont celles
dont on se sert pour la chasse. La première n'a
point de battes, ni devant ni derrière ; & la
sele rase n'a des battes que devant, élevées seulement de deux pouces. La selle à l'Angloise est
suivant sa structure, la plus légère ; mais aussi
un Cavalier n'a pas le même avantage que sur
les autres.

Il y a deux qualités à observer dans une selle,
pour qu'elle soit bonne & bien faite, sçavoir
d'être juste au cheval, & commode au Ca-
lier.

Pour être juste au cheval, il faut d'abord,
qu'elle soit bien placée, c'est-à-dire, au milieu
du corps ; ensorte que l'arçon de devant soit au
défaut des épaules, & que la selle porte également
ment par-tout, sans toucher ni sur le garot,
ni sur l'épine du dos, ni sur les rognons ; il
faut pour cela que l'arçon de devant & celui
de derrière prennent le même tour que les côtes ; car si l'arçon de devant est trop étroit de

pointe, il fera vuide aux mammelles, & bleſ-
ſera le cheval à l'endroit des pointes; ſi au contraire l'arçon eſt trop large de pointes, il bleſ-
ſera aux mammelles; & lorſqu'une ſeile eſt trop
large d'arçons, elle bleſſe au garot, ſur le dos,
ou ſur les rognons; c'eſt-à-dire dans l'endroit
où elle ſerrera trop le cheval.

Non ſeulement les arçons doivent être bien
faits & proportionnés au corps du cheval, mais
il faut que les panneaux ſoient aſſez & également rembourrés pour empêcher la ſelle de porter dans aucun endroit. La bourre de crin ou
de poil de cerf, s'endurcit moins à la ſueur que
celle de bœuf. La toile des panneaux doit auſſi
pour cette raiſon être déliée & fine; parce que
la groſſe toile prend trop de ſueur, & s'endurcit par conſéquent bientôt.

Lorſqu'on veut conſerver les chevaux qui
ſuent beaucoup, & qui, par-conſéquent ſe fou-
lent aiſément, on fait ajuſter & coudre ſous les
panneaux une peau de chevreuil ou de biche,
enſorte que le poil ſoit contre le poil du cheval. L'uſage de cette peau eſt excellent.

Afin qu'une ſelle ſoit commode au Cavalier,
il faut qu'elle ſoit près du cheval, c'eſt-à-dire,
qu'il y ait peu d'épaiſſeur entre les cuiſſes du
Cavalier, & le corps du cheval; que le ſiége
ne ſoit pas plus élevé du devant que du der-

rière ; que les bandes soient moins larges &
plus près l'une de l'autre au haut de l'arçon de
devant, qu'à celui de derrière ; parce que si
elles descendoient trop bas, en serrant les cuisses, on rencontreroit les bandes ; il faut encore
qu'une selle soit plus ou moins longue sur bandes, à proportion de la grosseur du ventre &
des cuisses du Cavalier, & de la longueur du
corps du cheval. On doit avoir la même attention pour les appartenances de la selle. Le
poitrail ne doit pas descendre plus bas que la
jointure du devant de l'épaule, autrement il en
empêcheroit le mouvement, ce qui dépend des
potences plus ou moins longues : il faut aussi
que les boucles du poitrail soient placées de façon qu'elles ne coupent pas le poil.

Les sangles doivent être fortes & larges, avec
des boucles à l'Angloise qui sont les meilleures :
outre qu'elles ne se cassent pas facilement, elles
ne déchirent point la botte avec les ardillons,
dont la pointe est recourbée & assurée.

La meilleure croupière est celle qui est attachée à la selle par une boucle sans ardillon : il
y a une autre boucle au milieu, par le moyen
de laquelle la croupière s'allonge & se raccourcit
aisément. Il faut bien prendre garde que la boucle ne porte pas sur les rognons, elle blesseroit
le cheval, & lorsqu'on s'apperçoit qu'elle coupe

le poil, il faut y ajouter un morceau de peau de chevreuil ou de veau, & que le poil soit contre le poil du cheval. Le culeron de la croupière doit être plus gros que petit, afin de ne pas écorcher le cheval sous la queue, accident qui arrive souvent aux chevaux bas du devant, & par la même raison aux juments qui sont sujettes à s'écorcher dans cet endroit. On donne à ces sortes de chevaux une selle plus haute du devant qu'à l'ordinaire, & l'on rembourre peu les panneaux sur le derrière.

Les étrivières doivent être de cuir de Hongrie.

Les étriers ronds sont les meilleurs, ils doivent être étamés avec une grille dessous, & assez larges pour qu'on puisse se dégager facilement en cas de chûte.

A l'égard de la têtière où est attachée la bride, & qui fait partie de l'équipage du cheval ; elle est composée d'un dessus de tête, d'un frontal, d'une sous-gorge, de deux côtés de têtière, de deux porte-mors, d'une muserole & d'une paire de rênes.   E. D. C.

SELLE, être bien en selle, c'est avoir bonne grace à cheval. Gagner le fond de la selle, ou s'entretenir dans la selle, signifie s'y coller pour ainsi dire. Sortir de la selle, ou avoir le derrière hors de la felle, eft le contraire. Sauter dans la felle, fe dit du Cavalier qui a fi peu de tenue qu'à chaque temps de trot, fes cuiffes s'élevent & fortent de la felle.

SELLE, (entrer en), terme de l'Art de voltiger.

SELLE, (fortir ou reffortir de), terme de l'A de voltiger.

SELLERIE, lieu où l'on ferre les felles & les harnois des chevaux d'une grande écurie.

SELLIER, Ouvrier qui fait des felles.

SEMENCE, eft une liqueur légérement blancheâtre, lympide, qui, féparée du fang dans les tefticules, paffe dans les épididimes, de-là, dans les vaiffeaux différens pour être portée dans les veffcules féminales fituées deffus la veffie, lefquelles étant plus ou moins remplies, fe contractent dans le temps de l'éjaculation, & chaffent cette liqueur par le canal de l'urétre ; cette liqueur expofée à l'air, tombe bien-tôt en déliquium, au contraire de celles des animaux qui ont du fuif, tels que le mouton, laquelle, en fe réfroidiffant, perd fa fluidité & fe durcit.

SÉMINAL, LE, qui a rapport à la femence

SÉMINALES, (veffcules). *Voyez* Génération du cheval (parties de la).

SÉMILUNAIRE, qui eſt fait en forme de de-
mi-lune.

SÉMILUNAIRE, (os). *Voyez* Genou.

SENSIBLE A L'ÉPERON, ſe dit d'un cheval
qui y obéit pour peu qu'il le ſente.

S'ENTENAILLER, arranger ſon lopin conformément aux tenailles; on dit, il eſt bien
ou mal entenaillé.

SENTIR, faire ſentir les éperons à ſon cheval,
c'eſt en appuyer un coup. Faire ſentir les gras
des jambes, c'eſt les approcher du cheval, afin
qu'il obéiſſe en conſéquence.

SENTIR SON CHEVAL DANS LA MAIN,
c'eſt le tenir de la main & des jarrets, de façon
qu'on en ſoit le maître pour tout ce qu'on
voudra entreprendre ſur lui.

SÉPARER LES RÊNES. *Voyez* Partager.

SEPTIQUES. Médicamens propres à arrêter les
hémorragies par leurs qualités aſtringentes, on
les diſtingue en internes & en externes, les
premiers ſont les aſtringents tels que la grande
conſoude, la grande ortie, le Jumac &c. les ſe-
conds ſont, l'alun, la terre figellée, l'eau ſecon-
de, &c. l'agaric, l'amadou, le lycoperdon ne

font nullement ftyptiques , & ne font aftringents qu'en ce que ce font des fubftances fpongieufes , qui facilitent les caillots de fang dans les hémorragies, encore faut-il qu'ils foient appliqués deffus l'orifice de l'artère coupé & qu'il foit un point de compreffion.

SÉREUX, EUSE, qui a rapport à la férofité.

SERPEGER, vieux mot qui fignifioit conduire un cheval en ferpentant.

SERPENTIN, langue ferpentine ; cheval qui badine fans ceffe avec fon mors, avec fa langue.

SÉROSITÉ, partie du fang qui eft de la nature de l'eau, & qui conferve toujours fa qualité de liquide , mê.ne dans la coagulation du fang.

SERRER LA DEMI-VOLTE, c'eft faire revenir le cheval fur la même pifte, fur laquelle la demi - volte a été commencée.

SERRER, (fe), fe dit du cheval lorfqu'il approche trop du centre de la volte.

SERVICE, un cheval de fervice, cheval qui a tiré ou porté, & qui y eft fait.

SESAMOIDES (os). *Voyez* Boulet.

SIFLET ou ROSSIGNOL, eft un anneau de fer ou de laiton que plaçoient autrefois à l'anus, les Maréchaux ou les Amateurs , & cela dans l'idée de faciliter la respiration à un cheval poussif, ce qui prouvoit authentiquement leur ignorance en Hyppotomie ; il est bien rare que l'on le voie aujourd'hui.

SIFFLEUR , est le même que cornard. *Voyez* ce Mot.

SIGMOIDES , nom que l'on donne à certaines parties qui ont ressemblance à un C. On appelle certaines valvules du cœur , sigmoides. *Voyez* Cœur.

SIGUETTE , appellée plus communément caveçon de fer , est un demi-cercle creux denté qui étant monté au moyen d'une ou de deux longes sert à dompter & débourrer un cheval.

SILLER , se dit d'un vieux cheval, dont le poil au-dessus des yeux, devient blanc.

SIMILAIRE , est le même qu'homogène. *Voy.* ce Mot.

SINARTHROSE. *Voyez* Connexion des Os.

SINARTHRODIAL , qui tient de la sinarthrose.

SINUS , *Voyez* Cavités des Os.

SINUOSITÉ. *Voyez* Cavités des Os.

SOLANDRE (de la). On donne ce nom à une

crevaſſe au pli du jarret, de laquelle découle une humeur liquide, comme dans la malandre. La ſolandre n'attaque ordinairement que la peau, le traitement eſt le même que celui que nous avons preſcrit contre la malandre. *Voy.* ce Mot.

SOIES. *Voyez* Seime.

SOLE, partie du ſabot. *Voyez* Pied.

SOLE BATTUE, Solbature ou pied dérobé (de la). Lorſqu'un cheval a eu le pied bien paré & qu'il vient à ſe déferrer, la muraille n'ayant plus de ſoutien de la part de la ſole de corne, s'éclate; la ſole porte à terre, comprime la ſole charnue, l'inflammation ſurvient, & le cheval boite. C'eſt ce qu'on appelle ſole battue.

Pour remédier à ce mal; on mettra une déferre légère, & on l'attachera avec des petits clous minces, on appliquera par deſſus des onctueux, comme la remolade &c. Si la ſole eſt extrémement foulée, ſi le ſang ſort, & ſi le cheval boite conſidérablement, le plus court moyen eſt de le déſſoler. On fait par cette opération, une plaie ſimple qui ſe traite aiſément, au lieu que ſi la ſole de corne y reſtoit, les chairs demeureroient long-temps baveuſes & carieroient même l'os du pied.

SOLE BOMBÉE. La sole peut être bombée à la suite d'une fourbure, d'un effort de sabot ; mais le plus communément cet accident vient de la ferrure, de ce que l'on aura mis des crampons ou fortes éponges qui auront fait fonction de pincettes, & qui auront fait bomber la sole ; mais même l'os du pied, & que l'on peut regarder avec *M. Vitet*, (1) comme une exostose. *L'os du pied affecté d'une exostose, nous dit cet Auteur, il ne nous reste pour tout secours que le feu, s'il ne réussit pas, faites au plutôt égorger l'animal ; essayez le même reméde sur les exostoses qui commencent à se carier, n'en obtenez-vous pas un succès plus heureux ? il faut vous résoudre à faire subir le même sort à l'animal affecté.* Ha ! égorger l'animal ! c'est un peu fort, & aller vîte en besogne ; que de chevaux il faudroit tuer ! Il y a dix ans, avant que de donner notre nouvelle ferrure, qu'il auroit fallu tuer la moitié & plus des chevaux de Paris, que la ferrure du temps rendoit pieds combles, ou au-moins leur produisoit des oignons ; & certes le feu ne les auroit pas guéris : c'est ce dont nous pouvons assurer *M.*

---

(1) Auteur de la Médecine Vétérinaire, tom. II, pag. 164, classe première, genre deuxiéme, seconde espéce, où il est traité de l'Exostose avec carie.

Vitet, fi toutes fois le feu eût été capable d'obtenir une guérifon, & cela par la ferrure qui fe faifoit alors ; Mais revenons au feu pour brûler ces oignons ; es exoftofes, il faut brûler la fole des talons, celle-ci brûlée il faut brûler l'infertion des cartilages latérales de l'os du pied. Si le cheval a deux oignóns à chaque pied. Voilà clair & net quatre javarts encornés Ho, affurément quatre javarts encornés meritent bien que l'on égorge le cheval ou que l'on emploie le grand & fréquent reméde du Profeffeur *Vitet*, qui eft de faigner à la carotide. Quant au remède. *Voyez* Pied comble. Ferrure pour les pieds combles. Pour les oignons. *Voyez* auffi ces Mots.

SOLE BRULÉE. La fole peut avoir été brûlée par l'application d'un tifonier rouge, dont le Maréchal fe fera fervi pour attendrir la fole, & pour avoir plus d'aifance à la parer. Cette pratique vient de ce que l'on ne veut pas fe donner la peine de parer. On reconnoît que la fole a été brûlée en parant le pied, les pores de la fole de corne font très-ouverts en forme de tamis. La lymphe fort de ces petits trous, & fouvent il arrive une féparation totale de la fole de corne, d'avec la fole charnue, dans l'endroit où elle a été brûlée ; quelquefois la gangrene fe manifefte & le cheval périt.

Cet accident arrive plus communément aux pieds plats qu'aux autres, parce que la sole est plus mince, & que d'ailleurs la plûpart des Maréchaux ignorent la structure du pied. Les pieds combles y sont plus exposés, parce que la sole est encore beaucoup moins épaisse. L'accident sera encore plus fréquent chez les chevaux qui ont été fourbus, & dont la fourbure est jettée sur la sole, & a formé un croissant; car dans ces sortes de pieds, autant la muraille est épaisse, autant la sole est mince.

Le reméde qu'on apporte à ce mal est de parer à la rosée, & de cerner la sole autour de la muraille, comme si on vouloit le dessoler : l'opération faite, on mettra dans la rainure, des plumasseaux imbibés d'essence de térébenthine, qu'on arrosera tous les jours deux fois, ayant soin de mettre une rémolade ou emmiellure, pour détendre la sole de corne, on continuera ce traitement jusqu'à parfaite guérison, qui est ordinairement de sept ou huit jours, quelquefois moins, suivant que la sole a été échauffée. Gardez-vous bien de déferrer le cheval, (comme le conseille le *Maréchal Vitet*) & de l'envoyer à la rivière y prendre un bain de douze heures de suite, le frotement continuel de la sole enflammée sur le pavé, l'enflammeroit davantage. Gardez-vous bien d'abattre de la muraille, comme il le dit, car elle n'a aucun rapport esfentiel avec la fole, & d'ailleurs il ne doit pas y en avoir de trop, d'autant plus que l'accident ne vient que d'une ferrure nouvelle, où néceffairement l'on a ôté ce qui étoit fuperflu. Ce fçavant Praticien, après avoir réfuté tout au long notre méthode curative, & trouvant l'effence de térébenthine, plus propre à augmenter l'inflammatiou qu'à la diminuer, confeille de mettre dans la rainure un onguent compofé de miel & de cérufe, après que l'on aura envelopé le pied d'étoupes imbibées de partie égale d'eau-de-vie & de vinaigre faturé de fel de Saturne; une faturation de fel de Saturne; quel réfolutif! Je fuppofe pour un moment que la térébenthine procure la fuppuraration, pourquoi donc ce praticien confeille-t'il l'onguent de cérufe, qui, page précédente, favorife la chûte de l'efcarre, en procurant une fuppuration libre.

SOLE CHARNUE (compreffion de la). Pour bien entendre de quelle manière la fole charnue peut être comprimée, il faut fe rappeller la ftructure du pied. Elle apprendra que tout le poids du corps du cheval péfe fur les furfaces obliques de l'os du pied. Or cette fituation ne pouvant fervir de bafe aux parties prépondérantes, la colonne fe trouve foutenue par le tendon fléchiffeur de l'os du pied. Ce tendon qui n'eft

pas

pas fait pour foutenir les parties , mais bien
pour les mouvoir , eft appuyé lui-même fur
un corps matelaffé & prefque infenfible , nommé
la fourchette , laquelle doit foutenir la jambe
dans fon à plomb. Mais quand elle ne fe porte
pas à terre , le cheval dans certaines furprifes ,
dans certains faux pas , ou dans certains efforts ,
pouffe l'os coronaire en arrière , fur l'os de la
noix , celui-ci fur le tendon qui preffe la fole
charnue , entre lui & la fole de corne. Dans ce
mouvement , l'os coronaire (dont la fituation eft
oblique de derrière en devant , en prenant de
bas en haut) change fa pofition , & fe porte
en devant vers fa partie fupérieure , & en arrière
vers fa partie inférieure. Pour lors il prend fon
point d'appui fur la partie antérieure de l'os
du pied , & chaffe par le moyen de fes condyles , le tendon en arrière & en bas ; ce qui
occafionne une inflammation confidérable à la
fole charnue , & quelquefois arrêt de la fynovie , vû que les glandes ont été comprimées
par ce dérangement. La fynovie en féjournant ,
s'épaiffit , corrode les cartilages de l'os du pied ,
de l'os coronaire , & produit une ankylofe ou
une réunion de ces trois os en un feul. C'eft
de la véhémence plus ou moins grande de cette
compreffion , ou de l'extenfion de ce tendon ,
que l'on doit partir pour expliquer comment
l'os coronaire & l'os de la noix peuvent fe

fracturer , & comment les cartilages latéraux de l'os du pied peuvent s'ossifier.

On reconnoît la compression de la sole charnue , lorsqu'après avoir paré bien uniment le pied , & rendu la sole de corne fort mince , le cheval marque de la sensibilité. On sonde avec les tricoises , en commençant en pince , & allant successivement vers les talons ; mais avec l'attention de ne pas serrer les tricoises plus dans un endroit que dans l'autre. C'est par ce moyen que l'on découvre , dans la plûpart des maladies du pied , l'endroit où un cheval a été piqué , & la partie qui a été blessée , contuse , comprimée , &c.

Pour remédier à la compression , on pare le pied à la rosée , & on met dans le pied quelque chose d'onctueux , afin d'humecter & de relâcher les parties qui sont distendues , & de diminuer la compression de la sole charnue. On peut saigner à la pince , & appliquer autour du sabot ce qu'on a inseré dans le pied pour l'humecter. Il faut laisser le cheval en repos pendant douze ou quinze jours , & ne point lui permettre de marcher : souvent il guérit de cette manière ; mais souvent aussi , il est un , deux , & même trois mois à guérir.

Quand il passe vingt jours , on doit le faire promener jusqu'à ce qu'il soit guéri. On peut

même le mettre à la charrue, à une voiture,
&c. J'en ai vu qui se sont redressés en travail-
lant.

Si le cheval boite tout bas, s'il est sensible à
à la couronne, lorsqu'on le presse avec le pouce
dans cet endroit ; & s'il sent de la douleur au
pâturon, l'orsqu'on appuie le pouce sur le tendon, il ne faut pas tarder à le dessoler ; il n'y
a pas de temps à perdre. Après l'avoir dessolé
on laissera saigner long-temps le pied, afin de
dégorger les vaisseaux ; cette opération met
la sole charnue hors de presse, & remédie à
l'inflammation du sabot, prévient les accidens
& les suites de l'inflammation ; c'est-à-dire, les
ankyloses, les ossifications & les exostoses.

Si le cheval n'est pas guéri au bout de quarante jours, ce qui est rare, il faut le mettre
à la pâture pendant six semaines ou deux mois.

Lorsque le mal est ancien, ce qu'on connoît
par une petite grosseur qui vient ordinairement
autour de la couronne, & parce que le pied
malade est plus petit que l'autre, il n'est pas
facile à guérir. On peut tenter cependant de
porter le feu autour de la couronne afin d'empêcher l'ossification qui commence toujours par
un endurcissement des tuniques, le feu les résout ; mais on ne doit avoir recours à ce moyen,
qu'après avoir mis en usage les autres remédes.

S O L E (coup de boutoir dans la) , lorſqu'en parant le pied , on a donné un coup de boutoir qui a pénétré juſqu'à la ſole charnue & qu'on la miſe à découvert , il faut ſur le champ appliquer des plumaſſeaux à ſec , & bien comprimer l'appareil afin que les chairs ne ſurmontent pas. On aura ſoin ſur-tout que le cheval ne mette pas le pied dans l'humidité , de peur que la plaie ne devienne livide & baveuſe , & ne dégenere bientôt en fic. Toutes les fois que la compreſſion n'eſt pas aſſez forte , les chairs ſurmontent la corne , & forment un petit cul de poule , que l'on appelle ceriſe Il eſt quelquefois poſſible de faire rentrer cette chair lorſqu'elle n'eſt pas conſidérable , autrement , on eſt obligé de la couper avec le biſtouri. Cette légère opération faite , la plaie ſe panſe avec la térébenthine.

SOLE COMPRIMÉE PAR LE FER. L'inflammation peut ſurvenir à la ſole par la compreſſion du fer , & occaſionner du pus dans cette partie ; cet accident vient pour l'ordinaire de l'ajuſture des fers , ou pour mieux dire , de ce que l'on n'a pas aſſez entolé ſon fer. Quand la compreſſion eſt légère la ſerrure y remédie aiſément ; ſi au contraire , il y a du pus , après avoir échancré le fer , on traitera la plaie avec la térébenthine.

SOLE ÉCHAUFFÉE. Rien de plus fréquent dans les boutiques que de voir certains Garçons appliquer des fers rouges sur les pieds des chevaux. Cette méthode, dont ils ne sentent pas les suites, & qui vient plutôt de la paresse qu'ils ont à abattre du pied, que de l'intention de faire porter leurs fers, occasionne non-seulement une altération dans le sabot, mais même une inflammation considérable. D'autres, faute d'expérience, laissent longtemps le fer qui, sans être pourtant rouge, échauffe tellement les parties contenantes du sabot, qu'il produit les mêmes accidents. Tout Maréchal ne doit avoir pour but, en présentant son fer sur le pied, que de voir s'il n'est pas trop juste, s'il ne garnit pas trop, s'il ne porte pas sur la sole, en un mot, s'il prend bien la tournure du pied ; il importera fort peu que le fer soit blanc, rouge ou noir, pourvû qu'on le présente promptement & qu'on le retire sur le champ ; car un fer peut fort bien ne pas être rouge & altérer le sabot, si on le laisse long-temps sur le pied, comme malheureusement cela n'arrive que trop. Un habile Ouvrier & qui a bien le maniement des tenailles doit présenter son fer en un clin d'œil, ensuite il retourne à l'enclume donner à son fer la tournure ou la justesse convenable ; s'il n'a pas en le coup d'œil assez juste pour saisir son

G iij

pied, c'est-à-dire, pour rendre le fer juste au pied, il est obligé de revenir plusieurs fois, & d'échauffer le pied. Les remédes aux pieds échauffés sont d'humecter la sole de corne avec des emmiellures, ou de la terre glaise très-liquide.

SOLE (foulure de la). On appelle foulure de la sole, la compression qu'elle a soufferte, soit qu'elle vienne d'un caillou qui soit logé entre le fer & la sole de corne, ou d'un amas de sable ou de terre qui, par leur séjour forme un mastic. Il résulte de cette contusion à peu-près le même accident, que des fortes éponges sur les talons. La ferrure y remédie toujours, à moins qu'il n'y ait du pus dans le pied.

La foulure de cette partie n'auroit pas lieu, si l'on n'avoit pas trop paré le pied ; ce qui laisse une espèce de creux pour loger le caillou & le sable ; & si l'on avoit moins aminci la sole de corne, laquelle alors ne garantit presque plus la sole charnue de la compression.

Il faut ôter le fer pour enlever les corps qui compriment la sole charnue, nourrir le pied en le tenant humecté, & ne le point parer.

SOLE DES TALONS (de l'excroissance de la). La belle conformation du pied est quelquefois nuisible dans certains chevaux. On voit assez

souvent la sole des talons se prolonger d'une manière marquée jusqu'en pince , & avoir dans
son corps une épaisseur considérable ; cette
conformation se trouve dans les chevaux auxquels
la Nature a donné une petite fourchette. Pour
lors cette sole ou ces arcs-boutans font fonction
de fourchette ; ou par ce qu'elle est trop épaisse ,
la chair cannelée est comprimée , il survient
une inflammation , & souvent de la matière ,
ce qui dans l'un & dans l'autre cas , se nomme bleime. On s'apperçoit du mal en parant
ces arcs-boutans, quand il n'y a qu'une légère
inflammation , ou une extravasion de sang dans
la corne , le seul reméde est de parer ces parties ; s'il y avoit du pus , il fraudroit traiter la
plaie comme une bleime. *Voyez* Bleime.

SOLIDES , qui a de la résistance , cela s'entend
de la fibre qui compose les os , les ligamens ,
les muscles , les vaisseaux , les nerfs , les viscères , &c. *Voyez* Hippotomie.

SOLIDITÉ , qui tient du solide.

SOLLICITER ; on dit d'un cheval paresseux ,
qu'il a besoin d'être sollicité , c'est-à-dire , d'être
animé pour aller.

SOMME (cheval de) , ou de bât , c'est la même
chose ; on dit encore sommier.

G iv

SON DE FROMENT. Le son de froment est adouciſſant, rafraîchiſſant, pectoral, & convient dans toutes les maladies, & plus efficace dans les lavemens.

SONNAILLER, cheval ou mulet qui porte la fonnette.

SORTIR, ſe dit de l'encolure ; elle fort bien du garot, quand elle commence à s'élever du haut du garot ; elle en fort mal, quand après le garot il y a un creux duquel part l'encolure, lequel creux ſe nomme coup de hache. Sortir de la ſelle, ſe dit du Cavalier, lorſque n'ayant point de fermeté, les mouvemens du cheval l'ôtent de ſon aſſiette.

SOUBARBE ou SOUS-BARBE, partie poſtérieure de la mâchoire inférieure où porte la gourmette.

SOUFFLER, ſe dit d'un cheval pouſſif. Laiſſer ſoufler ſon cheval, c'eſt l'arrêter pour lui laiſſer reprendre haleine.

SOUFFLER AU POIL, ſe dit d'une matière dont on s'apperçoit à la chûte du poil vers le ſabot, qui a reflué à la couronne, & dont la cauſe eſt le plus ſouvent une piquûre ou enclouûre.

SOUFFLEUR, on nomme ainſi certains che-

vaux qui, fans être pouffifs, foufflent prodi-
gieufement, fur-tout dans les chaleurs, ce qui
ne peut provenir que de défaut de conformation à l'entrée du conduit de la refpiration,
ou de quelques excroiffances de chair à l'entrée
extérieure des nafeaux.

SOUFFRE, tel que l'on l'emploie pour des chevaux, eft plutôt un poifon qu'un reméde, &
cependant il eft fort en ufage : on lui donne
la vertu d'être béchique , d'être fudorifique ,
diurétique, de purifier le fang , d'appaifer la
toux ; mais l'on ne fait pas attention que le
foufre que l'on emploie, eft un compofé de
plogiftique , d'acide vitriolique & de fubftances
arfénicales, qui par conféquent doit être af-
tringent, ftyptique & même corrofif ; quant
à nous , nous ne le confeillons nullement ,
parce que nous en avons toujours vu de mauvais effets.

SOUFFRIR L'ÉPERON , fe dit d'un cheval qui
n'y eft point fenfible.

SOUS - GORGE. *Voyez* Bride.

SOULAGER , fe foulager fur une jambe , fe dit
du cheval qui , ayant les jambes fatiguées &
douloureufes, avance tantôt l'une , tantôt l'autre, quand il eft arrêté pour les repofer.

SOUPÇONNEUX, cheval médiocrement peureux.

SOUPE DE LAIT, espèce de poil. *Voyez* ce mot.

SOUPLE, cheval qui a les mouvemens liants & vifs.

SOUPLESSE, qualité d'un cheval souple.

SOURCILS (les), crins situés vers le grand angle de l'œil, qui sont au nombre de quatre à cinq pour l'ordinaire vers cette partie ; on n'en trouve point vers le petit angle.

SOUCIS, l'on appelloit autrefois de ce nom les cartilages du nez.

SOUS-BRESSANT, saut imprévu & à contre-temps que fait le cheval, quand il veut se dérober de dessous le Cavalier qui le monte.

SOUS-ÉPINEUX (muscle). *Voyez* Bras.

SOUS-LUI, se dit d'un cheval dont les quatre jambes se rapprochent sous le ventre, souvent les chevaux naissent ainsi ; mais aussi cela arrive-t-il souvent aux vieux chevaux, ce qui prouve qu'ils sont ruinés.

SOUS - PENTES , Courroies ou bandes de cuir, longues, larges & très-fortes, garnies à leurs deux extrémités de chaînons ou anneaux de fer, d'une égale longueur entre elles. Elles servent à suspendre un cheval dans le travail. *Voyez* Suspendre.

SOUS-VENTRIÈRE, courroie de cuir qu'on met sous le ventre d'un cheval de brancard, pour empêcher que la voiture n'aille à dos.

SOUTENIR UN CHEVAL, l'empêcher de tendre le col, & de s'en aller sur les épaules ; pour cet effet, on le soutient par le moyen des aides de la main & des jarrets.

SOUTENU, se dit des allures relevées d'un cheval de Manége. Pas soutenu, *Voy.* Pas. Temps soutenus, sont les temps des airs de Manége, quand ils sont bien égaux & bien relevés.

SOYE, le même que seime. *Voyez* Seime.

SPASMES, mouvements involontaires des muscles, qui annoncent presque toujours dans le cheval une maladie dangereuse, & qui souvent sont les symptômes de la mort.

SPERMATOCELE. *Voyez* Testicules (tumeur des).

SPERME, le même que semence. *Voyez* ce mot.

SPERMATIQUE, qui a rapport à la semence.

SPHÉNOIDAL, qui appartient à l'os sphénoïde.

SPHÉNOIDE (de l'os) ou basilaire. On a donné à cet os le nom de sphénoïde, d'un mot Grec qui signifie coin, ou parce qu'il a paru en avoir la figure, ou parce qu'il est enclavé entre les autres os, comme un coin : quant au nom de basilaire, il lui vient de ce qu'il est placé à la base du crâne. Il est souvent composé de deux piéces dans les jeunes poulains. En le considérant selon sa base, il ressemble à une chauvesouris, dont les aîles sont étendues ; ou sous un autre aspect, il a la figure d'une selle à monter à cheval.

Les deux piéces de cet os prises ensemble, présentent deux faces, l'une interne concave, l'autre externe convexe.

Dans chaque face interne, se remarquent six apophyses, dont deux de chaque côté, & deux qui partagent verticalement cet os. Ces deux premières sont situées antérieurement, & se nomment les grandes aîles ou apophyses orbitaires : les deux placées en arrière portent le nom de petites aîles, ou apophyses temporales ; des deux autres, la plus remarquable est située en avant, & représente le col & la tête d'une chauve-souris ; elle se nomme apophyse crysta-galli ; laquelle fait constamment partie de l'os ethmoïde dans l'homme, & est toujours jointe à l'os sphénoïde dans le poulain; car dans l'embryon elle se trouve quelquefois séparée. La seconde apophyse est nommée apophyse cunéiforme de l'os sphénoïde. On y remarque six trous & six échancrures. Les deux premiers trous sont situés entre les deux grandes aîles, & s'appellent trous optiques, parce qu'ils laissent passer les cordons ou nerfs optiques. Les quatre autres sont situés inférieurement à ceux-ci, entre les petites aîles; ils portent les noms de trous orbitaires, & donnent passage à des cordons de nerfs ophtalmiques.

A l'égard des six échancrures, deux sont situées extérieurement & séparées par l'apophyse crista-galli, pour loger les os éthmoïdes; deux, entre les grandes aîles & les petites, pour recevoir les parties écailleuses des temporaux; & deux postérieurement, lesquelles concourent à former, avec l'os occipital, les trous déchirés.

Dans la face externe on considére trois apophyses, dont deux sont allongées; on les nomme apophyses ptérigoïdes: la troisiéme est l'apophyse cunéiforme beaucoup plus sensible dans cette face. A la racine des apophyses ptérigoïdes, se voit un trou, nommé trou ptérigoïdien qui ouvre un passage à des vaisseaux sanguins. Au-devant de ces apophyses se trouve la sortie des trous optiques. Un peu inférieurement sont deux grands trous de chaque côté, qui quelquefois n'en forment qu'un, parce qu'ils ne font que peu féparés, par une petite lame offeufe; ces trous font ovales & retiennent cette épithéte. En devant de cet os fe remarquent deux grandes cavités féparées par une cloifon offeufe nommée foffe fphénoïdale. Enfin, l'on apperçoit fur l'apophyfe crifta-galli, deux gouttières percées d'une infinité de petits trous qui communiquent dans le crâne, pour donner paffage aux nerfs olfactifs: ces gouttières font féparées par une lame offeufe plus ou moins grande, fur laquelle vient s'unir la cloifon cartilagineufe du romer; cloifon qui s'offifie prefqu'en totalité par l'âge.

Cet os eft articulé avec tous les os du crâne, excepté les pariétaux.

SPHACÉLE. *Voyez* Gangrene.

SPLANCHNOLOGIE ou Difcours fur les vifcères. Les vifcères font des organes renfermés dans une cavité quelconque, fans y être attachés par toutes leurs parties.

On confidère dans le cheval, trois cavités auxquelles on donne le nom de ventre; fçavoir, la tête ou ventre fupérieur renfermant l'organe du mouvement; le ventre moyen ou la poitrine, renfermant les organes de la respiration & de la circulation; le ventre poftérieur ou bas-ventre, renfermant les vifcères néceſſaires à la chylification. *Voy.* ces Mots.

SPHÉNO - MAXILLAIRE, qui a du rapport au Sphénoïde & à l'os maxillaire.

SPINAL , LE, qui a rapport à l'épine.

SPHYNCTER , on appelle ainſi toutes ouvertures qui ferment le paſſage des choſes naturelles , tels que la bouche , l'anus, le col de la veſſie. Ce ſont des trouſſeaux de fibres charnues circulaires , qui, en ſe contractant, ferment les paſſages ci-deſſous. On dit le ſphyncter de l'anus , de la veſſie , &c. du vagin , &c.

SPLÉNIQUE, ſe dit de quelques parties qui ont du rapport avec la rate.

SPLENIUS. Un des muſcles de la tête , que l'on a nommé ainſi à cauſe de ſa reſſemblance avec une rate.

SPONTANÉ, mouvement ſpontané , eſt un mouvement involontaire de certains muſcles.

SQUAMMEUX , EUSE, le même qu'écailleux , euſe , & ſe dit de la ſuture de l'os temporal avec l'os pariétal.

SQUELLTE , aſſemblage de tous les os d'un cadavre, ou pluſieurs unis enſemble. *Voy.* Oſtéologie.

SQUELETTES *(manière de préparer les)*. On donne le nom de squeletopie à la manière de préparer les squelettes. Cet Art se réduit à deux choses; sçavoir, à nettoyer les os, & à les assembler quand ils sont séparés. On emploie pour cette effet le scapel ou la macération; il n'y a guères que dans les poulains où il faille se servir du scapel, parce que dans les vieux chevaux, les os seroient toujours gras. On fait un squelette naturel, ou de poulain en enlevant toutes les parties charnues, tendineuses & cellulaires; on conserve le périoste dans toute l'étendue de l'os, mais on a bien soin d'enlever toutes les membranes, afin que l'on puisse distinguer non-seulement les articulations, mais même les épiphyses qui s'y trouvent. Quelques Anatomistes enlevent le périoste dans les os longs, en en conservant proche les épiphyses. Cette méthode est mauvaise en ce que non-seulement cela défigure le squelette, mais même en ce que ces mêmes épiphyses n'ont pas de solidité, & qu'elles se détachent du corps de l'os. Le squelette une fois préparé on le met tremper sept ou huit jours dans l'eau que l'on renouvelle tous les jours, pour dégorger le sang qui se trouve pour l'ordinaire très-abondant à cet âge. Il est même rare qu'au bout de ce temps, le squelette soit blanc, il vaut mieux dans ce cas faire un trou à l'extrémité de chaque os long, que

de

de le laiffer tremper ou macérer plus long-temps,
ce qui pourroit détacher les épipyhfes. Cela fait,
on pofe fon fquelette dans la fituation où il
doit être, & on le contient dans fa forme naturelle par des ficelles & de petites lattes amin-
cies ; jamais on ne doit fe fervir de cartes qui,
lorfqu'elles font humectées n'ont plus de foutien,
& qui fe collent par la fuite, de manière que
l'on eft obligé de les mouiller pour les ôter,
ce qui ne fe fait pas fans être oblige de ratiffer
& par-là d'altérer la fituation des fibres ligamenteufes ; chofe effentielle à conferver dans
de pareilles piéces.

On prépare des fquelettes artificiels de cette
manière, en ôtant le fort des chairs, enfuite
on les défarticule en autant de morceaux qu'il
eft néceffaire pour pouvoir les faire contenir
dans un vafe ou une cuve quelconque; on remplit ce vafe & on laiffe macérer le tout dans la
même eau l'efpace de fept à huit mois, & on
fait enforte qu'ils y féjournent pendant l'Été.
Par exemple on met en macération les fquelettes
au mois de Février, au commencement du mois
d'Août on change cette eau ; vers la fin de ce
mois on les retire après les avoir fait dégorger encore dans une autre eau l'efpace de trois
jours, enfuite on les expofe fur des claies au
Soleil & à la rofée ; au bout de deux mois, on
les retire blancs comme de l'albâtre; enfuite on

les aſſemble & on les perce pour les lier enſemble & pour les appliquer à leurs articulations
naturelles. Quelques-uns font bouillir des os ,
d'autres les mettent dans de la chaux ; mais ces
méthodes ne valent rien , en ce qu'une forte
ébullition de vingt-quatre heures & plus , ne
peut détruire la graiſſe qui ſe trouve dans la
ſubſtance des os , & qu'elle calcine la ſuperficie ;
la chaux produit les mêmes effets ; dans l'une
& l'autre manière , les os au bout de quinze à
dix-huit jours ſe trouvent humectés de graiſſe
à la ſuperficie ; ainſi pour avoir un ſquelette
bien blanc il faut abſolument le laiſſer macérer
comme nous l'avons dit ci-deſſus.

Pour monter un ſquelette , on commence par
partager les os pairs , un de chaque côté , enſuite on prend les vertèbres ; on fait la diſtinction que nous avons faite des vertèbres entre
elles ; ainſi d'après cela il n'eſt pas difficile de
les aſſembler ; cependant pour ne pas ſe tromper , on met les vertèbres cervicales à part ,
les dorſales & les lombaires de même ; enſuite
l'on revient à celles du col ; la première & la
deuxième étant placées on poſe au-deſſous de
celle-ci , la plus longue des cinq ; & cela ſucceſ-
ſivement juſqu'à la ſeptième qui eſt la plus courte
de toutes , & qui de plus a de chaque côté une
demi-facette pour s'articuler avec la première
côte.

Quant aux vertèbres du dos , il n'y a que la première qui pourroit embarraſſer ; cependant ſi l'on fait attention à ſon apophyſe épineuſe, on verra qu'elle eſt la ſeule qui ſoit pointue & recourbée vers l'épine : les trois ſuivantes augmentent de hauteur ; quant au reſte, en conſidérant leurs apophyſes épineuſes , on verra qu'elles augmentent en largeur ainſi que leur corps ; il en eſt de même des vertèbres lombaires ; d'ailleurs en préſentant une vertèbre à une autre , l'on voit ſi les facettes ſe répondent ou non , & par ce moyen il n'eſt pas poſſible de ſe tromper.

Les côtes ne ſont pas ſi faciles à ſéparer ni à mettre en ordre , pour cela il faut un peu de pratique : mais la bonne manière de s'y prendre eſt de ſéparer toutes les côtes , en neuf de chaque côté ; on mettra les plus larges enſemble ſans conſidérer la longueur , & les plus étroites enſemble ; par ce moyen vous aurez les neuf vraies côtes ſéparées des neuf fauſſes , enſuite vous prendrez les vraies que vous arrangerez ſuivant leur grandeur en commençant par la plus petite , ce qui vous donnera les neufs vraies côtes dans l'ordre où elles doivent être placées ; pour ce qui eſt des fauſſes , vous commencerez par placer la plus grande, & vous finirez par la plus petite ; par ce moyen les dix-huit côtes ſe trouvent dans l'ordre. Il

y auroit bien encore d'autres remarques à faire
sur ce sujet, mais cela s'acquiert aisément par
l'usage. Les nœuds de la queue sont très-aisés
à arranger, en ce que leurs apophyses épineuses diminuent, se bifurquent & que les derniers
sont plus longs & plus petits.

Les os des extrémités ne présentent aucune
difficulté, il faut suivre la methode ci-dessus,
c'est-à-dite, séparer les jambes de devant de
celles de derrière, ou pour le mieux, séparer
les os longs des moyens, ceux-ci des petits, ensuite les présenter les uns sur les autres, & voir
s'ils se joignent exactement ; je ne vois que
l'épaule de difficile à placer à quiconque n'est
pas familier avec les os ; pour cet effet il faut
que l'épine de l'omoplate soit en dehors & l'apo-
pyse arcomion en avant. Quant aux os du pâturon & coronaires, ceux qui sont les plus longs
sont de derrière, l'os du pied de devant est plus
arrondi que celui de derrière ; pour distinguer
ces os & sçavoir de quel côté ils sont, il faut
considérer leurs facettes cartilagineuses qui sont
séparées par une crête, & mettre la facette la
plus légère en dedans ; pour ce qui est des
os du genou & du jarret, il est difficile d'en
indiquer la position, mais un peu de patience
fait que l'on en vient à bout.

Le squelette étant totalement arrangé, on

perce les os & on le monte avec du fil-d'archal
ou de laiton, d'une manière fixe ou avec mouvement, cela dépend du plus ou moins d'adreſſe.
Quand l'on veut ſéparer les os de la tête, la
macération eſt toujours préférable à l'eau bouil-
lante, parce que dans cette dernière, il eſt rare
de conſerver les os ethmoïdes & les cornets
entiers ; d'ailleurs on ne pourroit facilement les
ſéparer ſans caſſer quelque choſe ; pour cet effet
on met la tête macérer ſeule dans un vaſe &
l'on attend que la putréfaction faſſe elle-même
cette ſéparation ; enſuite on change d'eau comme
ci-deſſus.

SQUIRRHE (le) eſt une tumeur plus ou moins
groſſe, dure, inſenſible, ſans chaleur, qui peut
ſurvenir à toutes les parties du corps du cheval,
principalement aux glanduleuſes ou à celles qui
avoiſinent les viſcères : en effet les ouvertures
des chevaux nous en montrent dans le péritoine,
dans la plevre & dans les poumons &c.

Le ſquirrhe eſt pour l'ordinaire la ſuite du
phlegmon, c'eſt-à-dire, qu'un phlegmon dégénere quelquefois en ſquirrhe ; il peut provenir
auſſi de l'œdème.

Le ſquirrhe doit ſon origine au défaut ou au
moins à la lenteur dans la circulation, principalement de la partie lymphatique du ſang, &
non pas de ſa partie rouge ; car en ouvrant

cette espèce de tumeur, on observe que l'intérieur au lieu d'être rouge, est blanc.

Les parties les plus exposées à devenir squirrheuses sont celles qui se trouvent entre la pointe de l'épaule & le thorax, les glandes de dessous, les gannaches, les mammelles, le fourreau, &c. & toutes les glandes situées sous la peau. Les mauvais fourrages, le défaut de transpiration, le peu d'usage que l'on fait du cheval, &c. peuvent occasionner les squirrhes. Ce qui prouve qu'il est produit par un épaississement de la lymphe ou des humeurs excrémentielles.

L'indolence, la résistance, l'absence de la chaleur, sont les signes auxquels on reconnoît le squirrhe.

Il n'est jamais dangereux, à moins qu'il ne soit interne. On peut le guérir par l'extirpation, il est rare qu'il s'abscéde & qu'il vienne à suppuration, à moins qu'il ne tienne du kyste.

On traite le squirrhe avec des remédes internes & externes. Les prémiers sont les préparations apéritives de Mars ; les boissons fréquentes d'eaux ferrugineuses sont seules capables de guérir; on peut aussi employer les fondans, tels que le sel de duobus, le sel de tartre, le sel ammoniac, &c.

Les remédes externes sont les topiques résolutifs que l'on applique fur la tumeur, tels font les emplâtres de diabotanum, de vigo avec mercure, de ciguë, &c. mais ces remédes font fouvent infructueux, à moins que le fquirrhe ne foit récent. S'il eft ancien, & qu'il faille en venir à l'extirpation, il faut bien reconnoître l'endroit qu'il occupe, non pas quant à la difficulté de l'opération, mais à caufe de fes fuites ; par exemple, les glandes qu'on obferve fous la gannache dans la morve, font de vrais fquirrhes ; mais ils ne demandent pas à être extirpés : comme la circulation fe fait lentement dans ces glandes, on l'y intercepteroit, en les extirpant ; ce qui rendroit l'écoulement plus abondant par les narines. Les fquirrhes des mammelles, des ars, du poitrail, du col, de l'habitude du corps, peuvent être extirpés fans danger & fans fuites fâcheufes. La manière d'opérer eft d'incifer d'abord la peau dans le milieu de la tumeur, & dans toute fa longueur, de la détacher enfuite, & de l'enlever enfin tout à fait. Cette plaie étant fimple on la traite comme telle, & la guérifon en eft prompte. Ces tumeurs fquirrheufes deviennent quelquefois en kiftées, c'eft-dire, qu'elles renferment un amas de pus ou de fubftance oléagineufe, jeaunâtre, gluante, envelopée dans un fac, dont les membranes extérieures font toujours fquirrheufes. Dans ce cas on peut fe difpenfer d'emporter totalement la tumeur , il suffira d'en enlever une portion de la manière dont on coupe une côte de melon. Cette opération achevée on baffine le dedans du fac, avec les feptiques & les corrofifs, tels que la diffolution de vitriol, &c. Peu de temps après la fuppuration fait tomber ce fac, & il fe forme une plaie fimple, comme après l'extirpation d'une glande ; elle demande feulement un traitement plus long pour être guérie, parce que la portion qui refte du 'fquirrhe ne peut fe fondre que peu-àpeu, & lentement.

STRANGURIE ou difficulté d'uriner. *Voy.* rétention d'urine.

STERNO-HYOIDIEN , qui a du rapport au fternum & à l'os hyoïde.

STERNO-HYOIDIEN (mufcle). *Voy.* Hyoïde.

STERNO-MAXILLAIRE (mufcle). *Voy.* Mâchoire inférieure.

STERNO - TYROHYDIEN (mufcle). *Voyez* Larynx.

STERNUM (os). *Voy.* Poitrail.

STERNUM (mufcles du). *Voy.* Refpiration.

STERNUTATOIRE ou **PTARMIQUE** , médicament propre à faire éternuer.

STERNUTATOIRES, médicaments qui font éternuer : les plus communs font les feuilles de tabac, les racines d'ellebore, le fuc de betoine, &c. Ces médicamens conviennent dans la morve proprement dite de la première efpèce, dans le vertigo, dans les accroupiffements quelconques, & dans le mal de cerf.

STOMACHIQUE qui a du rapport à l'eftomac.

STOMACHIQUES.

Remédes propres à rétablir le ton de l'eftomac.

RECETTE.

Prenez Ail, ... *une gouffe.*

Sel marin, ... *une once.*

Vinaigre . *fix onces* ou approchant.

Mêlez le tout, imbibez en un linge que vous mettrez autour d'un filet ou bridon que vous laifferez dans la bouche du cheval une demi-heure. Ce reméde que nous avons confeillé il y a long-temps au lieu d'*affa fœtida* s'emploie pour les chevaux dégoûtés & dans le cas fuivant.

Autre.

Prenez Theriaque, ... *deux onces.*

Delayez dans une pinte de vin & donnez froid.

Ce reméde convient aux chevaux qui ont perdu l'appétit depuis quelque-temps , ou qui ne mangent pas comme de coutume, dans lesquels on n'apperçoit aucun symptôme de maladie.

STRIÉS, corps ftriés, ce font deux éminences que l'on remarque fur la moëlle allongée.

STUPIDITÉ. *Voyez* Immobilité.

STYLOIDES (os). *Voyez* Canon.

STYLOIDES. *Voyez* Généralités fur les os.

STYLOIDIEN (mufcle). *Voyez* Hyoïde.

S T Y L O - MAXILLAIRE (mufcle). *Voyez* Mâchoire.

STYLO-PALATIN (mufcle). *Voyez* Pharynx.

STYPTIQUES, médicaments propres à arrêter les hémorragies, à refferrer une plaie ; ils ne différent guères des aftringens, qu'en ce quils refferrent avec plus de force, & que leur effet eft plus prompt : on les diftingue en externes & en internes , mais en général on ne s'en fert qu'extérieurement , principalement pour les plaies.

SUBLINGUAL, qui eft fous la langue.

SUBLINGUALES (glandes). *Voyez* Tête.

SUCCENTORIAUX , *Voy*. Reins,

SUEURS. Je n'entends point parler ici des fueurs qui arrivent dans les maladies inflammatoires , ou dans les maladies chroniques , telles que dans la phtifie , ni des fueurs qui font excitées par la chaleur , ou par les violens exercices ; mais de celles auxquelles certains chevaux font fujets au moindre mouvement qu'ils font , & même dans le corps & l'inaction. Elles font quelquefois fi abondantes qu'on peut eftimer cette évacuation à cinq pintes par jour , les uns en font affoiblis confidérablement , & perdent l'appétit , d'autres le confervent bon & fe portent bien. La plûpart des chevaux qui ont ces fortes de fueurs , font affez en embonpoint. Elles doivent être attribuées au relâchement des vaiffeaux excrétoires de la tranfpiration. Ces fueurs ne font point dangereufes; on viendra aifément à bout de les modérer & de les arrêter en lavant le cheval pendant quelques jours avec une décoction de plantes aromatiques , telles que la fauge ou le romarin.

SUIE. La fuie de cheminée , prife à la quantité d'une bonne poignée , ou de deux petites , jettée dans une pinte de lait , eft un des meilleurs vermifuges que nous ayons ; appliquée extérieurement & unie au vinaigre , elle eft très-réfolutive , auffi les Maréchaux s'en fervent-

ils fouvent ; mais malheureufement l'employent-
ils dans des cas contraires , tels que dans les
enclouûres pour empêcher la matière de fouf-
fler au poil , tandis qu'ils devroient la favorifer
par des maturatifs.

La fuie convient très-bien dans les tumeurs
récentes de la taupe , du garot , du rognon ,
des cors , des éparvins , contufions , chûtes ,
efforts.

Il faut bien prendre garde d'employer intérieurement la fuie des cheminées où l'on brûle
le charbon de terre , c'eft un poifon manifefte.
& cela à raifon de la grande quantité d'arfénic
qui fe trouve dedans ; il ne faut fe fervir que de
celle de bois,

SUJET (cheval) , tenir un cheval fujet , c'eft le
foutenir quand il fe traverfe ; cette expreffion
eft confacrée aux Voltes , & fignifie tenir la
croupe du cheval dans le rond , enforte qu'elle
ne s'échappe pas , qu'elle ne traverfe point , &
qu'en marquant tous fes temps égaux , & fans
perdre fon terrein , il manie la croupe en
dedans.

SUPERBE , un cheval fuperbe , cheval excellem-
ment beau.

SUPERPHARYNGIEN (cartilage). *Voyez*
Tête.

SUPERPURGATION (la). Diarrhée fanguinolente occafionnée par des purgatifs violents ou
donnés à trop grande dofe , ou par un fecond
ou troifiéme breuvage purgatif que l'on aura
donné au cheval fans l'avoir préparé quelques
jours avant par la diéte. Cet accident arrive ,
faute de cette précaution , & fouvent le cheval
en périt.

SUPPURATIFS. On appelle ainfi les médicamens qui favorifent la formation du pus ; ils
agiffent fur les inflammatoires en repercutant ,
en bouchant les pores de la peau , en concen-
trant la chaleur , en diminuant l'onction des
vaiffeaux extérieurs , & en augmentant l'ofcillation des internes ; le Bafilicum , l'ongent de la
Mere ou telle graiffe que ce foit , tel que du
beurre , du fain-doux , vieux oing , &c. peuvent
être employés comme fuppuratifs.

SUPPURATION (de la). Lorfque l'inflammation ne fe termine pas par la réfolution , c'eft-
à-dire , lorfque le fang amaffé dans les extrémités capillaires , ne reprend pas fa fluidité ,
& ne rentre pas dans le torrent de la circulation , la nature prend une autre voie pour s'en
débarraffer , comme d'un corps inutile & même
nuifible.

L'ofcillation des fibres augmente, le battement
des artères , devient plus grand & plus fréquent ;

par ces deux caufes, le fang fe trouve battu, atténué & brifé, il change de nature & fe convertit en pus; telle eft la fuppuration qu'on peut donc définir le changement du fang en pus.

On voit déjà, par ce que je viens de dire, que les caufes de la fuppuration font l'ofcillation des fibres des parties voifines augmentée, le battement des artères, & le mouvement inteftin des partiesdont le fang eft compofé.

Pour que la fuppuration fe faffe, il faut 1°. que les folides confervent leur vie, car la fuppuration ne peut jamais s'établir dans une partie morte. 2°. Que le battement des artères augmente. 3°. Que les parties du fang fubiffent une efpèce de fermentation néceffaire pour le changement de toutes les liqueurs. L'ofcillation des fibres, & les pulfations redoublées des artères, atténuent, brifent le fang, & en mêlent intimement les parties : le mouvement de ces parties produit la chaleur, la chaleur diffipe la férofité.

Le broyement du fang en défunit les parties; les parties rouges défunies perdent leur couleur, & deviennent tranfparentes ; la couleur de la partie gélatineufe du fang domine, delà la blancheur, la confiftance, & la formation du pus.

Les symptômes sont différens , suivant les différens états de la suppuration.

Dans le commencement , la tension , la douleur & la chaleur subsistent & s'augmentent même. Il y a souvent fiévre , frisson , tremblement , accablement & tristesse ; ce qui n'arrive cependant que lorsque l'inflammation est considérable , ou qu'elle est causée par une humeur âcre , ou par quelque levain de mauvaise nature , comme dans la maladie nommée Musaraigne.

Ces accidens continuent pendant deux , trois ou quatre jours , après lesquels la tumeur s'éléve en pointe , ou la douleur semble se fixer ; c'est alors que le pus se forme intérieurement.

La suppuration étant établie , la tension , la chaleur & la dureté diminuent considérablement ; on sent une espèce de mollesse & de fluctuation en portant le doigt sur la tumeur.

Le pus cherche à sortir ; la peau amincie lui ouvre une issue , lorsqu'il n'est pas profondément situé ; mais si son foyer est profond , & qu'il ne puisse se faire un passage ; si d'ailleurs il séjourne trop long-temps , il se change en une sanie ténue , livide , âcre , qui détruit & ronge les parties voisines ; ce qui donne naissance à des ulcères putrides , à des fistules , ou il se mêle avec le sang, il corrompt toute la masse des humeurs.

Les signes qui annoncent que la suppuration va se faire, sont la tension, la douleur & la chaleur subsistante après le septième ou le huitième jour de l'inflammation.

On connoît que la suppuration commence, lorsque la tumeur s'éléve en pointe; le pus est formé, ou la suppuration établie, quand tous les accidens cessent, que la tumeur est molle, & qu'on sent en y portant le doigt, de la souplesse & de la fluctuation.

L'abscès est plus ou moins dangereux, suivant la nature du pus, suivant l'endroit où il est, & suivant sa profondeur.

Si le pus est de bonne qualité, il ne creuse pas, & l'abscès n'a point de suites fâcheuses. Si le pus est âcre & caustique, il creuse & fait du ravage, & l'abscès est de mauvais caractère.

L'abscès simple, c'est-à-dire, celui qui n'a qu'une poche, est moins à craindre que celui qui a plusieurs poches ou clapiers.

L'abscès des parties charnues est moins dangereux que celui des parties tendineuses & des articulations.

Le superficiel, moins que celui qui est profond.   L'abscès

L'abſcès de mauvaiſe qualité, ſitué proche les os, cauſe ſouvent la carie, il produit fréquemment des fuſées, quand il eſt voiſin des tendons, ou ſous des aponévroſes.

Le pus ſe forme dans trois ou quatre jours; mais lorſque dans cet eſpace de temps la ſuppuration ne paroît pas s'établir, on doit craindre la gangrene.

Dès que la ſuppuration commence, & qu'on la croit ſalutaire, il faut la favoriſer par les ſuppuratifs ou les maturatifs, comme l'onguent fait avec de la graiſſe, de la poix de Bourgogne, & la farine de ſeigle ou d'orge, dans la décoction de manne; avec le baſilicum, l'huile de lis, les graiſſes, la poix de Bourgogne, le vieux levain, &c.

Mais, auſſi-tôt que le pus eſt formé, on ouvrira l'abſcès avec le biſtouri, ou avec la pierre à cautère; la première méthode eſt préférable. Il faut toujours faire l'ouverture à la partie la plus déclive, afin de donner écoulement au pus, à moins que quelque cauſe n'en empêche.

On commence par faire avec le biſtouri, une petite ouverture à l'abſcès, dans l'endroit où la tumeur s'élève en pointe; on introduit enſuite le doigt dans la plaie, pour en examiner le fond.

Tome IV.		I

Si l'abſcès eſt ſimple , c'eſt-à-dire , s'il n'y a qu'une poche ſans clapier , & s'il eſt dans une partie charnue , on peut prolonger l'inciſion avec le biſtouri ſeul , pour donner jour & écoulement au pus , car les plaies ne guériſſent jamais mieux que lorſqu'on les a miſes tout-à-fait à découvert.

Si l'abſcès eſt compoſé , c'eſt-à-dire , s'il y a pluſieurs clapiers ou poches , il eſt néceſſaire de les ouvrir tous , afin d'empêcher le pus de croupir dans les ſinus , & afin de déterger chaque clapier.

Quand le foyer de l'abſcès ſe trouve dans le périoſte , c'eſt-à-dire , proche d'un os , ou ſur un tendon , ou ſur une aponévroſe , ou proche d'une artère ou d'une veine conſidérable , ou proche d'une articulation , il faut y introduire une ſonde cannelée , afin de conduire le biſtouri , de peur d'offenſer les parties voiſines de l'abſcès.

Lorſqu'en introduiſant la ſonde dans l'abſcès , on s'apperçoit que le pus a fuſé , c'eſt-à-dire , qu'il a creuſé , & qu'il s'eſt étendu fort loin , on peut ſe diſpenſer d'ouvrir l'abſcés , ſuivant toute ſa longueur , mais ſe contenter de pratiquer une ouverture à l'autre extrémité , ce qu'on appelle contre-ouverture.

Il y a des cas où il faut attendre que la ſup-

puration foit parfaite, avant que d'ouvrir l'abſcès ; & d'autres où il l'a faut prévenir.

On attendra que la ſuppuration foit parfaite,
toutes les fois que l'abſcès eſt ſimple & ſans danger, qu'il a ſon ſiége dans les parties charnues
& dans les glandes, & ſur-tout quand il y a
des duretés ; parce que le pus qui eſt l'ouvrage
de la nature, ronge & détruit tout ce qui a
été léſé par l'inflammation, & fond les duretés
des glandes.

Au contraire il faut prévenir la ſuppuration
parfaite, ouvrir l'abſcès. 1°. Lorſque l'inflammation eſt conſidérable, que la matière de l'inflammation eſt âcre & cauſtique, que la douleur, la
fiévre, & le tremblement font craindre la gangrene, & que la vie de l'animal eſt en danger.

2°. Lorſque l'abſcès eſt proche d'une cavité, &
qu'il y a à craindre que le pus venant à creuſer,
ne pénétre dans cette cavité, comme l'abſcès ſur
les côtes.

3°. Lorſqu'il eſt voiſin d'une articulation.

4°. Lorſqu'il eſt proche de l'os, & qu'on
craint qu'il ne carie, ou qu'il ne gâte un tendon, ou quelque membrane.

5°. Lorſqu'il ſe trouve ſur quelques vaiſſeaux
conſidérables, que l'âcreté de l'humeur pourroit ronger.

I ij

S UR , cheval sûr , est celui qui ne bronche pas.

SURDENTS , élévation ou inégalité que forment les dents mâchelières ; construction nécessaire à la mastication , que les Maréchaux prenoient autrefois pour maladie , & pour cause du dégoût , & que le Docteur Vitet croit encore , de même que le traitement qu'il a suivi servilement d'après les Anciens , & qu'il a de plus qu'eux , de les avoir placés au nombre des exostoses ; d'avoir mis du même genre le sarcocel avec les excroissances des arcs-boutans de la sole des talons ; les maladies occasionnées par des rétentions de matières excrémentielles & recrémentielles , font , suivant lui , de la même classe que les maladies évacuatoires. La rétention des corps étrangers dans le gosier est , suivant ce Sçavant , du même ordre que l'insensible transpiration , que la diminution de la salive : & qui plus est , il place cette maladie dans la classe des diarrhées , flux bilieux , séreux , de la superpurgation même , des évacuations sanguines & purulentes , & une infinité d'autres absurdités semblables dont son ouvrage est rempli , que nous ne revelerions pas , si ce n'étoit un Médecin qui eût écrit , & qui parconséquent est au moins sensé être instruit des principes de la Médecine.

SUR-ÉPINEUX (muscle). *Voyez* Bras.

SUR-FAIX, groſſe & large ſangle, qui ſert à tenir la couverture du cheval.

SUR-LANGUE, chancre qui ſurvient à la langue du cheval, dans les épidémies, & que Jean-
Pierre Capt a nommé ainſi.

SURMENER UN CHEVAL, eſt la même
choſe que l'outrer. *Voyez* Outrer.

SUR-OS (le) eſt une éminence dure ſur l'os du
canon; cette éminence vient ordinairement à
la jambe de devant, ſur la partie ſupérieure
latérale interne de l'os du canon, à côté de la
tête de l'os ſtyloïde.

Elle eſt ordinairement large & ronde comme
une piéce de vingt-quatre ſols, alors elle retient
le nom de ſur-os.

Quelquefois le ſur-os eſt oblong, & deſcend
le long de l'os ſtyloïde, & il s'appelle fuſée;
quelquefois il y en a des deux côtés de l'os.

Le ſur-os ne fait pas boiter, mais la fuſée
fait boiter, lorſqu'elle attaque les os ſtyloïdes,
& qu'elle groſſit tellement qu'ils reſſerrent les
tendons logés entre ces deux os.

Le ſur-os ſurvient plus ſouvent, & preſque
toujours aux jeunes chevaux; quelquefois il
diſparoît de lui-même. Quand il ſubſiſte c'eſt

une exoftofe, il n'y a rien à faire (1) à moins qu'il ne foit trop difforme, & qu'on ne veuille l'enlever avec le cifeau & le maillet, opération que j'ai plufieurs fois exécutée, fans qu'il foit furvenu aucun accident, & fans qu'il exifte aucun veftige de tumeur & de plaie.

SURPRENDRE un cheval, fe fervir des aides trop brufquement; c'eft auffi approcher de lui, quand il eft à fa place dans l'écurie fans lui parler ce qui lui fait peur.

SUSPENDRE, élever un cheval plus ou moins de terre à volonté. On fufpend un cheval dans le travail pour le ferrer lorfqu'il eft difficile, ou pour lui faire une opération douloureufe. Après avoir fixé les foupentes aux crochets de la traverfe quarrée du travail, on les paffe fous le ventre du cheval & l'on met les anneaux des autres extrémités dans les crochets du rouleau. Alors en tournant ce rouleau les foupentes s'envelopent fur cette piéce & enlevent le cheval. *Voyez* Travail. On fufpend encore un cheval à l'écurie foit avec des foupentes, foit avec des fangles, une ferpil-

---

(1) On fera toujours redevable à M. Vitet, de confeiller des urinaires & des aromatiques pour une telle maladie.

lière ou autre bandage approprié ; afin de l'empêcher de se coucher ou de s'appuyer totalement sur ses jambes. Cette pratique est très-dangereuse. Le cheval obligé de s'abandonner sur les soupentes éprouve une compression qui peut avoir des suites funestes, sur-tout lorsqu'elle est continuée pendant un certain temps.

SUTURE, *Voyez* Connexion des os.

SYMPTOMES, accidens qui accompaguent une maladie.

SYMPTOMES GÉNÉRAUX. Le cheval est malade ; 1°. Lorsqu'il est dégoûté & qu'il perd l'appétit.

2°. Lorsqu'il est triste & qu'il porte la tête basse.

3°. S'il a la langue séche.

4°. Le poil hérissé.

5°. S'il ne fléchit pas les reins lorsqu'on le pince sur cet endroit.

6°. Si la fiente est séche & par marons, plus détachée qu'à l'ordinaire, couverte quelquefois de glaires qu'on prend souvent pour graisse, & qu'on appelle gras-fondu.

7°. Lorsqu'il rend une urine de couleur rouge,

8°. Lorſqu'elle eſt crue & claire comme l'eau pure.

9°. Si le cœur bat plus fort qu'à l'ordinaire.

10°. Si le battement du cœur & des artères eſt trop foible.

11°. Lorſque le cheval ſe léve, ſe couche, & ne peut trouver une poſition agréable.

12°. Qu'il regarde ſouvent ſon flanc, & plus ſouvent un côté que l'autre.

13°. Qu'il jette une humeur jaunâtre par les narines.

14°. Que ſa mâche eſt chancelante.

15°. S'il a la vue triſte & abattue, & les yeux larmoyans.

16°. Une difficulté d'uriner, dont on s'apperçoit dès que le cheval ſe préſente pour cette fonction.

SYMPTOMES DANGEREUX; 1°. Lorſque le cheval ſe. tient foiblement ſur ſes jambes, héſite à ſe coucher, tombe comme une maſſe, & ſe reléve de temps en temps.

2°. Qu'il ſort de la mouſſe, ou de la bouche ou des narines.

3°. Que l'œil eſt tourné de manière qu'on y découvre beaucoup de blanc.

4°. Que l'urine découle goutte à goutte, sans que le cheval se présente pour uriner.

5°. Qu'il jette par le nez une matière sanguinolente & quelquefois brune comme une espèce de pus.

6°. S'il ne rend que des matières glaireuses & sanguinolentes.

7°. S'il se léve & se reléve en regardant ses reins.

8°. Lorsqu'il regarde fixement son flanc & sa poitrine, & qu'il a une grande difficulté de respirer.

Ces symptômes ne se rencontrent pas tous à la fois dans une seule maladie, ils appartiennent à plusieurs, on ne les a rassemblés ici, que pour apprendre à distinguer l'état de la maladie.

SYMPHISE. *Voyez* Connexion des os.

SYNARTHRODIALE, qui tient de la synarthrose.

SYNOVIE, liqueur mucilagineuse qui se trouve dans les articulations contenues par les capsules ; cette liqueur est naturellement jaunâtre, ressemblant au blanc d'œuf par sa liquidité ; quand elle est épaissie ou altérée, elle devient rougeâtre, ce qui arrive souvent après les exercices outrés ou les diétes longues.

SYNCHONDROSE. *Voyez* Connexion des os.

SYNCOPE, foiblesse dans laquelle le cheval tombe.

SYNEVOSE. *Voyez* Connexion des os.

SYSSARCOSE. *Voyez* Connexion des os.

SYSTOLE est un mouvement du cœur & des artères qui les resserrent & les contractent pour envoyer le sang dans toute l'habitude du corps. Ces mouvemens de systole & de dyastole pour lesquels les avis ont été tant de fois partagés, & qui en 1769 donnèrent nouvelle matière d'examen à M. Jadelot, Médecin, qui par différentes expériences sur des chiens & sur un cheval, paroît prouver que les artères sont totalement denuées de ces mouvemens. Sans m'arrêter sur nombre d'expériences de M. Portal, Docteur en Médecine, & Membre de l'Academie Royale des Sciences, & d'autres qui, avec juste raison, réfutent ce sentiment, nous observerons qu'il n'est pas étonnant que M. Jadelot ne se soit pas apperçu de ces mouvemens sur les gros troncs & principalement sur l'artère-aorte du cheval, qui, selon lui, devoit mettre le comble à ses expériences ; mais M. Jadelot n'avoit pas fait attention, que ce que l'on appelle l'artère-aorte, cette substance jeaunâtre, est un vrai ligament incapable d'aucun mouvement, &

& qu'il ne faut pas confondre avec l'aorte &
les autres tuniques qu'ont décrit tous les Anatomistes (1). Il est des maladies dans lesquelles
l'on trouve l'aorte ou les tuniques ci-dessus ,
tellement resserrées qu'une plume à peine pourroit y entrer , & ces tumeurs formant comme
une espèce de corde vacillante dans ce ligament cylindrique : pour s'assurer de ces expériences , il auroit fallu les faire sur des vaisseaux capillaires , ou au moins sur de très-
petites branches pour s'assurer du fait. Il en est
de ce sentiment comme de celui de M. Haller
sur l'irritabilité des tendons sur lesquels j'ai
fait nombre d'expériences , & pour lesquels
jai été pour & contre ; quoiqu'il en soit , il
est de fait qu'il y a des vaisseaux sanguins dans
le corps des tendons , par conséquent des nerfs
d'où doit naître l'irritabilité. Je pourrois en
dire de même sur les mouvemens de systole &
de dyastole ou mouvemens de l'ocomotion de
M. Jadelot : qu'il n'est pas facile d'appercevoir

(1) Il étoit inutile que la macération & la dissection for-
çassent l'Hyppotomiste Viter à n'admettre que deux membranes dans les artères : le couteau du premier Ecarisseur
lui en auroit montré trois , & lui auroit évité la peine d'une
division embrouillée , ou pour mieux dire qui n'en est pas ,
& dont le fond est un vrai galimathias.

ces mouvemens à la vue fimple, à raifon de cette première tunique ligamenteufe, que l'on ne doit pas non plus les imputer à la colonne fanguine occafionnée par la contraction du cœur ; mais il eft plus fenfé d'après la texture des vaiffeaux, leur réfléxion fur eux mêmes, leur entortillement & leurs angles rentrant, d'admettre ces mouvemens plutôt que de l'attribuer à la force du cœur, à qui il en faudroit cinq fois plus au moins pour l'envoyer dans les extrémités capillaires.

T.

TACHET, est le même que lovet ou louvet. *Voyez* ce Mot.

TAIE, albugo ou leucoma, tache blanche située sur la cornée transparente; elle est le noyau ou le résultat d'une inflammation, laquelle pour l'ordinaire a été produite par un coup; cette blancheur n'est autre chose que l'engorgement des petits vaisseaux lymphatiques dans cette partie; il est des chevaux chez lesquels il reste toujours une petite tache & que les médicaments & le temps ne peuvent dissiper. J'ai vu employer beaucoup de remédes pour ces sortes de maladies, mais le meilleur est l'eau froide, c'est le meilleur tonique que je puisse indiquer. Les uns souflent du sucre candi dans l'œil, d'autres de la tutie, d'autres des poudres de bois ou de racines; mais souvent ces remédes augmentoient la maladie plutôt que de la diminuer; on ne peut être que surpris quand l'on entend le Docteur *Vitet* dire que la tache blanche qui survient sur la cornée transparente, est une superaddition de lames membraneuses & opaques sur cette cornée, comme si l'expérience nous avoit pu montrer de pareils phénomènes.Si cet Auteur avoit bien vu les différentes couches de la cornée, qu'il les eût séparées par le moyen du vinaige ou autre liqueur, il auroit vu que ces prétendues excroissances, ne sont qu'un épaississement de ces mêmes couches, dont les premieres sont déchirées & repliées sur elles-mêmes, & entre lesquelles il sort une sérosité blancheâtre, ce qui a fait & fait dire encore à la plûpart de nos Maréchaux, que le cheval a une ou plusieurs taies. Cet Auteur n'auroit certainement pas dit, s'il avoit lu le guide du Maréchal, que tous les Maréchaux regardent ce mal comme incurable, & il se feroit bien gardé de prescrire l'application du vitriol blanc ou du vitriol bleu incorporé avec le miel, reméde qui seul est capable de faire venir des taies sur les yeux les plus sains; c'est renchérir sur les erreurs des autres.

TAILLE, ou opération par laquelle on extrait la pierre de la vessie. L'appareil nécessaire étant disposé, on jette le cheval à terre & on le renverse sur le dos en lui élevant le train de derrière, on le maintient dans cette situation par deux billots taillés en forme de prisme que l'on met de chaque côté des côtes, ensuite on assujettit les jambes de derrière avec des plates-longes que l'on approche vers la tête; le cheval ainsi pris & écarté, l'opérateur avec un bis-

touri ordinaire fend de la longueur d'un pouce
& demi environ le canal de l'urétre longitudi-
nalement , vers le bas de la symphise des os
pubis , puis il introduit un catheter ou sonde
cannelée & courbée pour pénétrer dans la vessie;
l'opérateur prend ensuite un bistouri tranchant
des deux côtés dans la forme du lithotome ordinaire , afin qu'il puisse glisser dans la sonde
& inciser du même coup le col de la vessie , en
évitant de toucher le rectum ; la vessie étant
ouverte il quitte le bistouri & prend les tenettes
qui doivent être plates & presque tranchantes
afin de pouvoir les faire glisser sur le catheter
à la faveur duquel elles entrent aisément , sans
avoir besoin de conducteur; il charge la pierre
& l'extrait sans peine. Cette opération doit être
prompte , car il faut profiter de la présence de
l'urine dans la vessie , étant évacuée, les parois
de ce viscère s'affaissent & s'approchent de la
pierre , ce qui en rend l'extraction plus difficile ,
& expose même l'opérateur à pincer les duplicatures ou rides que forme alors la vessie : si le
calcul est trop gros , on peut aisément le casser
avec les tenettes , car il est ordinairement mol
& friable dans le cheval ; mais lorsque ce sont
de petites pierres ou graviers , on introduit une
curette en forme de cuillère avec laquelle on
les extrait ; on injecte ensuite la vessie avec de
l'eau de graine de lin légère ; ceci fait, on

détache le cheval & on le fait rentrer dans l'é-
curie fans mettre fur la plaie aucun appareil.
D'ailleurs je ne connois point de bandages qui
puiffent le contenir. J'avoue cependant que je n'ai
point été appellé pour faire l'extraction de la
pierre fur un cheval qui en fût affecté ; mais
pour m'affurer fi elle pouroit réuffir je l'ai exécutée fur un cheval fain , dans la veffie duquel
j'avois introduit des caillioux ; le fuccès a ré-
pondu à mon attente, & la guérifon de la plaie
a été parfaite au bout de vingt-quatre jours ou
environ ; puifque les chevaux font fujets au
calcul , je fuis en droit de conclure d'après l'expérience , que l'on peut hardiment pratiquer
cette opération à leur égard.

Au moment où nous allons finir cet article,
un Officier de Cavalerie vient de nous rapporter
que M. Del , Maître en Chirurgie de la Ville
de Chaâlons en Champagne & Aide Major de la
Compagnie des Gardes du Corps , Compagnie
de Villeroy, a fait récemment pour la deuxiéme
fois l'extraction de la pierre à un cheval ,
en fuivant les procédés que nous avions donnés
dans notre Cours d'Hypiatrique. Cet Officier
m'ayant affuré avoir vu le cheval parfaitement
guéri. Nous avons écrit en conféquence à M.
Del, pour fçavoir au jufte les procédés qu'il avoit
tenus a cet égard & voici ce que cet habile
Chirurgien nous mande.

LETTRE

LETTRE

D'un Chirurgien de Chaâlons à l'Auteur, fur l'Opération de l'Extraction de la Pierre.

A Chaâlons, ce 30 Octobre 1774.

MONSIEUR,

» JE vous envoie le détail de l'opération de
» l'extraction de la pierre, que j'ai faite à un
» cheval, au mois de Mai dernier ; vous y ver-
» rez au jufte le manuel que j'ai fuivi, & le
» traitement ; je vous avouerai que n'ayant que
» des connoiffances fuperficielles de l'Hyppo-
» tomie, je n'ai agi que par comparaifon ; j'ai
» pris la liberté de vous faire part des réfléxions
» que j'ai faites ; je foumets tout à votre décifion,
» fi vous croyez qu'elle pût tenir une petite
» place dans votre Dictionnaire, vous en êtes
» le maître ; fi vous defirez meubler votre Ca-
» binet des pierres, je vous les enverrai, trop
» flatté de trouver une occafion de pouvoir
» vous être utile, & de vous prouver l'eftime
» avec laquelle je fuis,

MONSIEUR,

Votre très-humble & obéiffant
Serviteur, DEL, Chirurgien.

Tome I V.   K

OBSERVATION,

Sur l'Extraction de la Pierre à un cheval.

Un cheval âgé d'environ 13 à 14 ans, de la Brigade de M. de Chérisey, Compagnie de Mgnr le Duc de Villeroy, éprouvoit des douleurs aigues en urinant, & ne rendoit que très-peu d'urine à la fois, qui souvent étoit sanguinolente, particulièrement lorsqu'il avoit marché ; depuis plusieurs années l'animal souffroit, mais les accidents étoient moins graves. Les Maréchaux ignorant la cause de la maladie, en firent leur rapport à M. de Tavernery, Sous-Aide Major, qui, en homme aussi éclairé qu'instruit, soupçonna un corps étranger dans la vessie, me fit part de ses réfléxions, & me pria d'examiner ce cheval, & de m'assurer s'il n'existoit pas quelques pierres ; après l'avoir fait mettre dans une position convenable, on essaya, mais en vain, de le sonder ; je crus alors qu'en introduisant la main dans le rectum, on pourroit s'assurer de l'existence de la pierre ; ce moyen me réussit ; je sentis qu'il y avoit dans la vessie, un corps rond, du volume d'un œuf d'oie, & je confirmai M. de Tavernery dans son opinion qui avoit été combattue. MM. de l'État Major me demanderent si je voulois entreprendre cette opération, & pour y disposer l'animal, je commençai par lui faire retrancher le foin & l'avoine, il fut mis à l'eau blanche & à la paille, saigné deux fois, purgé, & quelques jours après le purgatif, je procédai en présence de MM. de St. Aulaire, de Tavernery, Aides-Majors, & de MM. Navier & Gelé, Médecins, à l'opération, de la manière suivante. On fit renverser le cheval sur le dos, des bottes de paille furent mises sur les côtés, & dix palefreniers le maintenoient dans cette position, en lui tirant les pieds de derrière vers la tête. On tenta d'introduire la sonde qui ne put parvenir que jusqu'à la courbure du canal, à cinq à six travers de doigt de l'anus ; je fis avec un bistouri ordinaire, sur le bout de la sonde introduite, une incision longitudinale au canal de l'urétre, j'essayai d'introduire un catethèr dans la vessie, mais je trouvai beaucoup de difficulté, peut-être parce que celui dont je me suis servi n'étoit point convenable ; j'abandonnai ce moyen pour me servir de l'indicateur de la main gauche, que j'introduisis avec aisance dans le canal ; & de l'autre main j'en continuai l'incision de la longueur de quatre travers de doigts : mon incision faite, je trouvai le col de la vessie, & je touchai la pierre qui m'étoit rapprochée par un Maréchal à qui j'avois eu l'attention de mettre la main dans le rectum : je voulus me servir du litothome du

Frere Cofme, mais inutilement ; mon biftouri conduit fur mon doigt, fut l'inftrument avec lequel je fis deux fections au col de la veffie, l'une du côté de l'anus, ayant eu attention de ménager cet inteftin, & l'autre du côté oppofé ; j'introduifis des tenettes, & je faifis fur le champ la pierre qui étoit ronde & confidérable ; malgré mes attentions à ménager les mouvemens, elle fe brifa en une infinité de petits morceaux ; je reconnus, mais trop tard, que j'avois un peu trop ménagé l'incifion, je retirai tout ce qu'il me fut poffible, elle me parut très-friable, parfaitement reffemblante à des œufs de carpe unis enfemble, & la totalité pefoit fix onces un gros : je terminai l'opération par des injections d'une décoction de graine de lin, pour s'oppofer à l'inflammation, & enlever le reftant des graviers. Je ne mis aucun appareil fur la plaie, le cheval fe releva feul, après avoir été délié ; il fut faigné trois fois le même jour, on lui ôta toute nourriture folide, fa boiffon étoit une eau blanche légère, on employa dans les premiers temps beaucoup de lavemens émolliens ; le quatrième jour, on lui donna un quart de fon mouillé, en deux fois, & un quart de botte de paille, que l'on augmenta tous les jours par degré : il ne lui furvint aucun accident, pas même de fiévre bien marquée ; la fuppuration s'établit, la plaie étoit fort belle ; dès les premiers jours on s'apperçut que les urines paſſoient en partie par la verge , & vers le vingt-deuxième jour , la plaie étoit parfaitement cicatriſée , ſans qu'on n'eût rien appliqué deſſus , on ſe contenta de la tenir propre & de baſſiner les chairs qui excédoient , avec une teinture d'Aloës.

REMARQUE.

Je crois l'introduction de la ſonde dans la veſſie, de toute impoſſibilité , & d'ailleurs de toute inutilité ; on peut rendre cette opération très-ſimple & très-aiſée , en faiſant introduire la main d'un aide dans le rectum , qui rapprocheroit la pierre au dehors ; l'Opérateur alors, avec un biſtouri ordinaire , feroit une inciſion longitudinale , au canal de l'urétre , au deſſous des os pubis ; au moyen de l'indicateur de ſa main gauche , il la prolongeroit juſqu'au col de la veſſie , dont il feroit la ſection , toujours avec le même inſtrument ; il faut avoir attention que cette ſection doit être à raiſon du volume de la pierre , alors je crois qu'on pourroit l'extraire , ſans ſe ſervir de tenette , au moyen de l'aide qui conjointement avec la contraction de la veſſie , l'expulſeroit : on pourroit encore ſe ſervir d'une cuillère pour en faciliter l'extraction ; par cette méthode on éviteroit de briſer la pierre , & de laiſſer des graviers qui se réunissant forment un nouveau corps étranger, ce qui est arrivé au cheval dont il est ici question, qui parut jouir d'une bonne santé durant trois mois, pendant lesquels il travailla; après ce temps on s'apperçut qu'il éprouvoit à peu-près les mêmes accidents que la première fois,

La fiévre lui survint, & il menaçoit de périr incessamment; on me pria de l'examiner, & je reconnus qu'il avoit dans le canal de l'urétre, près le col de la vessie, à l'endroit de la cicatrice, une pierre qui faisoit saillie au dehors, lorsque l'animal faisoit des efforts pour uriner, & qui selon toute apparence étoit le produit des graviers qui étoient restés dans cette partie: Malgré l'état fâcheux du cheval, je crus devoir conseiller l'extraction le plutôt possible, je le fis saigner deux fois, & le lendemain je l'opérai de la manière suivante. Un Maréchal ayant sa main dans le rectum, rapprochoit la pierre en dehors & me la maintenoit; comme elle étoit saillante, je fis dessus une incision longitudinale du canal de l'urétre, & elle sortit sur le champ.

Nota. Que j'avois fait mettre le cheval dans la même position que la première fois : quoique cet animal fut attaqué d'une maladie qui existe encore un peu & qui n'étoit point dépendante de l'opération , la plaie a été parfaitement cicatrisée au bout de vingt quatre jours , il urine présentement sans douleur , & avec beaucoup de facilité ; j'ai suivi le même traitement que la première fois : cette dernière opération a été faite à la fin de Septembre : la pierre est entière & pésoit lorsque je l'ai retirée deux onces deux gros.

Après des preuves aussi convaincantes , il n'y a pas lieu de douter que l'on ne réussisse toutes les fois que l'on aura une certitude de la présence de la pierre dans la vessie , ce dont il sera toujours très-facile de s'appercevoir , en renversant le cheval sur le dos , & en introduisant la main dans le rectum. Nous ne sçaurions trop louer M. de Tavernery sur son jugement , & M. Del sur sa dextérité ; ce dernier peut avec juste raison se flatter d'être le premier qui ait opéré un cheval dans le cas d'accident , quoique plusieurs en ayent differté beaucoup , sans nous citer aucune expérience sur le vivant , ni sur le cadavre.

Il y auroit lieu de croire d'après le détail des différentes manières d'opérer que nous donne *M. Vitet* , que la maladie & l'opération sont communes , car selon lui les uns proposent le petit appareil , les autres le bas appareil , ceux-ci le grand appareil , ceux-la l'appareil latéral·

Mais je puis affurer que je n'ai jamais lu aucun Auteur qui parlât de la taille du cheval, & que s'il y en a, ils ont fait comme les *Sieurs Vitet & Bourgelat*, qui adaptent au cheval nombre de chofes propres à l'homme, & non à cet animal. On peut dire que le long détail que ce premier nous donne la deffus, eft un vrai Roman, l'introduction de la fonde brifée dans la veffie par le gland en eft une preuve : comment pourra-t-elle entrer dans la veffie, lorfquelle fera parvenue à la fymphife des os pubis où le canal avec le fphyncter forment un angle aigu ? Comment pourra fe plier cette fonde ? il faudroit qu'elle fût compofée de différent.s petits maillons; or étant faite ainfi, quelle folidité peut-elle avoir dans la veffie ? Peut-on s'en fervir pour conduire fon inftrument ou fes tenettes ? Ne fait-elle pas dans ce cas l'effet d'une corde lâche qui vacille dans le fluide ? Cette méthode vaut bien encore fans doute celle que propofe ce Médecin qui eft d'introduire une fonde dans la veffie par l'inteftin rectum pour y porter des injections dans le cas de relâchement de cet organe ; ce Praticien auroit bien dû dire comment on peut faire une ponction à une veffie qui ne contient pas d'urine, qui eft affaiffée fur elle-même, & qui dans ce cas eft groffe comme un petit œuf ? Ne rifque-t-on pas dans ce cas, ou de ne pas rencontrer cette veffie,

ou de la percer de part en part , d'ailleurs percer l'inteftin rectum & la veffie , comment
contenir une canule ? Car je fuppofe qu'il fe
ferve d'un trois-quart recourbé; mais fi le cheval
vient à faire un mouvement ou de la totalité
de fon corps , ou du fphyncter , comment cet
Opérateur retrouvera-t-il fon ouverture ? Il faut
donc opérer une feconde fois ? Certes cette
manœuvre eft nouvelle & mérite bien que l'on
loue l'inventeur. Je le dis & le répéte , il n'eft
pas poffible de pouvoir opérer le cheval quant à la
pierre , qu'en le mettant fur le dos ; car autrement la veffie pofe fur le bas ventre , & l'incifion dans ce cas qui eft de bas en haut , ne
permet à l'Opérateur ni légèreté ni facilité.

TAILLE. Les chevaux font de diverfes tailles ;
les plus petits ont trois pieds environ , & les
plus grands fix. Jai chez moi quelques os
d'un cheval qui avoit fix pieds un pouce & demi,
lequel appartenoit à l'Hôpital - Général de la
Salpetrière.

TALON , partie du fabot du cheval. *Voyez*
Pieds.

TALONS BAS , les chevaux dont les pieds font
plats , ont ordinairement & prefque toujours
les talons bas , auffi leur fourchette eft-elle très-
groffe : les talons peuvent quelquefois devenir

bas de la ferrure ; lors par exemple, que l'on aura mis des éponges fortes ou des crampons qui les auront détruits par la compreſſion, principalement ſi on a paré la ſole des talons. On y remédie par la ferrure qui eſt la même que celle des pieds plats.

TALONS FOULÉS. Des éponges longues & épaiſſes, le parement du pied, ſur-tout lorſqu'on aura éloigné la fourchette de terre, peuvent donner naiſſance à des bleimes, maladies inflammatoires, qui quelquefois dégénèrent en javart encorné, improprement dit. En ferrant de la ſorte, tout le poids du corps eſt appuyé ſur les éponges, il écraſe les talons, ce qui n'arriveroit pas, ſi la fourchette portoit à terre, puiſqu'elle eſt la baſe du cheval. Si le mal eſt de peu de conſéquence, il ne s'agit que de changer la ferrure ; s'il devient plus ſérieux, on le traitera ſuivant la nature du mal.

TALON, ſe dit, en certaines occaſions, des talons du Cavalier, relativement au cheval. Le talon de dedans, le talon de dehors. *Voyez* Dedans, Dehors. Promener le cheval entre deux talons, c'eſt le mener au pas en le recherchant & le maintenant droit entre les deux talons. Entendre les talons, terme de Manége, c'eſt lorſque le cheval de Manége ſemble entendre ce que le Cavalier demande de lui, pour peu qu'il approche une jambe ou l'autre. Faire fuir les talons. *Voyez* Fuir. Porter son cheval d'un talon sur l'autre, est lui faire fuir tantôt le talon droit, tantôt le gauche. Mettre un cheval dans les talons. *Voyez* Mettre.

TALON. *Voyez* Bride.

TAPIS, raser le tapis, galoper près du tapis, *Voyez* Raser & Galoper.

TARE, avoir des târes, se dit d'un cheval qui a quelques défauts de construction ou maladies externes, tels que la forme, le vessignon, &c.

TATER SON CHEVAL, c'est solliciter un cheval qu'on a un peu monté, pour connoître s'il a quelques vices, ou pour voir le degré de sa vigueur.

TATER LE PAVÉ ou le TERREIN, se dit d'un cheval qui ne marche pas hardiment, parce qu'il a les pieds douloureux.

TAUPE (la), tumeur presque toujours inflammatoire, qui survient sur le sommet de la tête, entre les deux oreilles, & qui s'étend quelquefois du côté de l'encolûre.

Les causes sont les coups donnés sur cette partie, ou un violent frotement contre un corps dur , tel que celui d'un cheval qui se frote la tête sous la mangeoire , à la suite d'une demangeaison , &c.

Cette tumeur , ainsi que le phlegmon, est dure dans le commencement , sensible , & gêne le mouvement de la tête , avec la première vertèbre du col, (quoique *M. Vitet* dise le contraire) ; elle devient ensuite en suppuration. Le dépôt contient quelquefois une espèce de pus blanc comme de la bouillie , quelquefois une eau rousse : quoique ces dépôts soient presque toujours critiques , néanmoins celui dans lequel il y a de l'eau rousse est plus difficile à guérir ; car dans le premier il est rare que le ligament soit à découvert , même les tendons des muscles extenseurs de la tête , qui le recouvrent ; au lieu que dans le second , nonseulement le ligament est à découvert , mais même déchiré ; ce qui prouve que la tumeur vient plutôt d'un coup que d'une humeur : la taupe vient quelquefois du soir au lendemain , d'autres fois elle est huit jours à se former. Lorsqu'elle se manifeste du soir au matin , il y a lieu de croire qu'elle contient de l'eau rousse , ce qui est encore annoncé par la molesse de la tumeur dans toute son étendue. Quand elle se forme lentement , elle contient du pus.

Dès qu'on s'apperçoit d'une grosseur , il faut

voir de quelle nature elle peut être, féreufe ou purulente ; fi elle eft féreufe, il faut l'ouvrir fur le champ, & traiter la plaie avec un digeftif compofé de baume d'Arceus, de Stirax, de Bafilicum, de térébenthine, le tout à dofe égale, délayé dans de l'efprit de vin. Si la tumeur ne tient d'aucun caractère, il faut préliminairement mettre le cheval au fon & à l'eau blanche, le faigner & fomenter enfuite la tumeur avec de l'eau dans laquelle on aura fait fondre du fel jufqu'à fon point de faturation.

Lorfque la tumeur ne diminue pas au bout de cinq ou fix jours, il y a lieu de croire qu'il y a du pus ou de l'eau rouffe, ce que l'on reconnoît facilement au tact : car en frapant d'un côté, on fent de l'autre la fluctuation qui frape le doigt.

Il faut ouvrir la taupe fuivant fa longueur, pour donner écoulement à la matière qui y eft contenue, & traiter la plaie comme un ulcère ordinaire avec les baumes naturels, & ne pas faire une incifion cruciale, comme le confeille *M. Vitet*, qui copie fi exactement les bévues de la Chirurgie humaine ; car une incifion cruciale, augmente les douleurs, en coupant les angles, on détruit la peau qu'il eft fi avantageux de conferver ; mais fuppofant qu'il y eût des cas où il fallût emporter la peau, ne vaut-il pas mieux l'emporter en rond, comme l'on feroit dans l'opération du cancer, puisque la section des angles produit une plaie qui le lendemain est ronde : n'évite-t-on pas des douleurs à l'animal, & l'opération ne seroit-elle pas plus courte & plus facile ? D'ailleurs couper des angles de peau, sur-tout dans cet endroit, avec des ciseaux, cela ne doit pas être aisé. Il y a long-temps que j'ai banni cet instrument. Il faudroit plutôt des forces, & encore cet instrument est contondant, déchire & forme des bords livides. Sûrement que *M. Vitet* ne s'en est pas servi, puisqu'il les conseille. Je ne puis concevoir comment aujourd'hui on fait de telles opérations en Chirurgie.

Le cheval, par ma méthode, guérit ordinairement dans l'espace de quinze jours : mais si au bout de ce temps la plaie suppure encore, il y a tout lieu de croire que le ligament cervical est endommagé ; dans ce cas on pratiquera une nouvelle ouverture qu'on prolongera jusqu'au fond de la plaie, afin d'enlever toute la partie du ligament qui est gâtée. Si l'os occipital est carié, ce dont on s'assure par la sonde, on en procurera l'exfoliation par le moyen de la teinture d'Aloës, ou comme je l'ai dit à l'article de la carie. Durant tout le traitement la plaie sera pansée avec les baumes naturels, tels que celui de Copau, de Canada, avec la téré-

thine & son essence : le baume de Fioraventi
est un des meilleurs remédes pour la cure de
ces maladies. On imbibe les tentes & les plumasseaux de ces mêmes baumes, que l'on assujettit par le moyen d'un couvre chef qui se fait
avec une toile quarrée, aux angles desquels il
y a des cordons ; cette toile est percée dans sa
sa partie moyenne pour le passage des oreilles ;
deux de ces cordons passent par dessous le col,
& viennent se terminer dessus la toile ; les deux
autres vont sous la mâchoire inférieure. On
peut encore se servir d'une bande roulée, longue de sept à huit aulnes ; on commencera par
faire deux tours circulaires autour du col, en
croisant par dessus la mâchoire inférieure, &
remontant toujours dans la même direction, pour
former le 8 de chiffre ; on finit par deux circulaires autour du col. Il faut avoir attention
que les bandes ne se couvrent pas entièrement
& qu'elles forment ce que l'on appelle doloires,
afin qu'elles fassent une compression égale.
En suivant cette methode, on guérit sûrement
& sans peine cette maladie que l'on regarde
comme dangereuse ; elle ne le devient que parce
que le pus en fusant peut attaquer le ligament
cervical, carier l'os occipital, & quelquefois
le ligament capsulaire de cet os avec la première vertèbre & cet os même, & donner entrée au pus dans le canal vertébral.

Nota. Qu'il ne faut jamais dans cette maladie employer les caustiques ni le feu : à la verité *M. Vitet*, les conseille d'àprès les *Soleysels*, les *Markams*, de même qu'il conseille de saigner aux flancs, au cas que l'inflammation ne diminue pas. Cette méthode tient de l'ignorance & annonce un homme qui ne connoît pas son sujet. L'instrument tranchant est préferable à tout, & on le borne à volonté ; ce que l'on ne peut faire avec le feu ou les caustiques : c'est avoir de la bonhomie que de conseiller la saignée du flanc qui ne sçauroit produire deux cuillerées de sang.

TEGUMENT, *Voy*. Peau.

TEIGNE (la) est le même que fic. *Voyez* ce Mot.

TÉMOIGNER DE LA FORCE, se dit d'un cheval dans les mouvemens duquel il en paroît.

TEMPORAUX (os). Les os temporaux sont au nombre de quatre ; ils sont situés à la partie latérale du crâne, & formés de deux piéces ; l'une ressemble à une écaille, & l'autre à une roche, ou à une pierre irrégulière. On ne trouve jamais cette derniere piéce ossifiée ou réunie avec la partie écailleuse même dans les vieux chevaux, & lorsque cela arrive, c'est toujours la suite de quelque

quelque accident. On peut ajouter que ce sont les seuls os de la tête qui ne s'unissent pas avec leurs voisins.

La partie écailleuse se divise en deux faces, l'une externe, l'autre interne.

On remarque dans la face externe un prolongement considérable en forme d'S, appellé apophyse zygomatique, sur laquelle on en observe d'un côté, une moindre nommée apophyse orbitaire du temporal ; & de l'autre un arrondissement, formant par derrière une sinuosité appellée arcade zygomatique, où vient s'attacher en partie le muscle crotaphite : inférieurement à cette apophyse, se voyent deux éminences l'une plus en arrière, designée sous le nom d'apophyse mastoïde ; & l'autre plus allongée & cartilagineuse, qui s'articule avec la mâchoire inférieure. On apperçoit derrière l'apophyse zygomatique un petit corps presque triangulaire, & deux facettes séparées par une crête où s'attache le muscle crotaphite ; on remarque dans son bord supérieur, différentes échancrures qui, étant jointes avec les pariétaux, forment des trous pour le passage de différens vaisseaux. Le bord inférieur est arrondi & tortueux, il sert d'attache à un tendon très-fort ; enfin entre cette piéce triangulaire & l'apophyse mastoïde, on observe encore un

Tome I V.   L

longue échancrure pour le conduit auditif osseux.

La face interne de cet os est un peu concave, on y remarque plusieurs feuillets ou cannelures pour s'unir avec les pariétaux dans leurs parties écailleuses, & enfin plusieurs inégalités correspondantes à celles du cerveau.

Nous observerons que l'apophyse zygomatique dont on vient de parler, est souvent exposée à être fracturée, soit par les secousses violentes que les chevaux se donnent dans les maladies aigues, soit par des coups de pieds qu'ils reçoivent des autres. Cette fracture peut avoir lieu, ou dans le corps de l'apophyse, ou dans la partie cartilagineuse qui s'articule avec la mâchoire inférieure: dans le premier cas si la fracture est complette & qu'elle se trouve en avant, ou sur l'apophyse orbitaire, il faut en faciliter la suppuration promptement, pour détacher les portions d'os; mais il arrive quelquefois que tous ces os se réunissent & qu'ils forment une exostose considérable, qui gêne l'articulation de la mâchoire inférieure vers son apophyse coronoïde; dans cette circonstance il ne faut pas hésiter de scier l'os, avec une petite scie, telle que celle dont j'ai donné la figure dans mon Cours d'Hyppiatrique; on enléve depuis l'apophyse coronoïde jusqu'à l'os de la

pommette , & l'apophyse orbitaire de l'os frontal. On se comporte de même lorsqu'il y a complication , c'est-à-dire , lorsque la fracture se
trouve dans l'une & l'autre partie. Il faut ensuite traiter la plaie avec les digestifs simples dans
le commencement , tel que le jaune - d'œuf
mêlé avec la térébenthine ; puis employer la
térébenthine seule & finir par les dessicatifs.
Cette opération se pratique avec succès : mais
si au contraire la partie articulaire de l'os temporal vient à être fracturée , dans ce cas la
réunion ou l'ankilose ne se fait point avec la
mâchoire , comme il arrive aux autres articulations : le mouvement perpétuel de la mâchoire
s'y oppose ; mais il survient pour l'ordinaire
un dépôt sanieux qui forme une fistule que le
cheval porte toujours : on abandonne comme
incurables ces sortes de maux , à moins qu'on
ne veuille extirper toute l'apophyse zygomatique, ce qui est très-possible; mais comme cette
fistule n'est point dangereuse , je suis d'avis
qu'on la laisse subsister.

L'os pierreux est d'une figure irrégulière ;
ressemblant à un rocher, d'où lui est venu son
nom , cependant on peut y considérer quatre
faces lesquelles se terminent en pointes. Il représente un cône dont la base est renversée , ces
faces sont l'antérieure interne , la postérieure ;

l'interne & l'externe. Elles sont marquées par quatre lignes saillantes.

La face antérieure interne & la postérieure n'ont rien de remarquable, attendu que la première qui se joint avec la partie écailleuse du temporal, & la seconde qui s'unit avec les cornes de l'occipital, sont adhérentes à l'un & à l'autre de ces os par simphyse. Sur la face interne on apperçoit une crête saillante, concourant à former le bord antérieur qui donne attache à la tente du cervelet. On y remarque une fosse séparée en trois par le moyen d'une petite ligne saillante en forme de triangle, au bout duquel se voit un conduit qui va se rendre dans le corps de la roche. On y voit encore plusieurs inégalités qui correspondent aux anfractuosités du cerveau.

Des trois éminences qui se découvrent dans la face externe, la plus apparente est creusée dans son épaisseur, c'est ce que l'on appelle trou auditif ; la deuxième est située au dessous, & se trouve cachée par la partie écailleuse du temporal ; la troisième est derrière le bord arrondi que l'on vient de décrire. La partie écailleuse, qui va s'unir avec les cornes de l'occipital, forme avec le trou auditif une échancrure pour recevoir la portion écailleuse du temporal.

A la bafe de cet os extérieurement eft le corps de l'os qui eft plus uni & plus poli que le refte : plus, deux apophyfes, l'une fituée fupérieurement, arrondie & nommée apophyfe cylindrique ; l'autre, qui eft inférieure, s'appelle apophyfe ftyloïde.

Ces os, mais principalement la partie écailleufe, font unis avec tous les os du crâne, excepté l'ethmoïde.

TEMPS ; on appelle ainfi chaque mouvement accompli de quelque allure que ce foit du cheval. Quelquefois ce terme fe prend à la lettre, & quelquefois il a une fignification plus étendue ; par exemple, quand on dit faire un temps de galop, c'eft faire une galopade qui ne dure pas long-temps ; mais lorfqu'on va au pas, au trot ou au galop, & qu'on arrête un temps, c'eft arrêter quafi tout court, & remarcher fur le champ. Arrêter un demi-temps, n'eft que fufpendre un inftant la viteffe de l'allure du cheval pour la reprendre fans arrêter. Temps écouté eft la même chofe que foutenu. *Voy.* Soutenu. Paffade d'un temps, de cinq-temps. *Voyez* Paffade.

TENAILLES, outil avec lequel on tient le fer. Il y a des tenailles à feu qui font longues & péfantes & dont on fe fert pour mettre un lopin ou des fers au feu. Il y a des tenailles à main ; sçavoir, des tenailles justes & des goulues. Ces dernières servent à forger la première branche, les premières servent à forger la seconde branche ou à ajuster des fers. Le maniement des tenailles est un des points les plus essentiels de la serrure, quiconque les manie bien, donne aisément la tournure à son fer, & sçait profiter de même de la chaleur qu'il a, sans être obligé de le remettre plusieurs fois au feu.

TENANT. Champion qui dans une joûte, un tournois ou autres exercices, se présentoit pour disputer le prix & combattre tout le monde. Ce nom est donné proprement à ceux qui ouvrent le carrousel. Ce mot d'ancienne Chevalerie est encore usité dans les courses de chevaux ou de bague.

TENDON, substance blanche & serrée, produite par un muscle. *Voyez* Miologie.

TENESME, effort que fait le cheval pour fienter.

TENIR son cheval dans la main, c'est faire ensorte par la façon de tenir la bride, que le cheval maintienne sa tête & son col en belle situation. Le tenir en même temps dans les talons, est le relever encore davantage, & empêcher qu'il ne s'échappe & qu'il ne se traverse.

TENIR fon cheval, bride en main, c'eſt l'empêcher d'avancer autant qu'il en auroit envie.

TENIR fon cheval dans la ſujettion des aides,
c'eſt la même choſe que l'aſſujettir.

TENIR un cheval en haleine, c'eſt l'exercer
tous les jours médiocrement pour ſa ſanté, &
pour l'habituer au travail. Se tenir aux crins
ou au pommeau de la ſelle, eſt un expédient
que les perſonnes qui n'ont point de fermeté
à cheval ont trouvé pour ne pas tomber lorſque le cheval vient à ſauter de gaieté ou autrement, mais cela ne leur réuſſit pas toujours.

TENIR un cheval au filet, c'eſt l'empêcher de
manger pendant quelque temps.

TENTES, eſpèce de petits plumaſſeaux longs &
étroits, compoſés d'étoupes, charpie, ou vieille
corde defilée que l'on enduit de médicament,
& que l'on introduit dans une plaie.

TENUE, avoir ou n'avoir point de tenue à cheval, y être ou n'y être pas ferme.

**TERMINER DES COURBETTES, DES
VOLTES**, les finir ſelon les régles.

TERRAGNOL, cheval qui a les mouvemens
L iv

trop retenus & trop près de terre, & qui par le défaut de ses épaules ne peut lever le devant.

TERRE-A-TERRE. Suivant la définition de M. le Duc de Newcastle qui est très juste ; le terre-à-terre est un galop en deux temps, de deux pistes, beaucoup plus raccourci & plus rassemblé que le galop ordinaire, & dont la disposition des pieds est différente, en ce que le cheval léve les deux jambes de devant ensemble, & les pose de même à terre ; les pieds de derrière accompagnent ceux de devant d'un même mouvement, ce qui forme une cadence tride & basse dans laquelle il marque tous les temps avec un frédon de hanches, qui part comme d'un espéce de ressort ; pour en avoir une idée encore plus nette, il faut se figurer cet air comme une suite de petits sauts fort-bas, près de terre, le cheval étant toujours en avant & de côté ; comme les jambes dans cette position n'avancent pas tant sous le ventre qu'au galop, c'est ce qui en rend l'action plus tride, plus basse & plus déterminée. Il faut encore observer qu'au terre-à-terre, le cheval est plus appuyé sur les jambes de dehors que sur celles de dedans, lesquelles sont un peu plus avancées, & entament le chemin ; mais pas tant qu'au galop : & comme la croupe est fort assujettie dans un air si pressé & si tride des hanches, il se trouve être plus élargi du devant que du derrière, ce qui met l'épaule de dehors un peu en arrière & donne la liberté à celle de dedans.

Il est aisé de juger par la suggestion où cet air tient un cheval, que cet exercice ne laisse pas d'être violent, & que peu de chevaux sont capables de l'exécuter avec toute la justesse & toute la netteté nécessaire. Il faut qu'un cheval soit bien nerveux & bien souple, pour lui demander ce Manége : ceux qui ont moins de force & de pratique, que de légèreté & de courage, craignent la suggestion de cette régle si recherchée ; aussi les vrais hommes de cheval regardent ce Manége qui est devenu très-rare (il seroit à souhaiter qu'on n'y eût jamais pensé) comme la pierre de touche, par laquelle on voit la science du Cavalier, & l'adresse d'un cheval.

Il ne faut pas tomber dans l'erreur de ceux qui donnoient indifféremment le nom de terre à terre, à l'allure des chevaux qui manient bas, & traînent un mauvais galop prés de terre, sans aucune action tride qui presse & détermine leurs hanches à former cette cadence serrée & diligente, dont le seul frédon fait voir la différence du vrai terre à terre au mauvais galop ; souvent faute de sçavoir la véritable définition de chaque air de Manége, on n'est pas

en état de juger de la capacité d'un cheval,
ni par conséquent de lui donner un air qui con-
vienne à sa disposition. Cette erreur de confondre ainsi les airs qui font l'ornement des
beaux Manéges, fait attribuer à quelques Cavaliers dont la plus grande capacité consiste
en routine, un prétendu sçavoir qui n'existe
que dans leur suffisance mal fondée & dans l'a-
veugle admiration de ceux qui les prônent
sans aucune connoissance dans l'art de la Cavalerie ; comme la perfection du terre à terre
est d'avoir la hanche de dehors serrée, il faut
dans les voltes à cet air, que le quarré soit
encore plus parfait qu'à celles qui se font
au simple galop de deux pistes ; mais il faut
prendre garde dans les coins que la jambe de
derrière n'aille avant les épaules ; car alors le
cheval étant trop élargi des hanches, il seroit
entablé & pourroit faire un élan en forçant la
main du Cavalier, pour se tirer de cette fausse
position. On doit aussi prendre garde de n'a-
voir pas la main trop haute, car il ne pourroit pas aller bas & tride, ni couler également
vîte.

Les fautes les plus ordinaires qu'un cheval com-
met en maniant terre à terre, sont de s'acculer, de lever trop le devant, ou de traîner les
hanches ; il faut, lorsque quelques-uns de ces
désordres arrivent, déterminer le cheval en

avant avec les éperons, afin de le corriger, de
l'avertir de se tenir plus ensemble, & diligen-
ter davantage sa cadence ; & comme dans cet
exercice, les parties du cheval sont extrême-
ment travaillées, il faut toujours sentir en quel
état d'obéissance il tient ses forces & son courage, pour finir la reprise, avant que la lassitude lui donne occasion de se défendre.

Les régles pour dresser un cheval au terre
à terre se tirent de la connoissance qu'on a de
son naturel, & de la disposition qu'on lui trouve
pour cet air, laquelle on connoît facilement :
lorsqu'après avoir été assoupli dans les régles,
en le recherchant & en le rassemblant, il prend
lui-même ce frédon de hanches dont nous venons de parler, il aura sans doute de la disposition pour exécuter ce Manége ; mais il faut
bien ménager ses ressorts dans les commencements, en ne lui demandant que quatre demi-
voltes de suite au plus, qu'il fournira aisément, s'il y a été préparé par les principes
qui doivent le conduire à cette leçon. A mesure que ses forces & son haleine le rendront
plus souple & plus dispos, on pourra, après
qu'il aura fourni quatre demi-voltes, c'est-à-
dire deux à chaque main, le délasser au petit
galop lent & écouté, pour le rassembler ensuite sur le quarré du milieu de la place, &
le rechercher sur deux ou trois voltes de son

air, puis le finir & le defcendre. E. D. C.

TERREIN AU MANÉGE, eft la pifte qu'on veut fuivre en menant fon cheval. Ainfi, garder, obferver bien fon terrein, eft fuivre la même pifte fans fe ferrer ni s'élargir. Embraffer bien fon terrein, & embraffer du terrein au galop. *Voyez* Embraffer.

TESTICULES. *Voyez* Génération du cheval, (partie de la)

TESTICULES (tumeur des). Les tefticules font fujets à différentes tumeurs qui prennent différens noms, fuivant les différentes caufes qui les produifent.

1°. La femence, en s'arrêtant & en s'épaiffiffant quelquefois dans ces propres] vaiffeaux fécrétoires, donne naiffance à une tumeur appellée fpermatocele. 2°. La lymphe nourricière s'épaiffit de même quelquefois dans les tefticules, ou dans leurs tuniques, il en réfulte une humeur fquirrheufe. 3°. Il furvient auffi aux tefticules, des chairs baveufes, fpongieufes & molaffes, qui en augmentent confidérablement le volume; tantôt ces chairs croiffent fur les tuniques feulement, & font détachées du corps du tefticule, tantôt elles y font adhérentes, d'autres fois elles font flottantes. Ces excroiffances ſe nomment ſarcoceles. 4°. Les tuniques des teſticules ſe rempliſſent ſouvent d'eau, par laquelle elles ſont conſidérablement gonflées, c'eſt l'hydrocele.

5°. Les tuniques ſont encore expoſées à ſe gonfler & à ſe diſtendre par l'air qui s'y amaſſe, & qui remplit les véſicules du tiſſu cellulaire où il eſt enfermé ; cette tumeur prend le nom de pneumatocele. 6°. On voit même fréquemment des tumeurs inflammatoires produire un abſcès conſidérable entre le ſcrotum & l'envelope des teſticules dans ſes tiſſus.

Le ſquirrhe & le ſpermatocele ne ſe guériſſent guères par les remèdes internes, ſur-tout s'ils ſont anciens : on eſt ordinairement obligé d'en venir à l'amputation du teſticule. La guériſon du ſarcocele eſt plus facile, ſur-tout lorſqu'il eſt flottant, c'eſt-à-dire, lorſqu'il a ſon ſiége dans le tiſſu cellulaire ſeulement : on ouvre alors les tuniques, on porte la main entre les teſticules & les membranes, on détache avec la main ou avec l'inſtrument le ſarcocele, & on l'emporte aiſément. Lorſque le ſarcocele a ſon ſiége dans les tuniques, toute la partie qu'il occupe doit être coupée avec le biſtouri ; ſi l'excroiſſance eſt aux teſticules, elle ſera coupée par tranches pour en extirper la plus grande partie ; on travaillera à faire tomber le reſte

par la suppuration. *M. Vitet* qui préfère dans
ce cas la castration , après avoir admis ma division, « dit que quelques Maréchaux (quoiqu'il
n'y ait que moi qui ait parlé de ce que je vais
dire ci-dessous) , « au lieu de billots , font la li-
» gature du cordon avec plusieurs fils réunis ,
» qu'ils laissent pendre hors de la plaie, jusqu'à ce
» que la suppuration les fasse tomber : la crainte
» bien fondée d'un ulcère fistuleux sera toujours
» préférer la castration par les billots». Je répon-
drai à *M. Vitet* que sa crainte est mal fondée ,
puisque l'on voit tous les jours des chevaux
périr des billots ; ce qui n'arrive pas avec la ficelle ; que l'on ne peut pas concevoir comment
une fistule viendroit plutôt de la ficelle que du
billot , puisqu'à tous deux il y a compression ,
& que le bord du billot qui regarde le bas ventre , fait lui-même fonction de ficelle ; car je le
répéterai encore , c'est une erreur de la part
de ceux qui châtrent , de mettre des billots d'un
pouce & plus de largeur , remplis de caustiques. Quand ils n'auroient qu'un point géo-
métrique de largeur , l'escarre n'en tomberoit
pas moins promptement , le reste de la largeur est inutile ; mais il faut que *M. Vitet* critique & donne du sien ; je suis aussi le premier qui ait donné la méthode de couper en
passant l'aiguille dans la substance du cordon ,
pour ne prendre précisément que l'artère sper-

matique, ce que nombre de perſonnes, m'ont
vu faire dans mes Cours d'opérations; &
M. Viter ajoute que cette méthode augmente
la ſuppuration, ce *Médecin* devroit ſçavoir
que plus l'inflammation eſt grande, plus la ſuppuration l'eſt: hors, par cette méthode il n'y
en vient point ou preſque point, puiſquil n'y
a point de compreſſion, ce qu'occaſionnent les
billots & le feu. L'on ſçait qu'en bonne chirurgie
les eſcarres à la ſuite d'une ſection faite avec
l'inſtrument tranchant, tombent bien plus vîte
que celles qui ſont faites par le moyen des
cauſtiques. Le moindre Praticien ne l'ignore
pas, cependant c'eſt un Médecin, un Profeſſeur
qui parle de cette manière.

L'hydrocele & le pneumatocele demandent la
ponction ou une inciſion dans les membranes
du teſticule, afin d'ouvrir une iſſue à l'eau,
ou à l'air qui y ſont contenus: il faut enſuite
tâcher d'attirer la plaie en ſuppuraration: pour
cet effet on introduira des tentes enduites de
digeſtif animé, compoſé de baume d'arceus,
de ſtyrax, de baſilicum & eau-de-vie camphrée;
on contiendra les plumaſſeaux par le moyen
des attaches que l'on paſſera dans la peau &
on continuera juſqu'à cicatriſation. (1)

___

(1) Cette méthode qui eſt de moi, & que *M. Viter* met

Le dépôt des testicules doit être traité comme un abscès simple, dont l'appareil sera contenu par des rubans ou cordonnets passés dans la peau.

TÊTE, éminence d'un os, laquelle est arrondie & au bas de laquelle on remarque un réttécissement que l'on appelle col. Il n'y a à proprement parler dans le cheval que l'humerus, le fémur, & quelques côtes où l'on distingue une tête.

TÊTE. Cette partie quand elle est bien faite reléve beaucoup le reste de l'avant-main ; quoiqu'il ne soit pas posible de fixer les mesures justes pour la rendre parfaite, néanmoins à prendre d'après le coup-d'œil qui flatte le plus, elle doit être dans la direction de la diagonale d'un rectangle, dont la base seroit trois fois plus courte que la hauteur d'un rectangle, qui auroit par exemple, neuf pouces de hauteur, sur trois pouces de largeur, ce qui lui donne une obliquité agréable. Lorsque la tête se porte en avant de la diagonale, on dit que le cheval porte au vent, qu'il tend le nez lorsqu'elle se porte en

sous le nom de quelques Maréchaux, paroît ne lui pas convenir, puisqu'il conseille la castration, comme si dans ce cas le testicule se trouvoit affecté.

arrière

arrière vers le col, on dit que le cheval s'encapuchonne, qu'il s'arme ; mais lorsqu'il tient sa tête dans la direction de la diagonale, on dit qu'il porte bien sa tête, & qu'il se bride bien. Lorsqu'il la baisse, on dit qu'il porte bas ; quand la tête n'a pas les proportions convenables, qu'elle est un peu trop longue, on lui donne le nom de tête de vielle, de tête décharnée : il est encore d'autres défauts qui regardent chaque partie en détail. La tête d'un cheval, en partant des mêmes principes, doit être plus forte, dans le cheval de carrosse, à raison de son corps, que dans le cheval de selle, attendû qu'elle détermine le cheval à tirer les fardeaux, & qu'au contraire dans ce dernier elle nuiroit à l'enlévement de l'avant-main dans le galop.

La tête du cheval est composée de deux parties, sçavoir, de la mâchoire supérieure & de l'inférieure. Cette premiere est composée de vingt-neuf os jusqu'à cinq ans & demi, six ans ; âge auquel ces os commencent à se réunir, de même que la mâchoire inférieure qui de deux pièces n'en forme plus qu'une seule ; & si l'on ajoute quarante dents, le nombre des os montera à soixante sans comprendre les osselets de l'ouie, & les dents surnuméraires qui peuvent s'y trouver : ce nombre est moins considérable dans les juments.

Tome IV.   M

Les os de la tête qui forment la partie antérieure sont lisses & polis, ils ne sont recouverts que de la peau dans certains endroits, & dans d'autres de muscles très-minces qui servent à faire mouvoir la peau des lévres & des narines; la partie postérieure est inégale, elle est composée de masses de chair qui remplissent l'entre-deux de la machoire inférieure; cet entre-deux contient la langue, l'os hyoïde, le larynx, le pharynx & les muscles fléchisseurs de la tête; la partie supérieure est garnie de ses muscles extenseurs, la partie inférieure forme l'ouverture des narines & de la bouche.

En avant de l'os pierreux du temporal à côté des apophyses styloïdes, partent deux petites bandes cartilagineuses, dont personne n'avoit parlé avant moi, & que j'ai appellées surperpharyngiennes, lesquelles en s'élargissant descendent dessous le corps de l'os sphénoïde, puis se rapprochent, diminuent de largeur sur les os ptérigoïdiens, & forment une cloison qui sépare l'arrière bouche d'avec une cavité spacieuse, située derrière le pharynx. La propriété de cette large cavité est de donner au larynx l'aisance de se retirer en arrière, & à la tête celle de se fléchir. L'usage de ces deux cartilages est de laisser passer l'air qui entre ou qui sort du larynx pour enfiler les fosses naza-

les, ou pour conduire les alimens dans le pha‑
rynx.

La tête est articulée avec la première ver‑
tèbre par les condyles de l'os occipital ; elle
a fur cette vertèbre, un mouvement de genou
un peu imparfait; elle est unie avec cette première
vertèbre du col par un ligament capfulaire &
par un longitudinal ; le capfulaire s'attache
d'une part au‑deffous des condyles de l'occi‑
pital, & va fe terminer enfuite au bord fupé‑
rieur de la première vertèbre du col ; le longi‑
tudinal s'attache à la partie inférieure de l'oc‑
cipital en deffous, entre les deux condyles, &
après avoir paffé par deffus le ligament capfu‑
laire, il va fe terminer à la partie fupérieure
de la première vertèbre du col, à une petite
facette que l'on y remarque. La tête est encore
retenue par un ligament épineux dont nous
avons parlé au mot épineux.

La tête est reculée, abaiffée & portée fur
les côtés par le moyen de dix‑huit mufcles ;
fçavoir, de cinq pour l'extenfion, trois pour
la flexion, & un pour l'abduction de chaque
côté.

Les extenfeurs font un commun & quatre
propres. 1°. Le commun nommé fplénius est
le plus large des quatre, il est fitué au deffous

du grand releveur de l'omoplate , & a son attache par un tendon aponévrotique au muscle
long épineux , y adhérant intimément de même
qu'aux apophyses épineuses de la seconde & troisième vertèbres du dos , s'attachant aussi à toute
l'étendue du ligament cervical : il se porte ensuite
de haut en bas en augmentant de volume , &
donne des attaches dans son trajet , par
des tendons applatis , aux apophyses tranver-
ses de la troisiéme & quatrième vertèbres du
col , puis il continue sa route en diminuant
d'épaisseur & de largeur , se réunit avec le
fléchisseur de la premiêre vertèbre , & va se terminer d'une part à l'occipital , derrière l'auditif
externe par un tendon très-fort & applati ;
de l'autre , il se termine à la crête postérieure
de l'occipital par une légère aponévrose. Lorsque ce muscle agit séparément , il porte la
tête un peu sur le côté.

2º. Le grand complexus est situé au - dessous du précédent ; il s'attache par une aponévrose très-large , dans laquelle on distingue
cinq tendons applatis qui ont leurs attaches
aux apophyses transverses des cinq premieres
vertèbres du dos, entre l'origine du long dorsal
& le long épineux ; il s'attache encore aux apophyses obliques de la sixiéme , cinquiéme , quatriéme , troisiéme & deuxiéme dernières vertèbres cervicales ; se porte ensuite en haut ,

en diminuant de volume pour se terminer par
un tendon très-fort derrière l'occipital , au-dessous du précédent ; il est séparé quelquefois
dans sa longueur, depuis l'apophyse transverse
de la premiere vertèbre du dos , jusqu'à sa
partie moyenne , où il se réunit pour se terminer , comme nous venons de le dire : quoique divisé il ne constitue qu'un seul & même
muscle.

3°. Le petit complexus est très-peu considérable ; il a son attache sur le corps de la deuxiéme vertèbre du col , au-dessous du muscle précédent , & va se terminer en se réunissant
avec le premier , à la partie postérieure de l'occipital.

4°. Le grand droit que quelques Anatomistes
ont regardé comme faisant partie du splénius,
s'attache dessus le col de la deuxiéme vertèbre
du col , au-dessous du petit complexus , passe
par dessous l'oblique, & va se terminer à l'occipital, au-dessus du condyle du même os.

5°. Le petit droit s'attache d'une part à la
partie supérieure de la premiere vertèbre &
va se terminer derrière l'occipital au - dessous
du petit complexus ; ce muscle est très-court,
& de la longueur de deux travers de doigts.

L'usage de ces muscles est de relever la tête,

la trop grande contraction, & la fréquence inattendue de ces muscles occasionne ce mouvement qu'en terme de Manége on appelle battre à la main, donner des saccades.

La tête est fléchie par le moyen de trois muscles, qui sont, le long, le court & le petit fléchisseurs.

1°. Le long fléchisseur a son attache aux apophyses transverses, des cinquiéme, quatriéme, troisième vertèbres cervicales, monte le long du corps de ces vertèbres, sans s'y attacher, & va ensuite se terminer à l'apophyse cunéïforme de l'occipital, par un tendon très-fort à côté de son congénere.

2°. Le court fléchisseur, est situé au-dessous du précédent, un peu sur le côté ; il a son attache fixe au corps de la première vertèbre du col, par des fibres charnues, & va se terminer de même au-dessous du précédent.

3°. Le petit fléchisseur a son attache à la partie latérale du corps de la première vertèbre du col, & va se terminer à la partie postérieure des cornes de l'occipital.

L'usage de ces trois muscles, est de fléchir la tête, l'action trop marquée ou la contraction permanente de ces muscles, forme le défaut que l'on appelle encapuchonner. Il consiste en ce que le cheval raméne trop sa tête vers le col,

La tête est portée sur les côtés par un muscle nommé oblique, à raison de la position de ses fibres. Il a son attache au bord supérieur de la premiere vertèbre du col, & va se terminer à la partie postérieure de l'occipital au-dessous du muscle splénius.

La tête peut être portée aussi sur le côté, par la contraction seule du splénius. L'usage du muscle oblique, est de porter la tête sur le côté, & de lui faire faire un petit mouvement de rotation qui, à la verité n'est pas bien marqué du côté de son articulation avec la premiere vertèbre, mais qui est réel en considérant l'autre extrémité de la tête.

Les maladies de la tête sont internes & externes ; celles-ci se distinguent en tumeurs & en plaies, les premières se divisent en sanguines & en lymphatiques ; les sanguines sont la taupe, les tumeurs nommées avives, les grosseurs dans les oreilles, l'ophtalmie, la lésion à la cornée transparente, la tuméfaction des glandes des yeux, l'enflure des paupières, la langue coupée, la blessure aux barres, les dépôts de gourme qui surviennent sous la ganache, &c. Les tumeurs lymphatiques sont les tumeurs œdémateuses des différentes parties, telles que les maladies de l'humeur aqueuse, la lunatique, le relâchement des paupières, la jonction des paupières, le dragon ou la cataracte & *Voy.* ces Mots.

TÊTE, (glandes de la'. Je ne parlerai pas ici des glandes renfermées dans le crâne, ni même du cerveau, lequel comme on sçait, a été mis au nombre des glandes, de même que les nerfs qui en partent ont été regardées comme des vaiſſeaux excrétoires. Les glandes dont nous avons à parler, regardent la face, la cavité nazale, la bouche & la mâchoire inférieure.

1°. la glande lacrymale reſſemble à un petit pois rougeâtre, ſitué ſupérieurement au grand angle de l'œil, en dedans de la commiſſure de la paupière.

2°. La caroncule lacrymale eſt ſituée plus inférieurement ſur l'os du grand angle, à ſa jonction avec l'os frontal; elle eſt plus arrondie & moins conſidérable que la glande lacrymale. La fonction de cette glande eſt de ſéparer une humeur plus épaiſſe que la glande lacrymale; humeur qui empêche le ſac de ſe deſſécher. Les larmes coulent vers le grand angle de l'œil, elles ſont repriſes par les points lacrymaux, qui ſont deux petits trous placés, l'un à la paupière ſupérieure, l'autre à l'inférieure, leſquels vont aboutir au conduit lacrymal dont nous avons parlé, en faiſant la deſcription de l'os du grand angle : lequel conduit eſt membraneux, paſſe le long de l'os maxillaire, derrière le cornet

où il s'élargit , & bientôt après se rerrécit pour
se terminer par une ouverture à la peau que
l'on remarque sur le bord inférieur de la narine du côté interne. Bien des gens ont pris
pour un chancre cette petite ouverture ovale ;
aucun Auteur que je sçache n'en a fait mention : je ne l'ai bien distinguée qu'après avoir
examiné à diverses reprises les narines ; je
l'avois prise long-temps pour une déchirure ou
imperfection , ou de formation de peau dans
cette partie : ce qu'il est essentiel de remarquer ,
c'est que cette ouverture est la suite du conduit
lacrymal , qui donne passage aux larmes. J'ai ob-
servé que toutes les fois que le cheval étoit en exercice, ou en sortoit, ou quand il étoit exposé au froid,
il découloit de cette ouverture une liqueur lympide
qui s'étendoit sur tout le bord inférieur de la narine , & qui n'est autre chose que les larmes
fournies en abondance par la glande lacrymale.
J'ai donc présumé que cette sérosité se répan-
doit sus les naseaux pour modérer l'impression
de l'air sur les narines , & pour empêcher l'inflammation de la membrane pituitaire ; ainsi ce
que l'on prend souvent pour mucus de la membrane pituitaire est écoulement des larmes.

Sur les bords des paupières , proche les yeux,
l'on observe de petits points noirâtres, bordés
de jaune, lesquels produisent une liqueur huileuse qui empêche la cohésion de ces parties.

3°. La membrane pituitaire, principalement le long de la cloison, & sur la superficie des cornets, est tapissée d'une très-grande quantité de petits grains que l'on apperçoit plus aisément dans certains sujets que dans d'autres, & qui sont très-sensibles dans la morve ; parce que dans cette maladie elles sont très-affectées ; ce sont autant de glandes conglomérées qui filtrent une liqueur dont l'usage est d'humecter cette membrane, de peur que l'air n'irrite ses houpes nerveuses : le surplus de cette liqueur sort par les narines.

Presque toutes les autres glandes de la tête à l'exception des glandes l'ymphatiques, sous la ganache dont les tuyaux vont se rendre dans un principal, derrière la trachée-artère, ont leurs tuyaux ou conduits excréteurs dans la bouche : ce sont les parotides, les maxillaires, les sublinguales, les labiales, les amygdales & les palatines.

4°. Les parotides sont placées, une de chaque côté, latéralement entre la mâchoire inférieure & la première vertèbre du col. Ce sont les plus considérables de celles que nous venons de nommer, elles remplissent tout l'interval qui se trouve entre la partie postérieure arrondie de la mâchoire inférieure & le col ; elles s'enfoncent un peu en dedans. Vues dans leur

fituation naturelle , & la tête portée en avant ,
elles font plates & ont une forme triangulaire ;
détachées de la mâchoire , elles font un peu
quarrées , mais très-épaiffes dans leur milieu ,
leur couleur eft jaunâtre. Lorfqu'on les a dé-
pouillées de tous tiffus cellulaires , elles préfen-
tent différens petits paquets glanduleux , qui
tous , outre les vaiffeaux fanguins , ont des
petits tuyaux blancs qui conduifent la falive à
d'autres vaiffeaux plus confidérables , lefquels
eux-mêmes la tranfportent dans un canal principal qui fort du bas de la glande , en dedans
des mâchoires , & qui rempant enfuite le long
du bord de cet os , pour accompagner l'artère-
maxillaire , monte fur la face , vers le milieu
du mufcle buccinateur qu'il perce , afin de fe
rendre en dedans de la bouche vers la troifième
dent molaire.

50. Les glandes maxillaires (1) font fituées

______

(1) Ce font ces glandes dont parle *M. Vitet*, & qui dit qu'il
eft effentiel de ne pas confondre chez le cheval l'inflammation,
d'avec la tuméfaction produite par d'autres maladies, telles que
la morve & la gourme. Croira-t on qu'un Profeffeur d'Hyppotomie ait pu avancer de pareilles abfurdités ? Quel rapport
y a-t-il entre les glandes falivaires & les glandes lymphatiques ? Il ne faut jamais avoir enlevé la peau de deffous
la ganache, pour avancer de pareilles bévues. Ne peut-on
pas dire à *M. Vitet*, qu'il raifonne en Médecin, *extra muros.*

au deſſous de la mâchoire à laquelle elles ſont adhérentes ; elles ſont moins conſidérables que que les autres, & produiſent un tuyau qui va s'ouvrir intérieurement dans la bouche.

6º. Les ſublinguales ſont deux glandes qui ont la figure d'une navette : elles ſont ſituées tout le long des parois internes de la mâchoire inférieure, une de chaque côté ; elles ſont plates & de la longueur de quarre pouces environ, de chacune ſort un tuyau qui va aboutir dans la bouche proche les barbillons pour y verſer la ſalive.

7º. Les glandes labiales ou buccales ſont de petits points rougeâtres placés ſur les muſcles buccinateurs & ſur les lévres : leurs tuyaux excréteurs vont porter la liqueur ſalivaire en dedans de la bouche.

8º. Les glandes palatines ſont ſituées entre la peau & les os maxillaires, & ſur le tendon du voile palatin ; elles produiſent différents petits canaux qui vont ſe rendre dans la bouche.

9º. On apperçoit dans les oreilles une eſpèce de cire noirâtre à-peu-près de la même nature que celle du fourreau. On a prétendu qu'elle étoit filtrée par des glandes, cela peut être, mais je n'en ai jamais vû aucune, quelques recherches que j'aie faites. Je ſerois tenté de croire que ce cérumen est l'effet d'une forte transpiration dans la base de la conque de l'oreille.

TÊTE, la tête à la muraille. *Voyez* passager. Porter bien sa tête, la tête dans les nues *Voy.* Porter. Placer sa tête. *Voyez* Placer. Relever sa tête. *Voyez* relever. On dit aux voltes, qu'un cheval a la tête dedans, lorsqu'on le mene de biais sur la volte, & qu'on lui fait plier un peu la tête en dedans de la volte.

TÊTIÉRE. *Voyez* Bride,

THORACHIQUE, qui a du rapport au Thorax.

THYMUS, corps spongieux, à-peu-près de la même substance que le poulmon, & de la même couleur ; il est de la grosseur d'une demi-bouteille ou environ dans les poulains, peu considérable dans les chevaux. Il est situé à l'entrée de la poitrine, au dessous de la première division des vaisseaux qui partent du cœur entre les deux lames du médiastin. Ce corps n'a point de figure déterminée, & l'on n'y remarque point de lobes ; il paroît composé de différens paquets glanduleux ; en le fendant avec le scalpel, ou en le comprimant, on en fait sortir beaucoup de sérosité un peu épaisse & blancheâtre. Ce corps est souvent attaqué dans les poulains ; c'eft-à-dire ulcéré , ce qui leur caufe la mort ; lorfqu'ils en réchappent , en vieilliffant , le refte de la glande fe fond ; & la partie gâtée ou purulente produit une petite tumeur plâtreufe , qui ne fe diffipe jamais , & ne nuit aucunement à l'animal.

THYROIDE (cartilage). *Voyez* Larynx.

THYRO-ARITÉNOIDIENS (mufcles). *Voyez* Larynx.

THYRO – CRICOIDIENS (mufcles). *Voyez* Larynx.

THYROIDIENNES (glandes). *Voyez* Col.

THYRO - PHARYNGIEN (mufcle). *Voyez* Pharynx.

TIBIA (os). *Voyez* Jambe.

TIBIAL , LE , qui appartient ou qui a rapport au tibia.

TIC, incommodité du cheval , ou une habitude qui , fi elle ne le fait pas toujours maigrir , l'énerve & le fatigue ; c'eft un cas rédhibitoire.

On entend encore plus communément & en particulier par tic , la mauvaife habitude qu'ont contractée certains chevaux de roter lorfqu'ils mangent , en appuyant les dents fupérieures fur la mangeoire , fur leur longe , ou fur tout autre corps ; cette incommodité les defféche , en leur faifant perdre la falive & une partie de leur avoine. On dit tiquer fur fa longe , tiquer fur la mangeoire : pour les empêcher de tiquer auffi fréquemment , on leur ferre le col avec un collier de cuir , on garnit la mangeoire de fer , &c. Les chevaux qui tiquent ainfi , ont , pour l'ordinaire , les incifives fupérieures , furtout les pinces ufées. Il fe trouve encore des chevaux qui tiquent en l'air , en ouvrant la bouche , & portant la tête en avant , & la ramenant fans ceffe ; de même que l'on en voit qui fe bercent dans l'écurie de droit à gauche , s'appuyant, alternativement fur un pied & fur un autre , ce que l'on appelle tic de l'ours.

TIGRE , TIGRÉ , variété de poils. *Voyez* ce Mot.

TIQUER , c'eft avoir un tic.

TIQUEUR , cheval qui a un tic.

TIRER. On dit qu'un cheval tire à la main quand il réfifte à la bride.

TIRER A LA MAIN , fe dit d'un cheval qui au lieu de fe ramener, réfifte à la bride en allongeant la tête , quand on tire les rênes.

TIRER UNE RUADE , la même chofe que ruer.

TIRER RACE, se dit de ceux qui font couvrir les jumens. Ils tirent race, c'est-à-dire, ils tirent des poulains de l'étalon & de la jument.

TIRER L'ÉPINE, pratique ridicule, dangereuse & nuisible, employée pour rétablir une prétendue luxation. On attache la jambe de derrière d'un cheval à un buisson, un arbre, ou autre corps fixe ; ensuite on le fouette pour l'exciter à faire des efforts, dans l'espérance que l'os se remettra. *Voyez* Luxation.

TISONNÉ, espèce de poil *Voyez* Poil.

TISONNIER, long morceau de fer avec lequel on ôte le mâche-fer du foyer de la forge.

TON, tension des muscles ou des fibres.

TONIQUE, qui a du ton.

TORCHE-NEZ, espèce de moraille composée d'une corde & d'un bâton avec lequel on serre le nez du cheval, pour faire une diversion de douleur, & souvent pour le ferrer.

TOUCHER DE LA GAULE, la même chose que croiser la gaule en arrière. *Voyez* Croiser.

TOUPET, portion de crins, qui tombe en avant de la tête sur le front. Lorsqu'on l'a coupé, ainsi que le poil des jambes, on dit que le cheval a le poil fait. Pour l'ordinaire on ne coupe
guères

guères ce toupet, que l'on ne coupe la queue;
& l'on dit d'un cheval, ou qu'il est à tous crins,
ou qu'il est à courte queue. Ces sortes d'opérations
se font aussi communément aux chevaux de carrosse, qu'aux chevaux de selle, quoique l'on dût
leur laisser leurs crins à l'un & à l'autre, pour
les garantir des mouches.

TOURET. *Voyez* Bride.

TOURMENTER SON CHEVAL, c'est le
châtier ou l'inquiéter mal à propos. Se tourmenter, se dit d'un cheval qui a trop d'ardeur,
& qui est toujours en action; il se tourmente
& tourmente son homme.

TOURNER A TOUTE MAIN. *Voyez*
Main.

TOURNOIS (les), suivant quelques Auteurs,
on été inventés par Manuel Comnene, Empereur de Constantinople. Ce n'étoit dans le commencement, qu'une simple course de chevaux
qui se mêloient les uns avec les autres, en tournant & retournant de différens côtés, ce qui
leur a fait donner le nom de Tournois. On se
servit ensuite de bâtons que l'on se jettoit, les
uns aux autres, en se couvrant de son bouclier. Le jeu de bâton étoit à peu-près le jeu
de Troye, qui de là passa chez la Jeunesse Ro-

maine , & que les Turcs , les Perfans , & quelques autres Nations Orientales pratiquent encore aujourd'hui.

Les Maures furent très-adroits dans ces exercices de Tournois, ils introduifirent les chiffres, les enlaffemens de lettres , les devifes & les livrées dont ils ornerent leurs armes & les houffes de leurs chevaux. Ils firent auffi une infinité d'applications myftérieufes des couleurs; donnant le noir à la trifteffe , le verd à l'efpérance , le blanc à la pureté , le rouge à la crainte , &c. & par cette diverfité de couleurs mêlées , ils expliquoient leurs penfées & leurs deffeins. Comme ils étoient très-galants , ils donnoient à la fin de leurs Tournois , le bal aux Dames qui diftribuoient le prix aux Chevaliers. Les autres Nations ajouterent quelque chofe à ces fortes d'appareils. Les Goths & les Allemands mirent fur leurs cafques, des dragons ailés , des harpies , des mufles de lions , & autres chofes femblables pour les rendre plus fiers & plus terribles , & enfuite des aigrettes , des bouquets de plumes fur des bonnets très-élevés ; c'eft ce qu'on nommoit cimiers, ils ne font plus employés que dans les Armoiries. Les François fe fervoient de cottes-d'armes qui étoient un vêtement que les Grands Seigneurs & les Chevaliers portoient fur leurs cuiraffes.

Les Armoiries ne furent dans leur origine, que la connoiſſance des Ecus , & les marques de diſtinctions des Chevaliers , que les Francois & les Allemands introduiſirent dans leurs Tournois & dans leurs Fêtes à cheval ; ils paſ-ſerent depuis pour une marque de Nobleſſe & de diſtinction dans les Familles.

Henri I. , empereur , ſurnommé L'oiſeleur, introduiſit en Allemagne l'uſage des Tournois dans le dixiéme ſiécle , pour exercer & don-ner de l'émulation à la Nobleſſe : ces exercices qui furent ſuivis juſqu'à la fin du V. ſiécle , furent interrompus par le mépris qu'en fit la Nobleſſe qui préféroit la moleſſe à ces nobles exercices.   E.D.C.

TOUTE-MANIE , eſt un ſaut que l'on fait ſur le cheval de bois dans l'art de voltiger.

TOUTE-POMMADE , terme de l'art de voltiger qui eſt un ſaut de terre.

TOUX (la) eſt un mouvement de la poitrine excité par la nature pour chaſſer avec l'air ce qui gêne la reſpiration.

La toux vient de l'impreſſion qui ſe fait ſur les nerfs du larynx , de la trachée-artère ou des bronches. Comme la Nature a établi une ſym-pathie , c'eſt-à-dire une communication entre ces parties & les muscles expirateurs, l'impression se communique à ces muscles qui entrent tout d'un coup dans de violentes contractions, resserrent la poitrine, compriment le poulmon, & en chassent l'air avec secousses & avec violence. C'est ce mouvement convulsif excité par la nature pour se débarasser de ce qui peut lui nuire, qu'on appelle toux. Cette impression sur les nerfs du larynx, de la trachée-artère & des bronches, vient ou de la disposition de ces parties, ou de tout ce qui peut ébranler & irriter les nerfs qui s'y répandent.

1°. De la disposition de ces parties, c'est à-dire de leur trop grande sensibilité, produite par la sécheresse, ou la délicatesse des fibres ; lorsqu'elles sont séches, elles se tendent, se roidissent & s'irritent à la moindre impression ; de là la sensibilité & la toux.

2°. L'impression vient de tout ce qui peut ébranler ou irriter les fibres nerveuses de ces parties, comme 1°. De l'âcreté du pus qui sort du poulmon, c'est par cette raison que le cheval tousse dans la pulmonie. 2°. De l'âcreté de l'humeur qui humecte la surface interne de la trachée-artère, ce qui arrive lorsque le sang est âcre & chargé d'impuretés comme dans le farcin ; car l'humeur trachéale participe des qualités du sang dont elle est émanée.

3°. De l'inflammation de la glotte , de la trachée-artère ou des bronches : dans l'inflammation , les fibres font tendues & s'ébranlent facilement ; de là la toux. C'eſt par cette raiſon que le cheval touſſe dans la morfondure & dans la gourme maligne.

4°. De tout ce qui entre dans la trachée-artère ; auſſi le cheval touſſe, lorſqu'en lui donnant un breuvage , il en paſſe quelque partie dans la trachée-artère ; ou lorſqu'en tenant le cheval dans une ſituation gênante , les remédes que l'on lui fait avaler , agiſſent fortement ſur la glotte , ſoit par leurs poids , ſoit par leur âcreté ; c'eſt ainſi que l'on eſt contraint de touſſer , lorſque l'on mange quelque choſe de poivré & d'irritant ; des tubercules du poulmon qui compriment les nerfs & excitent la toux.

La toux venant de la tenſion des fibres ou de leur irritation, demande les relâchans , & les adouciſſans. Les relâchans ſont la ſaignée & les boiſſons copieuſes ; les adouciſſans ſont les décoctions très-légères de mauve , guimauve , & bouillon-blanc. On peut donner à manger au cheval des feuilles de cette dernière plante.

Les boiſſons préparées avec les farineux ſont de bons remédes pour la toux ſimple , telles ſont l'eau blanche , l'eau de ſon ou l'eau dans laquelle on aura delayé un peu de farine d'orge ou de seigle ; mais comme la toux n'est souvent que le symptôme d'une autre maladie, il faut plutôt s'attacher à guérir celle-ci, que la toux qui cessera dès que la cause sera enlevée.

TRACHÉAL, (le) qui appartient à la trachée-artère. Il y a des artères, des veines, des nerfs, des glandes, &c. que l'on nomme trachéales.

TRACHÉE-ARTÈRE (de la) & des bronches du poulmon. La trachée-artère est le principal conduit aërien qui s'étend depuis le cartilage cricoïde jusque dans les poulmons, où il se bifurque & se divise en un grand nombre de ramifications auxquelles on donne le nom de bronches. La trachée-artère est formée de plusieurs anneaux cartilagineux, fermés antérieurement & unis en arrière par une membrane ligamenteuse ; les deux extrémités de ces anneaux sont plus larges & plus minces que la partie antérieure. Le premier & le second anneau diffèrent des autres en ce qu'ils sont plus larges dans leurs parties latérales, que dans leurs parties moyennes ou antérieures.

Les extrémités de ces anneaux glissent les unes sur les autres ; ce qui augmente ou diminue le diamètre de la trachée-artère dans les temps d'inspiration ou d'expiration.

Après avoir fait quelque chemin dans la poitrine, la trachée-artère se bifurque en deux principales branches, lesquelles à leur tour se divisent en une infinité de ramaux connus sous le nom de bronches. Ces bronches sont composées de trois quarts d'anneaux qui posés en différens sens forment des anneaux parfaits, ils diffèrent en cela des anneaux de la trachée-artère ; ils en diffèrent encore en ce qu'ils sont pointus à leurs extrémités, & plus ou moins larges dans leurs parties moyennes. L'extrémité des vaisseaux aériens est composée de petites membranes, plutôt ligamenteuses que cartilagineuses, lesquelles se changent imperceptiblement en des vésicules pulmonaires.

TRAIN, le train de devant d'un cheval est les épaules & le reste des jambes, celui de derrière est les jambes de derrière ; on peut, si l'on veut, s'exprimer par avant-train, & arrière-train ; dans celui-ci, on comprend la croupe, de même l'on peut comprendre dans le train de devant la tête & l'encolure; ce qui forme presque toute l'avant main.

TRAIN, signifie aussi l'allure d'un cheval : ainsi aller bon train, grand train, c'est mener son cheval vite ; un cheval qui va le petit train est celui dont les allures sont courtes, c'est-à-dire, qui avance peu.

N iv

TRAIN ROMPU, eft celui qui tient de deux allures, par exemple, le traquenard eft un train rompu, l'aubin l'eft de même.

TRAIOU, vieux mot qui fignifioit le mammelon de la jument.

TRAIT, cheval de trait, cheval deftiné à tirer un caroffe, une charette, &c.

TRAITE, aller d'une traite eft faire une courfe fans s'arrêter, fans marquer aucun temps & fans fe rallentir.

TRANCHÉES EN GÉNÉRAL. Grandes agitations où fe trouve le cheval lorfqu'il reffent de vives douleurs dans les inteftins.

C'eft mal-à-propos qu'on appelle auffi tranchées, des maladies auxquelles ce nom ne convient point, telles que la rupture de l'eftomac, la fuppuration & la rétention d'urine, l'hydropifie de poitrine, & celle du bas-ventre. Les fignes qui les annoncent ne font pas les mêmes, & elles demandent (du moins quelques-unes), un traitement bien différent. A proprement parler, les tranchées font une inflammation de bas-ventre ou des inteftins, bien qu'elles puiffent être produites par d'autres caufes.

Les caufes les plus ordinaires font ; 1°. la boiffon d'eau-froide, vive, ou crue, après qu'ils ont eu chaud ; 2°. l'indigeftion ; 3°. les crudités des premières voies ; 4°. les alimens ou plutôt le féjour des excrémens dans les boyaux ; 5°. les vents renfermés dans le canal inteftinal ; 6°. les vers contenus dans l'eftomac ou dans les inteftins ; 7°. les bézoarts arrêtés dans les inteftins.

Toutes ces caufes excitent l'inflammation ; les unes, en faifant crifper & refferrer les extrémités capillaires des vaiffeaux qui vont fe diftribuer aux inteftins ; les autres en irritant leurs fibres nerveufes, alors les vaiffeaux s'engorgent, les fibres nerveufes font diftendues, de-là les douleurs & les tranchées.

En général, on connoît le cheval qui eft attaqué de tranchées lorfqu'il fe couche & fe léve, qu'il s'agite & fe tourmente, qu'il bat la terre avec les pieds de devant, & ne demeure jamais en place.

Le danger des tranchées dépend de la nature de la caufe, de l'étendue & des degrés de de l'inflammation. Elle fe termine ou, par réfolution, & le cheval guérit, ou par gangrene & le cheval meurt. Toute efpèce de tranchées qui dure au de-là de trois heures, doit faire craindre pour la vie de l'animal, quand bien même ses efforts ne seroient pas grands, ni ses agitations violentes.

Il faut, 1°. retrancher tout aliment solide, le foin, l'avoine & la paille ; 2°. mettre en usage les remédes de l'inflammation, saigner suivant la véhémence du mal, donner plusieurs lavemens, rafraîchissans & émolliens, préparés avec la décoction de son, ou des plantes émollientes, de la farine d'orge, ou avec l'huile d'olive récente ou le beurre frais, faisant boire tiéde l'eau blanche, ou la décoction de plantes émollientes on de graine de lin.

On distingue les tranchées à raison de leurs causes, en tranchées d'eau froide, tranchées de vents, tranchées de vers & tranchées de bézoarts.

TRANCHÉES D'INDIGESTION. On doit conjecturer que le cheval a une indigestion ; 1°. lorsqu'on sçait qu'il a mangé beaucoup de grain, de foin ou autres alimens, & que les tranchées sont survenues quelque temps après le manger ; 2°. lorsqu'il y a difficulté de respirer, qu'il est appésanti, & qu'il gémit en allongeant la tête.

Il faut bien se garder de saigner, parce qu'on diminueroit les forces digestives, & qu'on exposeroit le cheval à périr de suffocation ; mais on lui donnera un peu de thériaque delayée dans un demi-septier de vin ; on lui fera avaler cinq

ou six pintes d'eau tiéde dans l'espace de deux
heures ; on lui administrera plusieurs lavemens
simples ou légèrement purgatifs dans lesquels
on aura dissous quatre onces de pulpe de casse.

TRANCHÉES VENTEUSES. Il est aisé de s'en
appercevoir ; car le cheval rend des vents,
souvent même il a le ventre enflé.

Les causes les plus ordinaires des tranchées
venteuses sont la mauvaise digestion, la putréfaction, la fermentation des alimens, & la
chaleur qui rarifie l'air qui s'échappe des alimens. Elles peuvent encore provenir du relâchement des fibres, des intestins, lesquelles
alors n'ont pas assez de force & de ton pour
chasser les vents.

Sans m'arrêter aux différens remédes qui peuvent chasser les vents , je conseille le suivant qui
m'a toujours réussi. Prenez un oignon , un morceau de savon de la grosseur d'un œuf, hachez-
les , mêlez-y deux pinces de poivre , ensuite
introduisez le tout avec la main dans l'anus ,
le plus avant qu'il vous sera possible , & faites
promener le cheval tout de suite ; quelque temps
après vous lui donnerez un lavement composé
d'une once de savon noir dissous dans l'eau. Si
les tranchées ne s'appaisent point , il est à propos de saigner. On peut se servir de carmi-
natifs , c'est-à-dire , des substances propres à

chaſſer les vents, telles que la ſemence d'anis, de cumin, la racine d'angélique, d'impératoire, &c. à la doſe d'une bonne poignée que l'on fait bouillir l'eſpace d'un demi quart d'heure, dans trois pintes d'eau qu'on donne au cheval en deux fois, à une heure de diſtance.

L'invention de plonger le trois-quart dans l'eſtomac eſt due à *M. Viter* ; mais ce Médécin auroit bien dû nous dire quels ſont les moyens dont il s'eſt ſervi pour parvenir à ce viſcère, ſans riſquer de bleſſer avec ſon inſtrument (qui doit être au moins d'un pied & demi) ou le lobe droit du foie, ou le diaphragme, ou le gros inteſtin, leſquels péſent ſur l'eſtomac. Pour nous, nous oſons aſſurer que l'opération eſt impoſſible, tant du côté de la ponction faite avec adreſſe, que du côté de la difficulté de contenir la canule dans l'abdomen ; auſſi avons-nous peine à croire que cet habile Médecin l'ait jamais tentée, nous pourrions encore citer pluſieurs preuves de l'impoſſibilité de cette opération.

TRANCHÉES DE VERS, on les reconnoît par les vers que le cheval rend avec la fiente. Les vers ſont de deux ſortes, les uns ſont ronds & courts, ils s'enfoncent dans la membrane veloûtée de l'eſtomac & des inteſtins ;

les autres font longs & pointus par les deux extrémités. J'en ai vu de cette efpèce dans l'eftomac, où il ne s'en trouve pas ordinairement ; & dans les inteftins d'un cheval , une quantité fi confidérable, qu'un feau auroit eu de la peine à les contenir. L'animal ne faifoit point de mouvements, & il ne fe tourmentoit point comme dans les tranchées ordinaires ; mais il étoit dégoûté , mangeoit peu , & dépériffoit de jours en jours ; il tenoit les jambes de devant fous la mangeoire , & celles de derrière fort reculées , de forte que fon ventre touchoit prefqu'à terre : il reftoit toujours dans cette attitude.

Tous les amers font bons contre les tranchées occafionnées par les vers ; ainfi on peut prefcrire la décoction de Gentiane & de petite Centaurée, d'Abfynthe & de Fougère. Je donne ordinairement trois onces de fuie de cheminée dans un demi-feptier de lait : ce reméde très-fimple , & qui fe trouve fous la main , ne m'a jamais manqué.

M. Vitet, qui a effayé ce remède d'après nous , & qui, pour ne pas paroître plagiaire, a cru devoir fubftituer l'huile au lait , quoique la partie beutireufe du lait faffe le même effet que l'huile , auroit bien dû s'en tenir là , & ne pas confeiller pour détruire le vers folitaire, le fublimé corrofif mêlé avec la fuie..... La coloquinte avec du sublimé corrosif; l'eau renant en solution du sublimé corrosif, sans en prescrire la dose; il est certain que trois ou quatre grains dans un cheval préparé, peuvent causer des ravages mortels; ce reméde est tellement connu en Médecine pour dangereux, qu'il est peu de Médecins qui l'emploient, même à la manière de Wanfweiten, dont on a vu souvent de mauvais effets. *M. Vitet*, bien loin de le conseiller, auroit dû n'en point parler; il auroit dû sçavoir que l'on tue le vers solitaire dans l'homme avec le potrol pris intérieurement : il n'est pas nécessaire d'appuyer la préférence que l'on doit donner à ce reméde sur le sublimé corrosif.

TRANCHÉES D'EAU FROIDE. Lorsqu'il survient des tranchées au cheval, après avoir bu une grande quantité d'eau froide, soit de fontaine ou de puits, sur-tout étant en sueur, on conjecture que cette boisson en est la cause.

L'eau froide agit fortement sur les nerfs de de l'estomac, ce qui resserre les vaisseaux, y cause une inflammation d'où naissent la douleur & les tranchées.

Cette maladie n'est pas dangereuse, il faut couvrir le cheval, & le tenir bien chaudement; si la douleur continue plus d'une demi-heure,

on le faignera, & on lui donnera des laye-
mens.

TRANCHÉES DE BÉZOARTS. Le bézoart eft
une efpèce de boule, tantôt fpongieufe, tantôt pierreufe, qui fe forme dans les inteftins.
La première eft formée d'un amas de poils, de
bourre & autres fubftances femblables, d'une
couleur jaunâtre & fale ; & qui, lorfqu'elle eft
parvenue à un certain volume, n'augmente
plus ; ce qui arrive lorfqu'elle ne roule plus
dans l'inteftin, & qu'elle eft trop péfante pour
être promenée par l'impulfion des alimens. Cette
efpèce eft moins un bézoart, qu'un Egagro-
pile. L'un & l'autre fe trouvent ordinairement
dans l'appendice du cœcum, où ils vont & viennent jufqu'à ce que quelques mouvemens violents les faffent changer de place, & les pouffeur
ver la fortie de cet inteftin, entrés dans le canal inteftinal, ils le parcourent ; mais ils le
le ferment & empêchent les alimens de paffer
dans les autres gros boyaux.

L'autre efpèce, qui eft un bézoart, tient de
la nature de la pierre ; il fe forme originaire-
ment par un petit cailloux qui fe trouve dans
les inteftins, & autour duquel s'attache un fédiment à peu-près femblable au tartre des dents.
Ce caillou eft le noyau du bézoart ; cette pierre
fe forme affez fouvent par couches, diftinguées
par des lignes tantôt concentriques, & tantôt

excentriques. La furface ainfi que dans les Ega-gropiles , eft toujours raboteufe dans les premiers temps de la formation ; elle eft liffe & polie , quand elle eft formée. Le véritable bézoart différe de l'autre , en ce que les couches extérieures , dont on compte quelquefois jufqu'à fept à huit , font de la nature de l'émail , détachées les unes des autres dans certains bézoarts , mais unies & tenant au corps de la pierre : fa couleur eft d'un blanc très - fale ; elle n'eft cependant pas conftamment la même : on trouve des petits bézoarts tout-à-fait formés , & de très-gros qui ne le font pas.

Il eft difficile de reconnoître l'exiftence de ces pierres dans les inteftins ; on remarque pourtant que le cheval regarde fouvent fon ventre, & qu'il paroît foulagé lorfqu'il le pofe à terre. Au refte cette maladie eft incurable.

TRANCHÉES-ROUGES, ce qu'on appelle ordinairement tranchées rouges , n'eft autre chofe que l'inflammation de l'eftomac ou des inteftins dont j'ai parlé plus haut ; la feule différence eft que cette inflammation eft confidérable & portée au dernier dégré dans les tranchées-rouges ; il n'eft pas aifé de les connoître , & fi on n'apporte pas l'attention la plus fcrupuleufe , on peut s'y tromper ; le cheval fe couche & fe leve fouvent, s'agite , fe tourmente & regarde fon

ventre

ventre. On peut encore tirer un diagnostic, en examinant le sphyncter de l'anus qui est d'un rouge vif : la conjonctive l'est aussi quelque-fois.

L'inflammation des intestins dans les tranchées rouges, est excitée par l'âcreté des matières ou de la bile, par les aliments irritans & échauf-fans, comme du mauvais foin; par des purga-tifs violents donnés à trop grande dose. Toutes ces causes font des impressions fortes sur les intestins, irritent les extrémités capillaires des vaisseaux sanguins, & les resserent ; delà, l'arrêt du sang & l'inflammation : les vaisseaux dif-tendus compriment les nerfs ; delà la douleur & les tranchées rouges.

On a donc lieu de croire que le cheval est attaqué de ces tranchées, lorsqu'il se tourmente, se couche & se léve souvent ; lorsqu'il sent de la douleur quand on le touche sous le ventre, qu'il regarde cette partie, sur-tout si le mal vient après l'usage de quelque purgatif vio-lent.

L'inflammation produite par l'âcreté des ma-tières & par l'irritation des fibres nerveuses, ou par le poison, est toujours dangereuse : il est à craindre qu'elle ne se termine par la gan-grene & par la mort.

L'inflammation demande de prompts secours ;

ils confistent principalement dans l'ufage des relâchans, des émolliens & des anodins ; on faigne le cheval, & on répéte la faignée fuivant le befoin, pourvû que l'on foit fûr que la digeftion foit achevée ; on donne des breuvages préparés avec la décoction des plantes émollientes dont j'ai parlé au mot inflammation ; la décoction de graine de lin &c. ou bien on fait avaler une livre d'huile d'olive, pour adoucir & humecter le paffage des matières, & favorifer leur fortie. Les lavements ne doivent pas être oubliés, ils diminuent l'inflammation tant en relâchant & en rafraîchiffant, qu'en évacuant les matières contenues dans les gros boyaux, lefquelles fi elles ne font pas la caufe de l'inflammation, concourent prefque toujours à l'entretenir.

TRANCHÉES HÉPATIQUES (les), font caufées par une inflammation des vaiffeaux tant artériels que veineux, ou des canaux biliaires. Les vers & les pierres en font fouvent la caufe.

Il eft très difficile de reconnoître les tranchées hépatiques qui viennent de l'inflammation des vaiffeaux fanguins. On juge qu'elles font excitées par des pierres quand le cheval en rend, que la fiente eft fort jaune ainfi que la conjonctive, les lévres & la langue.

Les pierres font de la groffeur d'une lentille ou d'un pois , j'en ai vu d'auffi groffes
qu'une noix de galle, leur figure varie , il s'en
trouve d'oblongues, d'arrondies , de quarrées ,
de plates.

Lorfque les tranchées hépatiques font occafionnées par des vers, en forme de limandes ,
& entortillés & roulés comme des cornets.
Voyez Foie.

Ces maladies font dangereufes & pour l'ordinaire mortelles. Les remédes que l'on doit
employer , lorfque l'on foupçonne l'exiftence des
pierres, font les adouciffants , tels que les boiffons de graine de lin , de bouillon-blanc dont
on continue l'ufage pendant un certain temps.
On donne enfuite les eaux minérales naturelles ,
telles que celles de Paffy ou autres , ou bien une
artificielle faite avec des clous rouillés. La
couleur jaune des yeux affez ordinaire dans
certains chevaux qui n'ont ni colique , ni aucun des fymptômes dont nous avons parlé ,
annonce une obftruction au foie, ou un défaut de fécrétion dans ce vifcère. Pour y remédier, on leur fera manger des plantes amères,
on les purgera fouvent avec l'aloës feul, à la
dofe de *deux onces* ; il faut leur donner tous
les matins, deux pintes de décoction , préparée
avec de l'abfynthe, de la gentiane, de l'aunée,

de la petite centaurée, &c. Ces plantes sont en partie stomachiques, & par conséquent bonnes dans ce cas ; on en continuera l'usage pendant quelque temps, même après que la jaunisse sera passée ; puis on reviendra aux eaux minérales ferrugineuses que l'on fera boire au cheval matin & soir.

Ce traitement convient également pour les vers ; car tous les amers sont antivermineux, à l'exception des douves qui vivent de préférence dans la liqueur la plus amère de la bile. Cependant, il arrive souvent que tous ces remédes ne produisent aucun effet. Dans ce cas, je prescris la panacée mercurielle ou l'aquila-alba, à la dose d'un gros uni avec deux gros d'aloës, toutes les fois que je veux purger ; je forme outre cela de petites pillules de trente grains de panacée que je mets dans le son que le cheval doit manger, en continuant pendant une quinzaine, de deux jours l'un. Cette méthode m'a réussi, j'ai vû des chevaux rendre dans la la fiente une très grande quantité de vers.

On doit employer ce même traitement pour les vers de pancréas.

TRANQUILLE, un cheval tranquille est celui qui n'a aucune ardeur.

TRANSPIRATION, sécrétion la plus considérable par laquelle l'animal chasse à travers les
pores de la peau, une humeur excrémenti-
tielle.

TRANSTRAVAT ou TRASTAVAT. *Voy.*
Travat.

TRANSVERSAIRES DU COL, (muscles).
Voyez Col.

TRANSVERSAIRE, nom que l'on donne à
quelques parties qui ont rapport aux apophyses
transverses.

TRANSVERSAL, le même que transversaire,
cela s'entend encore d'une chose qui est située
en travers.

TRANSVERSAL DE L'OS HYOIDE, (muscle) *Voyez* Hyoïde.

TRANSVERSAL SERVANT A LA RESPI-
RATION, (muscle). *Voyez* Respiration.

TRANSVERSE, (muscle). *Voy.* Ventre Postérieur ou Bas-Ventre.

TRAPÉZE, figure de Géométrie que l'on donne
à certains muscles & à certains os qui ont de la
ressemblance avec un quarré, dont deux côtés
corespondant sont paralleles, & dont les deux

autres ne le font point. *Voyez* Epaule, à la définition des mufcles de cette partie.

TRAPÉZE, (mufcle). *Voyez* Epaule.

TRAPÉZOIDE qui a la figure d'un Trapéze.

TRAPÉZOIDE, (os). *Voyez* Genou.

TRAQUENARD. L'entre-pas que l'on appelle traquenard, eft un train rompu qui a quelque chofe de l'amble. Les chevaux qui n'ont point de reins ou qui commencent à avoir les jambes ufées & ruinées, prennent ordinairement cette allure. Les chevaux de charge, par exemple, qui font obligés de faire diligence, après avoir troté pendant quelques années, le fardeau fur le corps, lorfqu'ils n'ont plus affez de force pour foutenir l'action d'un tror, prennent enfin une efpèce de tricotement de jambes vîte & fuivi, qui a l'air d'un amble corrompu, & qui eft à proprément parler, ce qu'on appelle entre-pas ou traquenard.

TRASTRAVAT ou TRANSTRAVAT, lorfqu'un pied de devant & celui de derrière de l'autre côté font blancs. *Voyez* Cheval (poil du) & Balzane.

TRAVAIL, cheval de travail, eft un cheval de fatigue.

TRAVAIL, machine qu'ont ordinairement les Maréchaux pour ferrer ou opérer les chevaux c'est un composé de quatre poutres plantées en terre, tenues en haut par des traverses de bois, dont l'une est un cylindre tournant sur lequel on attache les sous-pentes pour arrêter le cheval dans tous ses mouvemens, & lui ôter toutes défenses.

TRAVAILLÉ; les jambes travaillées, signifie des jambes fatiguées.

TRAVAILLER UN CHEVAL, se dit au Manége de celui qui lui donne leçon, c'est-à-dire, qui lui apprend son exercice. Ainsi il le travaille autour du pilier, ou dans les piliers, ou dans les coins du Manége.

TRAVAILLER EN QUARRÉ. *Voyez* Volte,

TRAVAILLER DE LA MAIN A LA MAIN, c'est changer son cheval de main, sans l'aider des jambes.

TRAVAT, cheval qui a les deux pieds du même côté de devant & de derrière, blancs ou à balzanes.

TRAVERSÉ. Un cheval bien traversé est celui qui est étoffé & qui a les côtes larges.

TRAVERSER, se traverser se dit d'un cheval, lorsque le Cavalier veut l'assujettir, au lieu d'aller droit, qui se jette tantôt sur le talon, tantôt sur l'autre, & va de biais.

TRÉBUCHER ou BRONCHER est la même chose. *Voy.* Ce Mot.

TREMBLEMENT (le), à la suite d'une maladie inflammatoire ou d'une hémorragie, est presque toujours un symptôme de mort. Il survient aussi au commencement des fièvres, & après une longue maladie. Il n'est pas rare de voir des chevaux en bonne santé être saisis de tremblement, le froid & la peur peuvent en être la cause ; les chevaux en seront encore attaqués pour avoir bu dans l'été de l'eau de puits, ayant chaud, ou pour avoir été menés à la rivière étants en sueur ; le tremblement alors sera accompagné de tranchées. On y remédiera en les couvrant sur le champ, & en les tenant chaudement: si l'on remarque que le tremblement continue, on leur fera boire une bouteille de vin.

TRÉPAN (le), est une opération qui se pratique dans les os du crâne, soit pour relever des pièces d'os enfoncées, soit pour donner issue aux matières épanchées dans le cerveau.

Cette opération qu'on néglige communément, est pour-tant néceffaire dans certains cas, & on en voit de très-bons effets.

On s'apperçoit de la léfion des os du crâne, par une tumeur inflammatoire qui ne manque pas de furvenir, par le tact, par les enfonce-mens de ces os, par des inégalités, des en-gourdiffemens & un fommeil continuel. La fracture des os de la tête, & l'épanchement des matières dans le cerveau, produifent des ac-cidens fâcheux. Quelquefois la membrane pi-tuitaire s'enflamme; il y furvient un ulcère qui dégénère en morve proprement dite; d'autres fois il fe forme des dépôts ou amas de pus, qui font périr le cheval. Pour prévenir ces acci-dens, ou pour en adoucir la violence, il faut néceffairement en venir à l'opération. Avant que d'opérer, on doit d'abord s'affurer de la fracture, de fa fituation & du lieu où l'on peut appliquer la couronne du trépan; après qu'on a préparé fes inftrumens & fon appareil, on jette le cheval par terre, fur le côté op-pofé à celui où l'on veut trépaner; on lui met plufieurs bottes de pailles entières fous le col, pour placer & affujettir la tête dans une fitua-tion convenable; on a foin que l'animal foit contenu par plufieurs perfonnes. Alors on fait une incifion cruciale avec le biftouri, & on fou-léve les quatre angles avec le même inftrum-ent, on en prend enfuite un autre dont le

tranchant eſt en dos d'âne, nommé rugine, qui
ſert à enlever le péricrâne, puis on applique la
couronne de trépan armé de ſa pyramide qu'on
a ſoin d'ôter après avoir fait quelques tours;
durant l'opération, on nettoye la couronne avec
une petite broſſe, on prend un élévatoire, &
l'on examine ſi la piéce eſt prête d'être ſciée;
lorſqu'elle l'eſt, on ſe ſert d'un couteau lenti-
culaire pour extraire les piéces d'os qui reſtent
à la circonférence du trou ouvert par le trépan. On prendra garde ſur-tout de ne pas toucher à la dure-mere, ni avec la couronne, ni
avec aucun inſtrument tranchant; ſi l'on ſoup-
çonnoit, après l'opération, qu'il y eût du ſang
épanché, il faudroit faire une inciſion à la dure-
mere; mais être attentif à ne couper aucune
artère. Dans ce cas il n'arrive jamais d'accidens, & il eſt rare qu'il faille y toucher.

On met pour appareil un ſindon qui eſt
une petite piéce de toile ronde, imbibée d'eau-
de-vie, entre la dure-mere & le crâne; on l'aſ-
ſujettit par un fil qui paſſe au milieu, & qui
eſt contenu dans le reſte de l'appareil; on introduit enſuite un bourdonnet imbibé qui bouche exactement le trou du trépan. On applique
ſur le crâne un plumaſſeau léger imbu de teinture de mirrhe & d'aloës; on met un bourdonnet imbibé dans la même teinture, ſous les

quatre angles de la peau, afin qu'ils demeurent élevés, & que leur réunion n'ait pas lieu, quoiqu'à bien dire, il vaut bien mieux faire une section en rond à la peau, qu'une cruciale. On étend un large plumasseau, chargé de digestif simple, & par-dessus de grandes compresses, imbibées d'eau-de-vie, lesquelles sont assujetties par le moyen d'une bande longue de sept à huit aulnes, dont les circonvolutions sont dirigées comme pour la taupe, sinon que les croisées doivent être assujetties sur le trépan même. On léve l'appareil au bout de trois jours, pendant lequel temps on doit imbiber les compresses d'eau-de-vie & d'eau. On continue le pansement jusqu'à parfaite guérison. Le trépan appliqué sur les os du nez, ou de la face, n'a pas besoin de cet appareil, il faut simplement mettre dans l'ouverture un bouchon de liége, un léger plumasseau, enduit de digestif sur les angles, & un emplâtre de peau de mouton, aux bords desquels il y aura de la poix grasse pour l'incruster dans le poil & la faire tenir. Remarquez que la fracture de l'occipital est très-rare ; j'en ai vu cependant des exemples, j'ai guéri un cheval appartenant à M. Dupin de Franceuil, d'une fracture complette de l'os occipital, dans sa partie supérieure & postérieure, à l'attache du ligament cervical : il arrive quelquefois que la fracture se trouve sur les sinus

frontaux , sur les os du nez , sur les os maxillaires ; dans ce cas, il faut appliquer une très-
petite couronne de trépan , afin qu'on puisse avec
l'élévatoire remettre les piéces enfoncées dans
leur situation. L'opération du trépan est d'autant plus nécessaire que le cheval devient glandé,
que la membrane pituitaire s'enflamme , qu'il
survient un ulcère , & ensuite la morve. J'ai
pansé , il n'y a pas long-temps , un cheval des
carrosses de Paris à Bordeaux , lequel jettoit
depuis trois semaines par une narine, & qui étoit
glandé du même côté , sans que l'autre fût nullement attaquée ; je remarquai sur le côté affecté,
un gonflement qui regnoit depuis l'orbite jusqu'aux narines; je jugeai qu'il avoit reçu un coup,
& que le pus qui découloit par les narines, venoit
ou d'un abscès à la membrane pituitaire, ou d'une
collection de pus qui avoit croupi dans le sinus
maxillaire à la racine des dents ; à peine eus-je
retiré mon trépan , que le pus découla en très-
grande quantité & fort épais. L'injection que
je fis sur le champ avec une pinte d'eau tiéde,
en sortit blanche comme du lait ; je réitérai
cette injection quatre fois le jour , avec des
décoctions légères de mauve , d'orge & d'aigremoine. Tous les symptômes de morve ont
disparu ; le cheval a été très-bien guéri , &
fort encore à présent : je puis dire en avoir
pansé quelques autres qui étoient dans le même
cas & avec un égal succès.

La fracture des os du crâne, peut être compliquée, je veux dire que le cheval peut avoir reçu en même-temps un coup fur les finus, & avoir les os du crâne fracturés, pour lors il faut appliquer deux couronnes de trépan, l'une fur les pariétaux, & l'autre fur les finus, ou plus inférieurement fi la fracture ne s'étend pas plus loin.

En 1760, j'eus à panfer un cheval appartenant à Madame la Maréchale de Montmorency, il avoit reçu un coup de pied d'un cheval qui lui fractura les frontaux dans toute leur étendue, l'animal bleffé confidérablement devint glandé des deux côtés le lendemain, & quatre à cinq jours après, on le vit jetter. Je lui appliquai deuxcouronnes de trépan une fur les pariétaux proche la future fagittale & frontale, & l'autre fur les os du nez, proche la future tranfverfale; je remis enfuite chaque piéce enfoncée à fa place. Dans l'efpace de quinze jours, la plaie du trépan fut radicalement guérie, & au bout de fix femaines, l'écoulement qui fe faifoit par la narine, fut tari, & la glande difparut totalement; mon panfement a été fait le lendemain, & pendant tout le traitement, en préfence de MM. Malouët & Dorigny, tous deux Médecins de la Faculté de Médecine de Paris.

TRÉPIGNER, fe dit d'un cheval qui a de

l'ardeur, c'est la même chose que battre la poussière. *Voyez* Battre.

TRIANGULAIRE, qui a la figure d'un triangle.

TRIANGULAIRE (os). *Voyez* Genou.

TRIANGULAIRE (muscle). *Voyez* Épaule.

TRICORNIS, on nomme ainsi les muscles qui se terminent par trois tendons.

TRICOTER, se dit d'un cheval qui remue vîte les jambes en les croisant dans la marche, & qui n'avance pas.

TRICUSPIDE, qui a trois pointes, cela se dit des vavules que l'on remarque dans les ventricules du cœur.

TRIDE, signifie qu'un cheval rabat ses hanches avec vîtesse & agilité, ce mouvement doit être prompt, court, uni & cadencé.

TRIGASTRIQUE ou TRIVENTRÉ, est un muscle qui a trois portions charnues séparées par des parties tendineuses.

TRIGLOCHINE, est la même chose que tricuspide.

TRIQUOISES ou **TRICOISES**, espéces de tenailles dont l'ouverture est faite en forme de cercle,
avec lesquelles on ferre & déferre les chevaux,
& avec lesquelles on sonde un pied boiteux par
le moyen du pincé.

TRITURATION , le même que Mastication.
Voyez Digestion.

TROCHANTER , qui tourne. *Voyez* Généralités sur les Os.

TROCHLÉ ; du côté du grand angle dans l'orbite , il y a un cartilage arrondi, de la forme
d'une grosse lentille , lequel par ses côtés , est
attaché à l'orbite par des bandes ligamenteuses ;
ce cartilage forme une poulie que l'on appelle
trochlé , & qui donne passage au muscle grand
oblique ou trochléateur.

TROCHLÉATEUR , muscle oblique de l'œil ,
nommé ainsi à cause de son passage dessous le
cartilage trochlé. *Voyez* ce Mot ci-dessus.

TROMPER un cheval à la demi-volte , d'une
piste ou de deux pistes ; cela arrive , par exemple , si le cheval maniant à droite, & n'ayant
encore fourni que la moitié de la demi-volte ,
on le porte un temps en avant avec la jambe
de dedans , & on reprend à main gauche dans
la même cadence qu'on avoit commencé ; par-

là on regagne l'endroit où la demi-volte avoit été commencée à droite & on se trouve à gauche; on peut tromper un cheval à quelque main qu'il manie.

TRONÇON, se dit des nœuds de la queue du cheval.

TROQUARD ou TROIS - QUART, instrument servant à la ponction. *Voyez* ce Mot.

TROT, allure naturelle du cheval, qui tient le milieu pour la vîtesse entre le pas & le galop; on distingue le trot en trois sortes de vîtesses, la moindre s'appelle aller le petit trot; le plus vîte après celle - ci est le trot, ou le bon trot; la troisiéme & la plus vîte s'appelle le grand trot, le trot allongé ou le trot de chasse: quand le cheval va le trot de lui-même & sans y être excité, on dit qu'il prend le trot: quand on le met à cette allure, on dit qu'on le met au trot.

TROT (de la nécessité du) pour assouplir les jeunes chevaux.

M. de la Broue ne pouvoit définir plus exactement un cheval bien dressé, qu'en disant que c'est celui qui a la souplesse, l'obéissance & la justesse; car si un cheval n'a le corps entièrement libre & souple, il ne peut obéir aux vo-

lontés de l'homme, avec facilité & avec grace :
la souplesse produit nécessairement la docilité,
parce que le cheval alors n'a aucune peine à
exécuter ce qu'on lui demande : ce sont donc
ces trois qualités essentielles qui font ce qu'on
appelle un cheval ajusté.

La première de ces qualités ne s'acquiert
que par le trot. C'est le sentiment général de
tous les sçavans Écuyers tant anciens que mo-
dernes ; & si parmi ces derniers, quelques-uns
ont voulu sans aucun fondement rejetter le trot,
en cherchant dans un petit pas raccourci, cette
première souplesse, & cette liberté, ils se sont
trompés ; car on ne peut les donner au cheval,
qu'en mettant dans un grand mouvement tous
les ressorts de la machine : par ce rafinement,
on endort la nature, & l'obéissance devient
molle, languissante, & tardive, qualités bien
éloignées du vrai brillant qui fait l'ornement
d'un cheval bien dressé. C'est par le trot qui
est l'allure la plus naturelle, qu'on rend un
cheval léger à la main sans lui gâter la bouche, & qu'on lui dégourdit les membres, sans
les offenser, parce que dans cette action, qui
est la plus relevée de toutes les allures naturelles, le corps du cheval est également soutenu sur deux jambes, l'une de devant & l'autre
de derrière, ce qui donne aux deux autres
qui font en l'air, la facilité de se relever, de

Tome I V.   P

se soutenir & de s'étendre en avant , & par conséquent un premier degré de souplesse dans toutes les parties du corps.

Le trot est donc sans contrédit la base de toutes les leçons, pour parvenir à rendre un cheval adroit & obéissant. Mais quoiqu'une chose soit excellente dans son principe , il ne faut pas en abuser , en trotant un cheval des années entieres, comme on faisoit autrefois en Italie , & comme on fait encore actuellement dans quelque pays , où la Cavalerie est d'ailleurs en grande réputation. La raison en est bien simple , la perfection du trot provenant de la force des membres , cette force & cette vigueur naturelles, qu'il faut absolument conserver dans un cheval , se perdent & s'éteignent dans l'accablement & la lassitude qui sont la suite d'une leçon trop violente & trop longtemps continuée ; ce désordre arrive encore à ceux qui font troter de jeunes chevaux dans les lieux raboteux & dans des terres labourées , ce qui est la source des vessigons , des courbes , des éparvins & d'autres maladies du jarret , accidents , qui arrivent à des très-braves chevaux en leur foulant les nerfs & les tendons (1) par l'im-

---

(1) Quoique ce mot de nerf soit ici fort mal placé, il n'est cependant pas moins vrai que les articulations du

prudence de ceux qui se piquent de dompter un cheval en peu de temps : c'est bien plutôt les ruiner que les dompter.

La longe attachée au caveçon sur le nez du cheval, & la chambrière, sont les premiers & les seuls instruments dont on doit se servir dans un terrein uni, pour apprendre à troter aux jeunes chevaux qui n'ont pas encore été montés, ou à ceux qui l'ont déjà été, & qui péchent par malice, par ignorance, ou par roideur.

Lorsqu'on fait troter un jeune cheval à la longe, il ne faut point dans les commencemens lui mettre de bride, mais un bridon ; car un mors, quelque doux qu'il soit, lui offenseroit la bouche dans les faux mouvements & les contre-temps que font ordinairement les jeunes chevaux avant qu'ils ayent acquis la première obéissance qu'on leur demande. Je suppose donc qu'un cheval soit en âge d'être monté, & qu'on l'ait rendu assez familier & assez docile pour souffrir l'approche de l'homme,

---

cheval, & le jeu de tendons souffrent beaucoup dans les mains de la plûpart de ceux qui montent à cheval, ce qui occasionne divers accidents, & qui n'est malheureusement que trop vrai.

la selle & l'embouchure ; il faudra alors lui mettre un caveçon sur le nez , le placer assez haut pour ne lui pas ôter la respiration en trotant , & la muserole du caveçon assez serrée pour ne point varier sur le nez : il faut encore que le caveçon soit armé d'un cuir , à fin de conserver la peau du nez qui est très-tendre dans les jeunes chevaux. Deux personnes à pied doivent conduire cette leçon : l'une tiendra la longe , & l'autre la chambrière. Celle qui tient la longe , doit couper le centre autour duquel on fait troter le cheval , & celle qui tient la chambrière , suit le cheval par derrière , & le chasse en avant , avec cet instrument , en lui donnant légèrement sur la croupe & plus souvent par terre ; car il faut bien ménager ce châtiment dans les commencements , de peur de rebuter un cheval qui n'y est point accoutumé. Quand il a obéi trois ou quatre tours à une main , on l'arrête & on le flatte ; ce qui se fait en raccourcissant peu-à-peu la longe , jusqu'à ce que le cheval soit arrivé au centre , où est placé celui qui le conduit ; & alors celui qui tient la chambrière la cache derrière lui pour l'ôter de la vuë du cheval , & ensuite le flatter conjointement avec celui qui tient la longe.

Après lui avoir laissé reprendre haleine , il

faudra le faire troter à l'autre main , & observer la même pratique. Comme il arrive souvent qu'un cheval, soit par trop de gaieté, soit
par la crainte de la chambrière, galope au lieu
de troter, ce qui ne vaut rien, il faudra tâcher
de lui rompre le galop en secouant légèrement
le caveçon sur le nez avec la longe , en lui
ôtant en même-temps la crainte de la chambrière ; mais si au contraire, il s'arrête de lui-
même & refuse d'aller au trot, il faut lui appliquer de la chambrière sur la croupe & sur
les fesses, jusqu'à ce qu'il aille en avant, sans
pourtant le trop battre ; car les grands coups
souvent réitérés , désesperent un cheval, le rendent vicieux, ennemi de l'homme & de l'E-
cole , & lui ôtent cette gentillesse qui ne revient jamais, quand une fois elle est perdue :
il ne faut pas non plus par la même raison ,
faire de longues reprises , elles fatiguent & en-
nuient un cheval , mais il faut le renvoyer à
l'écurie avec la même gaieté qu'il en est sorti.

Quand le cheval commence à troter librement à chaque main, & qu'on l'aura accoutumé à venir finir au centre, il faudra alors lui
apprendre à changer de main , & pour cela,
celui qui tient la longe dans le temps que le
cheval trote à une main , doit reculer deux ou
trois pas en tirant à lui la tête du cheval ; &
en même temps celui qui tient la chambrière,

doit gagner l'épaule de dehors du cheval, pour le faire tourner à l'autre main, en lui montrant la chambrière, & même l'en frapant s'il refuse d'obéir; ensuite le finir au centre, l'arrêter, le flatter, & le renvoyer.

Afin que la leçon du trot à la longe soit plus profitable, il faudra avoir attention de tirer la tête du cheval en dedans avec la longe, & de lui élargir en même temps la croupe avec la chambrière, c'est-à-dire, la jetter dehors en lui faisant décrire un cercle plus grand que celui des épaules, ce qui donne la facilité à celui qui tient la longe, d'attirer l'épaule de dehors du cheval en dedans, dont le mouvement circulaire qu'elle est obligée de faire dans cette posture, assouplit le cheval; après avoir accoutumé le cheval à l'obéissance de cette premiere leçon, ce qu'il exécutera en peu de jours, si l'on s'y prend de la manière que nous venons de l'expliquer, il faudra ensuite le monter en prenant toutes les précautions nécessaires pour le rendre doux au montoir. Le Cavalier étant en selle, tâchera de donner au cheval les premiers principes de la connoissance de la main & des jambes, ce qui se fait de cette manière. Il tient les rênes du bridon séparées dans les deux mains, & quand il voudra faire marcher son cheval, il baissera les deux mains, & en même temps il approchera doucement près du ventre, les deux gras de jambes sans avoir d'éperons (car il n'en faut pas dans le commencement). Si le cheval ne répond pas à ces premières aides, ce qui ne manquera pas d'arriver, ne les connoissant point, il faudra alors lui faire peur de la chambrière pour laquelle il est accoutumé de finir ; enforte qu'elle servira de châtiment, lorsque le cheval ne voudra pas aller en avant par les jambes du Cavalier ; mais il ne faudra s'en servir que dans le temps que le cheval refuse d'obéir aux mouvements des jarrets & des gras de jambes.

De même lorsque l'on veut apprendre au cheval à tourner pour la main, il faut dans le temps que le Cavalier tire la rêne de dedans du bridon, & que le cheval refuse de tourner, que celui qui tient la longe, tire la tête & l'oblige de tourner, enforte qu'elle serve de moyen pour l'accoutumer à tourner pour la main, comme la chambrière à fuir pour les jambes, jufqu'à ce qu'enfin le cheval foit accoutumé à fuivre la main, & à fuir les jambes du Cavalier, ce qui fe fera en peu de temps, fi l'on emploie les premières aides avec le jugement & la diferétion qu'il faut avoir en commençant les jeunes chevaux ; car le manque de précautions dans ces commencements, c'est la fource de la plûpart des vices & des defordrès dans lefquels tombent les chevaux par la fuite.

Lorfque le cheval commence à obéir facile- ment, & à fe déterminer fans héfiter, foit à tour- ner pour la main, foit à aller en avant pour les jambes, & à changer de main, comme nous venons de l'enfeigner, il faudra alors éxaminer de qu'elle nature il eft, pour proportionner fon trot à fa difpofition & à fon courage.

Il y a en général deux fortes de nature de chevaux ; les uns retiennent leurs forces, & font ordinairement légers à la main ; les autres s'abandonnent, & font pour la plûpart péfans ou tirent à la main.

Quant à ceux qui fe retiennent naturelle- ment, il faut les mener dans un trot étendu & hardi pour leur dénouer les épaules & les han- ches. A l'égard des autres qui font naturelle- ment péfans, ou qui tirent à la main en ten- dant le nez, il faut que leur trot foit plus relévé & plus raccourci, afin de les préparer à fe tenir enfemble. Mais les uns & les autres doivent être entretenus dans un trot égal & ferme, fans traîner les hanches ; & il faut que la leçon foit foutenue avec la même vigueur du commencement jufqu'à la fin, fans pourtant que la reprife foit trop longue. Ces premières leçons de trot ne doivent avoir pour but, ni

de faire la bouche, ni d'affurer la tête du cheval : il faut attendre qu'il foit dégourdi & qu'il
ait acquis la facilité de tourner aifément aux
deux mains, par ce moyen on lui confervera
la fenfibilité de la bouche, & c'eft pour cela
que le bridon eft excellent dans ces commencements, parce qu'il appuie très-peu fur les barres,
& point du tout fur la barbe qui eft une
partie très-délicate & où réfide comme l'a dit
fort bien M. le Duc de Newcaftle, le vrai fentiment de la bouche du cheval.

Lorfqu'il commencera à obéir à la main &
aux jambes, fans le fecours de la longe, ni de
la chambrière, il faudra alors & pas plutôt, le
mener en liberté, c'eft-à-dire, fans longe &
au pas, fur une ligne droite, en le fortant du
cercle pour l'aligner, c'eft-à-dire, lui apprendre à marcher droit, & connoître le terrein.
Sitôt qu'il ira bien au pas fur les quatre lignes,
& dans les quatre coins du quarré fur lequel
on l'aura mené, il faudra enfuite fur ces quatre
mêmes, lignes le mener au trot toujours les rênes
du bridon féparées dans les deux mains, enforte
que de quatre petites reprifes qui font fuffifan-
tes chaque jour & chaque fois qu'on monte à
cheval, il faut en faire deux au pas, & les
deux autres au trot alternativement en finiffant
par le trot, parce qu'il n'y a que cette allure
qui donne la première foupleffe.

Si le cheval continue d'obéir facilement au pas & au trot avec le bridon, il faudra commencer à lui mettre une bride avec un mors à simple canon, & une branche droite qui est la première embouchure qu'on donne aux jeunes chevaux. *E. D. C.*

TROTER, est aller le trot, troter des épaules, se dit d'un cheval qui trote pésamment. Troter légèrement, c'est le contraire. Troter autour du pilier, exercice qu'on fait faire aux poulains pour les débourrer.

TROTEUR ou **TROTEUX**, se dit d'un cheval qui ne peut aller que le trot, ou qui est bon à cette allure.

TROTEUR, cheval qui va le trot très-vîte, un bon troteur se dit d'un cheval de brancard, qui avance beaucoup au trot.

TROU. *Voyez* Cavité des os.

TROUSSEAU, est un amas de fibres réunies. On dit un trousseau de fibres musculaires, ligamenteuses, &c.

TROUSSE DE FOURRAGE, est ce qu'en peut apporter un Cavalier sur la croupe de son cheval.

TROUSSE-QUEUE, est un gros cuir qu'on

attache à la queue des chevaux fauteurs, pour la tenir en état, & empêcher qu'elle ne joue.

TROUSSEQUIN, piéce de bois cintré qui s'é-léve fur l'arçon du derrière d'une felle, & qui fert à en affermir les battes.

TROUSSER ou HARPER, fe dit d'un cheval qui a des éparvins fecs qui lui font lever les jarrets dans telle allure que ce foit, par une efpèce de mouvement convulfif qui fait lever la hanche avec précipitation, au lieu de plier le jarret

TRUITÉ, poil blanc, mêlé de taches noires, bai ou autre. *Voyez* Poil.

TUBERCULES, pétites éminences répandues fur quelques vifcères.

TUMEURS. On appelle ainfi toute élévation quelconque qui fe trouve fur l'habitude du corps; on les diftingue en naturelles & en non naturelles; les premières font celles qui font produites par la graiffe, les mammeles, &c. Les fecondes font celles qui viennent de l'arrêt du fang dans quelques vaiffeaux, ou qui peuvent être produites par un épanchement dans le tiffu cellulaire.

REMARQUE

Sur les Tumeurs.

Toutes tumeurs ou groffeurs doivent être traitées par des remédes internes & externes, le plus fouvent par ces derniers feuls ; les premiers ne doivent avoir lieu que quand on fuppofe un vice dans le fang , ce que l'on reconnoît par la multitude & par les différentes fituations , par exemple , un cheval à qui l'on appercevra des tumeurs au col , au thorax, aux jambes ; &c. on les traitera par des remédes internes feuls , fi les tumeurs font de peu de conféquence ; on y joindra les externes , fi elles font volumineufes, & cela felon le genre de maladie ; mais toujours obfervant de bannir les onguents & les emplâtres , en un mot , tous les corps gras & huileux, à l'exception des abfcès, comme nous le dirons ci - deffous.

En général les tumeurs & même les plaies viennent le plus fouvent de coups , d'éfforts , ou de caufes externes, qu'elles ne viennent d'un vice dans les liqueurs ; elles fe guériffent par les remédes locaux, & même avec facilité quand on fçait les approprier au genre de maladies. La Chirurgie Vétérinaire eft la partie qui occupe le plus l'hyppiatre , partie qui a la même étendue que la Chirurgie Humaine , pour ne pas

dire quelque chofe de plus , vû les divers accidents où l'on expofe le cheval par les travaux
outrés , par la difficulté de le contenir dans le
repos, dans les différentes affections, & par l'im-
poffibilité de l'application des appareils dans la
plûpart des maladies. Ce qui reftreint le Chirurgien. Vétérinaire , aux lotions & fomentations.

Les tumeurs contre nature , car ce n'eft que
de celles-ci dont il eft queftion ici , font folides
ou molles. Ces premières font le déplacement
de quelques os fortis de leurs cavités ; telle la luxation des condyles de la mâchoire , celle de
l'humérus de fa cavité glénoïde , celle de la
tête du fémur de fa cavité cotyloïde ; ces dernières font produites par l'engorgement, la ftag-
nation , ou l'extravafion d'une liqueur quelconque , & font nommées humorales.

Les tumeurs font fenfibles , ou non fenfibles ;
chaudes, ou froides ; dures, ou mollaffes; rouges
ou couleur de peau.

Les tumeurs fenfibles font le phlegmon , &
l'éréfipelle.

Les tumeurs chaudes font les précédentes.

Les tumeurs froides font l'œdéme , le fquirrhe
& les tumeurs graffeufes, à moins que ces mêmes tumeurs ne participent du phlegmon ou de
l'éréfipelle.

Les tumeurs dures sont le déplacement d'un os sur un autre, des exostoses.

Les tumeurs molasses sont les quistes, le squirrhe & les tumeurs gommeuses.

Les caractères spécifiques des tumeurs sont;

1°. Dans le phlegmon, la douleur, la tension, la rougeur; toutes les fois que le poil n'y porte point d'obstacle ou qu'on le rase, la rénitence est pour l'ordinaire l'éminence; car il se trouve quelquefois des tumeurs profondes dont on ne s'apperçoit qu'au tact. A ces caractères se joignent quelquefois la fièvre, la non, ou circonscription, & la complication; par exemple, le phlegmon peut tenir de l'érésipelle, de l'œdéme, du squirrhe, du quiste & souvent de tous ensemble, ce qui est pourtant assez rare, à moins que la tumeur n'ait commencé par un de ces derniers. *Voy.* Phlegmon & Suppuration.

2°. Dans l'érésipelle, les caractères sont la non-circonscription, la chaleur, la rougeur & la disparition de cette même rougeur occasionnée par la pression du doigt. *Voy.* Érésipelle.

3°. Dans l'œdéme, il n'y a pas de rougeur, de chaleur, & il y a toujours dépression à la suite du tact. *Voyez* Œdéme.

4°. Les caractères du squirrhe sont la dureté,

la rénitence, l'indolence, la chaleur naturelle, la même couleur que les parties voisines, sa situation bien au-delà de la peau, & presque toujours circonscripte. *Voy.* Squirrhe.

5°. Les tumeurs enquistées sont sans douleur, sans chaleur, sans couleurs surnaturelles, toujours ou presque toujours circonscriptes, indolentes dans leur circonférence, & fluctuantes dans le milieu, c'est-à-dire, qu'elles ont le caractère de l'abscès lorsqu'on le presse fortement, qu'elles repoussent le doigt.

6°. Les tumeurs gommeuses, grasseuses ou sarcomateuses différent de toutes les autres par la pression en général, semblables à un chiffon que l'on presse, elles ne différent en rien des autres parties, que par ces caractères, & le plus ou moins de volume.

Toutes ces tumeurs peuvent se réduire en tumeurs sanguines, lymphatiques & osseuses : quant au traitement, on peut consulter chacun de ces mots. Nous observerons qu'il est des cas dans telle tumeur que ce soit, où l'on doive employer le fer & le feu, mais jamais les corps gras & les caustiques, à l'exception des abscès pour les premiers ; & s'il nous arrive quelquefois d'indiquer les seconds, c'est de crainte que ceux qui opèrent ne soient pas assez versés dans cette opération, & qu'ils ne viennent à couper des parties essentielles à conserver. En général dans telle tumeur que ce soit, on ne risque jamais d'appliquer des remédes doux, tels que des décoctions émollientes, jusqu'à ce que la tumeur se soit déclarée pour un genre ou pour un autre; en conséquence on la traite selon son genre, & toutes les fois qu'il est question d'opérer, l'on doit emporter tout ce qui est nécessaire. Une opération bien faite, & le premier appareil bien mis, ménent à une prompte guérison. La nature fait plus que les remédes; aussi notre expérience nous a-t-elle prouvé que toutes les fois que la suppuration étoit bien établie, les médicamens devenoient inutiles, pour ne pas dire même dangereux, ou au moins éloignoient souvent la guérison.

Les tumeurs sanguines & phlegmoneuses sont :

La taupe.

Les avives ou tumeurs parotides.

Les dépôts de gourme sous la ganache.

Les dépôts dans les oreilles ou oreillons.

Les polypes.

L'opthalmie.

La morve de la seconde espèce, &c.

Les meurtrissures du col.

Le mal de garot.

Les

Les cors.

De l'avant - cœur.

De l'anthrax ou charbon.

Le bubon ou abscès à la cuisse , &c;

Le mal de rognon.

Le phimosis.

Le paraphimosis.

La varice proprement dite.

L'écart.

La mémarchure.

L'atteinte.

La contusion.

Le farcin.

Les tumeurs sanguines &résipellateuses, sont ;

Les dartres.

La gale.

L'ébullition.

L'échauboulure.

Le roux vieux.

La tuméfaction des glandes des yeux.

L'enflure des paupières.

La tuméfaction des barres.

La ner-ferrure ou nerf-feru.

Tome IV.   Q

Les tumeurs lymphatiques œdémateuses, sont ;

Les hydatides.
L'œdéme des paupières.
La grosseur dans l'oreille.
La lunatique.

*Les tumeurs de la cornée transparente, décrites
sous le nom de léfion, sont ;*

La morve de la première espèce.
Les hydropisies.
L'œdéme du fourreau & des mammelles.
Le vessigon.
La passe-campagne.
La varice improprement dite.
Le jarret enflé.
Le jardon.
Le gonflement des jambes.
La molette.
La loupe sur le boulet.

Les tumeurs lymphatiques squirrheuses, sont ;

L'engorgement des glandes de morve ou
lymphatiques.

L'induration continue des avives.
La loupe au coude.
La nerferrure.
Le squirrhe des mammelles ou du fourreau.

La courbe commençante.

L'éparvin calleux commençant.

Les verrues ou poireaux.
Le fic.

*Les tumeurs lymphatiques enquiſtées, ſarcoma-
teuſes & gommeuſes, remplies de pus ou
d'humeurs huileuſes, ſont ;*

La tuméfaction des glandes lacrymales ou glandes des yeux.

Les tumeurs labiales.

La loupe au poitrail.

Le ſarcocele ou tumeurs des teſticules.

La loupe au coude, & ſouvent ſur toute l'habitude du corps.

Les tumeurs oſſeuſes, ſont ;

L'exoſtoſe.

Le ſur-os.

L'éparvin de bœuf, & le calleux exoſtoſé.

La courbe exoſtoſée.

La forme.

Le pied comble.

L'oignon.

THYMIQUE, qui va ou correſpond au thymus.

TYMPAN, membrane qui ſépare l'oreille externe de l'oreille interne.

TYMPANITE, enflure du ventre occafionnée par des vents renfermés dans fa capacité, & fouvent dans le canal inteftinal, cette maladie eft ainfi nommée, à caufe de la tenfion de la peau du ventre, qui, dans ce cas, raifonne comme un tambour.

M. Vitet nous dit ingénuement qu'il n'eft aucun figne pour reconnoître la tuméfaction de l'eftomac, & que, fi malgré les remédes de bon vin blanc, dans lequel on aura délayé deux onces d'extrait de geniévre, l'animal ne guérit pas, il ne faut pas héfiter de plonger le trois-quart dans le bas-ventre, & de laiffer la canule jufqu'à ce que l'air contenu dans la panfe fe foit diffipé; ajoutant que cette bleffure n'eft pas auffi dangereufe que certains Maréchaux l'ont prétendu. Il en fera de cet article comme de bien d'autres, j'ai beau feuilleter les Auteurs, je ne vois rien de la plûpart des chofes que *M. Vitet* nous cite, d'après ces Maréchaux, & je fuis très-perfuadé qu'il feroit embarraffé de nous citer quelques Maréchaux de fon pays qui aient pratiqué cette opération, ou au moins avec fuccès. On pourroit, en outre, tirer une preuve de ce que j'avance, par le peu de détail que nous fait *M. Vitet,* de fon opération; à la vérité, il faut être auffi Anatomifte qu'il l'eft, pour attrapper l'estomac, & avoir bien de l'adresse pour suspendre le mouvement vermiculaire des intestins, & les déranger de l'hypochondre gauche dans lequel ils se trouvent en partie, flottants sur les parois externes de l'estomac; l'adresse de contenir la canule dans le bas-ventre, pour en tirer l'air, comme l'on tireroit du bon vin blanc, mérite que l'on applaudisse à cette invention.

U.

ULCERES EN GÉNÉRAL, on comprend sous ce nom les plaies & les bleffures.

On entend par ulcère une folution de conti-nuité ou féparation de parties tant récentes qu'an-ciennes, dans les parties molles avec fuppuration plus ou moins abondante & quelquefois pas : on peut mettre de ce nombre les fractures, les caries mifes à découvert ; c'eft pour quoi leurs différences fe réduifent aux fuivantes, fçavoir, l'ulcère des parties molles, & l'ulcère des parties dures.

Le bénin & le malin.

Le fimple & le compofé.

Les calleux ou fecs qui ne fuppurent pas ou qui fuppurent peu.

Le fanieux où il y a des fonds où l'os eft à découvert ; en un mot, des ulcères rebelles, opi-niatres, difficiles à cicatrifer, & le putride qui fuppure trop.

Quant aux ulcères gangreneux, carcino-mateux, farcineux. *Voyez* les mots Gangrene, Sarcome, Farcin.

Les ulcères attaquent la peau feule, tels font les ulcères de gale & de dartres ; ils attaquent

le tiſſu cellulaire, tels ſont les ulcères éréſipel-
lateux ; ils attaquent les muſcles & la membrane
cellulaire en même temps, tels ſont les ulcères
à la ſuite d'un abſcès, ou de bleſſures quelconques dans ces parties ; ils attaquent les tendons,
les aponévroſes, les ligaments, les capſules &
les parties internes des articulations ; enfin ils
attaquent les vaiſſeaux, les nerfs, il eſt même rare
que dans les ulcères de quelque qualité qu'ils
ſoient, quelques branches de ces dernieres parties
n'y ſoient compriſes.

Ce que nous venons de dire ici, ne regarde
que les ulcères externes, cependant ils peuvent
attaquer les parties internes, l'expérience,
l'ouverture des cadavres, nous en font aſſez la
preuve : le poulmon & tous les viſcères peuvent
s'ulcérer à la ſuite d'une inflammation ou autre.

Les cauſes de l'ulcère ſont, & le plus ſouvent,
un abſcès ouvert à la ſuite d'une inflammation,
ou d'une tumeur enquiſtée, à la ſuite d'une
bleſſure de toute eſpèce, occaſionnée ſoit par le
fer, ſoit par le feu, à la ſuite d'une humeur âcre
qui gerſe la peau, telles que les eaux aux jambes, la mule traverſine, la malandre, la ſolandre, les javards, &c.

On reconnoît les ulcères à la ſolution de continuité, à la matière plus ou moins purulente qui
en découle, d'où naiſſent les diſtinctions ſui-

vantes, en grands & en petits, par rapport à leur étendue ; en superficiels & profonds, par rapport à leur cavité ; en externes ou internes, par rapport à la partie affectée, en ulcères récens, ou invétérés, par rapport à leur durée ; en ulcères ronds, longs, larges, étroits, droits, obliques, par rapport à leurs figures & leurs situations.

Le danger de l'ulcère augmente ou diminue à raison de son caractère, & de l'importance de la partie qu'il occupe.

Le bénin n'a pour l'ordinaire aucune suite fâcheuse, il guérit facilement & souvent de lui-même.

Le malin ne céde guéres qu'aux remédes sagement administrés, & n'est jamais sans danger.

Lorsqu'il attaque les tendons, le mal est toujours très-grave ; mais il n'est pas incurable quand on le traite comme nous le dirons ci-après.

S'il a son siége sur les ligaments, la guérison en est très-difficile, même par les remédes les mieux administrés. S'il pénétre dans l'articulation, le danger est encore plus grand, parce que la synovie s'écoule, s'extravase ou s'épaissit, ce qui fait toujours une maladie grave, pour ne pas dire, incurable.

Lorsqu'il est entretenu par un vice farcineux, galeux, dartreux, &c. il résiste jusqu'à ce qu'on ait guéri la cause.

Quand il attaque les cartilages, il est pour l'ordinaire incurable, à moins qu'on ne puisse l'extirper en entier & sans danger : les articulaires avec synovie, sont toujours incurables, & pour le plus souvent il en résulte une ankylose.

Enfin si l'ulcère a son siége sur l'os & que la carie survienne, il est plus ou moins dangereux à raison de sa situation.

Il y a dans la curation des ulcères, quatre états différents, qu'il est essentiel de connoître & de bien distinguer, d'où dépend l'art de guérir.

Ces états sont la suppuration, la détersion ou mondification, la régénération des chairs, si on peut l'admettre, & la cicatrisation.

1°. Où il y a blessure, il y a solution de continuité plus ou moins grande ; où il y a solution de continuité, il y a rupture de vaisseaux sanguins & lymphatiques, ce qui produit l'effusion des fluides qu'ils contiennent, & c'est alors que les plaies saignent ; mais comme ces vaisseaux bientôt après se resserrent à leurs extrémités, ils arretent ces mêmes fluides lesquels étant arrêtés enflent les vaisseaux, les engorgent & produisent l'inflammation. Les artères circonvoisines qui ne se trouvent dans aucun état de souffrance venant à battre continuellement sur ces mêmes vaisseaux engorgés, font par leurs différentes oscillations, au moyen de la chaleur, changer ce fluide arrêté, en pus dont le premier qui découle de l'ulcère a encore la couleur noirâtre, ou d'un blanc sale, qui bientôt après devient blanc & de bonne qualité.

Ce changement n'arrive que dans les plaies récentes, dans les blessures récentes ; mais à la suite d'un abscès ouvert, le pus, se trouvant formé de l'ulcère qui en provient, se trouve tout de suite suppurant, mais d'une nature bien différente : le pus de l'abscès est caséeux, friable & soluble dans l'eau ; celui qui survient le lendemain & jours suivans de son ouverture, est gélatineux & indissoluble.

2°. La détersion ou mondification de l'ulcère est lorsque de noir, livide, il change en une couleur de rose foncée & même rougeâtre, que le pus est bien établi.

Pour amener une plaie en cet état, l'on est obligé d'avoir recours, soit aux instruments tranchants, soit aux médicaments ; mais pour l'ordinaire la Nature l'y détermine par l'application de l'appareil simplement, qui le lendemain ou surlendemain, fait tomber des grumeaux de pus noirâtre, des filaments de toute espèce, des paquets de tissu cellulaire &c.

3°. La génération des chairs ou ce qui paroît tel, est l'ouvrage de la Nature, elle le fait dans le cheval, dans toute l'étendue de l'ulcère également; l'ulcère d'inégal qu'il étoit paroît au deux & troisiéme appareil, comme bourgeonné, gréné; bientôt après, ces bourgeons se réunissent & forment une plaie qui quoique plus ou moins profonde, est unie; cette chair que l'on appelle régénération, ne tient en rien, d'aucune des parties qui a été délabrée par la matière de l'abscès, ou de celle que l'on peut avoir coupé : la section de cette nouvelle chair paroît être un composé de vaisseaux sanguins & de tissus cellulaires, mais tenant plus du premier; effectivement coupez une de ses parties, sur le champ vous êtes aveuglé par la quantité de sang que ces vaisseaux donnent, & il arrive tous les jours, de voir que dans l'extirpation des loupes, l'on a peu de sang, & que quelques jours après venant à couper les chairs qui sont surmontées du fond de la plaie, l'on vient à être inondé du fluide sanguin. Une preuve que nous pourrions encore rapporter pour prouver notre sentiment, est qu'une injection fine, portée dans une piéce où il y a eu de larges cicatrices, donne dans la corrosion, de l'esprit de nitre, ou autre liqueur corrosive, un bouquet entrelacé d'artères presque du double au côté opposé où il n'y avoit pas de cicatrices.

Il n'est point d'animal où cette prétendue régénération se fasse plus promptement que dans le cheval bien constitué : nous avons vu des plaies d'un pied & demi de long , & d'un demi pied de profondeur , se guérir en huit ou dix jours ; mais il faut observer que c'est dans des parties charnues où régnent beaucoup de tissus cellulaires ; il n'en seroit pas de même dans des parties tendineuses , aponévrotiques , ligamenteuses , encore moins s'il y a eu destruction totale ou d'une partie de la peau ; nous n'entendons que d'une simple solution de continuité ; car c'est presque toujours d'elle que dépend la guérison ; aussi recommandons-nous souvent aux Maréchaux de ménager la peau le plus qu'il est possible dans leurs opérations ; par exemple , combien ne voit-on pas des cors être des cinq ou six mois à guérir , quoique la plaie ait été simple du moment même de la chûte de de l'escarre.

4°. La cicatrisation se fait de même que la régénération des chairs , mais d'une manière plus lente ; plus ces chairs dont nous avons parlé plus haut , s'approhent de la peau , plus ses fibres deviennent serrées , moins la suppuration est abondante , l'ulcère étant d'une belle couleur , plus la cicatrice est prête de se faire ; ce n'est pas au contour de la peau , comme le disent plusieurs Auteurs , que commence toujours la

cicatrice, mais bien souvent au milieu même
de la plaie; ce dont on s'apperçoit par de
petits points blancs reffemblants à de petites parties ligamenteufes & aponévrotiques; c'eft une
différence à faire : par exemple, la cicatrice des
ulcères qui furviennent fur les os, fur les parties aponévrotiques, ligamenteufes, commence,
& ne fe fait guères que de la circonférence
au centre, par la peau, & fe termine ainfi
fans que le milieu y ait part; dans les parties
charnues, c'eft du centre à la circonférence,
c'eft du milieu de l'ulcère, que fe forment les
bourgeons, qu'eft formée la cicatrice. Il en eft
tout autrement des plaies de la fole charnue,
tantôt elle fe forme de la circonférence, tantôt du centre ; par exemple, un cheval a-t-il
été deffolé pour caufe détonnement de fabot,
de compreffion de la fole charnue; la fole de
corne a-t-elle été féparée par une matière quelconque qui a fufé entre elle & la fole charnue, &c. l'on voit alors la fole de corne reprendre également par-tout par une légère induration; enfuite une pellicule, qui bientôt
après prend la confiftance qu'avoit celle que
l'on a enlevée.

La fole charnue a-t-elle été coupée pour caufe
de clou de rue, de fic ou autres, alors on
voit fur les derniers temps de la guérifon, les
bords de la corne devenir blancheâtres, la plaie

diminuer d'étendue, & se cicatriser du centre à la circonférence.

La chair cannelée a-t-elle été coupée ou mise simplement à découvert, la muraille se reproduit comme dans la dessolure ci dessus, & jamais autrement, telle est la marche que nous avons constament vue.

Il en est de la cicatrice comme de la régénération des chairs. Le Chirurgien Vétérinaire doit laisser agir la Nature. Les médicamens les plus vantés ne font souvent que la retarder ; nous répéterons sans cesse, une opération bien faite, le premier appareil bien mis, le reste n'est rien, si toutes fois la suppuration a été bien établie.

ULCERE SIMPLE ou BÉNIN. On appelle ulcère simple ou bénin, celui qui n'est accompagné d'aucun accident fâcheux, où la suppuration s'établit bien, où il n'y a ni fond ni clapier, ni substances noirâtres & blafardes, dont la suppuration est blanche & louable, dont les chairs poussent & se réunissent avec aisance, & se cicatrisent en peu de temps.

Les causes de l'ulcère reconnoissent celle de l'ulcère en géneral ; mais dans celle-ci, il faut qu'il n'y ait que la peau d'affectée, le tissu cellulaire, que les muscles, les tendons, les os, les ligamens ne le soient pas ; que le pus qui

en découle foit blanc , épais & fans aucune
teinte de fang , que les chairs foient d'un rouge
plus que couleur de rofe , qu'elles fe régénérent
promptement , en confervant une certaine mol-
leffe , & qu'elles deviennent plus fermes , lorfqu'elles approchent du niveau de la peau , &
qu'étant parvenues jufques-là , elles ceffent de
produire de la fuppuration , ou au moins
très-peu , & qu'infenfiblement l'ulcère fe déf-
féche de lui-même. Ainfi tous les ulcères qui
furviennent dans les parties charnues , doivent
être pour l'ordinaire bénins , principalement
quand ils viennent à la fuite d'un abfcès ; de ce
nombre on peut mettre la taupe , les avives ,
ou ulcères des glandes parotides , ceux de la
gourme fous la ganache , toutes les fois qu'il
n'y a que le tiffu cellulaire d'attaqué , comme
cela arrive pour l'ordinaire. Les ulcères du col ,
de l'épaule , du bras , du dedans de la cuiffe ,
font bénins.

Les fymptômes de l'ulcère bénin font une
prompte fuppuration qui elle-même accélère la
régénération des chairs , qui les rend de plus
fermes en plus fermes , à mefure qu'elles approchent de la cicatrice ; celui dont la mondification fe fait dans les vingt-quatre heures , celui
dont la cicatrice eft égale , fans dépreffion ,
fans protubérances , & fans aucune égalité ,
celui en un mot qui ne laiffe aucun croûte ,

& auquel on apperçoit une pellicule dans toute son étendue, semblable à la peau ou à son corps muqueux.

On reconnoît aisément l'ulcère simple ou bénin, par ce que nous avons dit ci-dessus. Cependant il arrive que tel ulcère qui a paru simple, ne l'est pas, qu'étant prêt de se cicatriser, ou dans le cours de son traitement, on s'apperçoit d'un petit bouton plus élevé que le reste des chairs, tantôt rouge, tantôt noirâtre, lequel bouton, en forme de mammelon, porte à son extrêmité un petit trou qui va répondre à un os ou à un tendon, ou à quelqu'autre substance de cette nature, qui entretient une suppuration qui surpasse celle que produit la plaie, & dont le fond dénote une mondification imparfaite, lequel est entretenu par quelques fibres, dans une des parties dont nous venons de parler, ce que les Maréchaux experts appellent filandres.

On s'apperçoit encore d'un ou de plusieurs dépôts qui surviennent aux environs de l'ulcère, ce qui dénote qu'il y a eu quelques parties essentielles d'attaquées, ou un vice quelconque, dans la masse du sang ; mais dans ce cas, les dépôts sont presque toujours sanieux

L'ulcère bénin est toujours favorable, parce qu'il se cicatrise presque de lui-même, qu'il

épure

épure le sang d'un germe nuisible, qui par
la suite se seroit porté sur quelques viscères,
& y auroit produit des ravages mortels.

Le traitement de l'ulcère simple mérite peu
qu'on s'y arrête; mais, pour peu qu'il y survienne quelque obstacle, il faudra remplir les
indications qui sont de faire suppurer, de déterger ou mondifier, & de cicatriser; ce qui ne
s'opère que par des médicamens & moyens propres à chaque état.

Dans la suppuration il y a deux objets à
remplir, le premier de détendre & de relâcher
les fibres de l'ulcère qui sont enflammées, & souvent dans un état d'érétisme & de froncement;
le second d'exciterpar de légères impressions, les
oscillations des vaisseaux, & de procurer par là
une suppuration propre à dégorger l'orifice &
même les vaisseaux des parois de l'ulcère.

Pour remplir ces deux objets à la fois, l'on
se servira de suppuratif ordinaire, ou de l'onguent basilicum, ou bien encore d'un digestif
composé de térébenthine avec le jaune d'œuf
battus ensemble. La mixtion de ces deux substances doit être tantôt plus, tantôt moins;
est-il question d'accélérer, d'augmenter la suppuration? la térébenthine dominera. Est - il
question de la modérer? le jaune d'œuf dimi-
nuera. Est-il question de suppurer & de déterg

ger? l'on mettra le basilicum avec la térébenthine & le jaune d'œuf à partie égale.

A bien dire , quand la suppuration est établie , que le pus est blanc & louable , la détersion est faite , il n'est plus question que de
tenter la cicatrisation ; mais s'il y a quelques
parties noirâtres ou livides , que les médicamens
ci-dessus n'auront pas détachées , dans ce cas l'on
appliquera sur ces parties , des tentes ou plumasseaux imbibés de teinture d'aloës , & l'on
se gardera bien d'y appliquer l'œgiptiac , comme
plusieurs personnes le conseillent ; ce médicament
entretient la plaie dans le même état , rend la
plaie calleuse , bien loin d'en favoriser l'escarre.

Il faut donc par ce que nous venons de dire
ci-dessus , que la suppuration fonde & consume
ce qu'il y a de mauvais , d'où s'ensuit la détersion ; ou bien celle-ci enléve ce que la premiére a consumé ; enfin que la cicatrisation
ferme la plaie & termine la guérison.

Les suppuratifs , les digestifs , conduisent insensiblement aux détersifs qui nettoyent , & par
là aident la nature à se cicatriser.

Dans les commencemens, la suppuration doit
être un peu abondante , afin de consumer ce
qu'il y a de gâté , afin de dégorger les vaisseaux ,
& de diminuer l'inflammation ; mais il ne faut
pas qu'elle soit excessive , parce qu'elle cause-

roit plus de perte qu'il ne se feroit de réparation ; on l'entretient modérée avec les digestifs ordinaires, faits avec la térébenthine & le jaune d'œuf battus ensemble, ou le basilicum simple, ou de la térébenthine seule, ou du miel mêlé avec de la farine d'orge ou de seigle.

Remarquez 1°. que lorsque l'ulcère change de nature, qu'il est humide, qu'il fournit beaucoup de pus, & qu'il a de la disposition à la pourriture & à la gangrene, il faut proscrire les suppuratifs relâchans, & employer l'aloës, les baumes & les toniques, tels que le baume de copahu. 2°. Lorsque l'ulcère attaque les tendons, on mettra en usage les balsamiques & les spiritueux, tels que la térébenthine & son essence.

Quand la suppuration a enlevé ce qu'il y avoit de mauvais, l'ulcère, de sordide qu'il étoit, devient d'un beau rouge ; les débris de la mauvaise suppuration, les chairs de mauvaise qualité, dont il étoit couvert, & qui empêchoient la cicatrisation, ne font dans ce cas que l'avancer.

C'est alors que pour ne point supprimer la suppuration qui entretient la souplesse des fibres & la fraîcheur de la plaie, on emploiera les détersifs les plus doux, tels sont la décoction d'orge avec le miel, la décoction de bugle, de fanicle, des plantes vulnéraires, des feuilles d'abfynte, 'd'ariftoloche, le vin miellé, le mondicatif d'ache, &c.

Dans le cas où les chairs feroient baveufes, & où l'ulcère rendroit un pus de mauvaife qualité, il faudra avoir recours aux déterfifs les plus forts, tels que la teinture de mirrhe & d'aloës, l'alun brûlé, le précipité rouge, l'onguent verd, la pierre infernale ou la pierre à cautère, que l'on paffe par-deffus les mauvaifes chairs.

Après avoir détergé l'ulcère, il s'agiroit d'incarnifer ou d'appliquer des remédes incarnatifs ; mais l'incarnation, s'il y en a, eft l'ouvrage de la nature ; quant aux remédes de cette nature, on n'en réconnoît plus.

Il ne s'agit donc que de feconder les efforts de la nature , en procurant une fuppuration légère , en la modérant lorfqu'elle fera trop abondante , & en détergeant l'ulcère; ces remédes font les fuppuratifs doux , les aftringens & les déterfifs.

Il eft difficile de trouver un remède fimple qui rempliffe ces différentes vues ; ainfi il faut choifir ceux qui ont deux de ces qualités , & en joindre un qui poffède la vertu qui leur manque ; par exemple , la mirrhe eft déterfive , un

peu aftringente & tonique ; elle convient très-
bien dans le cas où la fuppuration eft trop
abondante, & lorfque l'ulcère eft fordide ; mais
fi l'on veut entretenir la fuppuration, il faut
y joindre un fuppuratif léger, tel que le digeftif ordinaire, ou le bafilicon : enfin dans le
traitement des maladies, tant internes qu'externes, il faut varier le traitement fuivant les
circonftances.

Les baumes naturels, tels que celui de copahu,
de canada, la térébenthine, &c. qu'on a long-
temps regardés comme incarnatifs, font un peu
fuppuratifs, toniques, legèrement aftringents,
& de bons déterfifs. Ils peuvent être employés
dans tous les états de l'ulcère ; on peut auffi
mêler enfemble les fuppuratifs, les aftringents
& les déterfifs, pour en former un onguent
dont on fe fervira jufqu'à ce que les chairs
foient belles, c'eft-à-dire grenues, de couleur
rouge, & de niveau avec les parties voifines.

Lorfque l'ulcère eft parvenu à ce point, il
s'agit moins de travailler à le cicatrifer, que de
prendre garde de troubler l'opération de la nature. On peut cependant continuer l'ufage des
déterfifs, des aftringents & des defficatifs, &
même appliquer, mais avec prudence & avec
circonfpection, la charpie féche, les étoupes
féches ou trempées dans l'eau vulnéraire ou

dans l'eau d'alun brûlé ou l'eau de chaux. Les poudres defficatives, comme de l'alun brûlé, de la litarge, de la céruse, &c. peuvent auffi avoir leur utilité ; mais dans bien des cas, un Praticien éclairé reconnoîtra fans peine, que la guérifon s'achéve fans tous ces fecours impofans.

Nous recommanderons en finiffant, 1°. de ne point laiffer les plaies expofées à l'air, dont le contaƈt defféche les vaiffeaux, durcit les fibres, & fupprime la fuppuration.

2°. De ne pas faire faigner la plaie, de peur d'y attirer une nouvelle inflammation, & de retarder la guérifon.

3°. de ne gêner aucune articulation quelconque, de peur d'engorger les vaiffeaux fanguins, & par là de faire faigner la plaie. Par exemple, un cheval a-t-il été opéré d'un clou de rue, d'un javart encorné, il ne faut jamais plier le pâturon & allonger la jambe dans toute fon étendue, mais il faut la lever très-peu de terre, & que le Chirurgien Vétérinaire fe ploye lui-même pour le panfer ; fi l'accident arrive de derrière, que le palefrenier avance fon genou pour préfenter le canon en avant, & que les articulations fupérieures foient le moins ployées qu'il fera poffible.

4°. De ne point effuyer les plaies, comme

font la plupart des Maréchaux, ce qui les fait saigner, & met la plaie à peu-près dans le même état où elle étoit lorsqu'elle a été opérée ; ce qui retarde beaucoup la guérison, & rend les fibres calleuses.

5°. De ne panser les plaies le moins possible : nous parlons des ulcères bénins, parceque la suppuration est elle-même un baume essentiel qui hâte la guérison : en Été par exemple, la transpiration étant forte, les plaies doivent nécessairement suppurer ; dans ce cas il est bon de lever l'appareil tous les jours, ou tous les deux jours, suivant l'ancienneté de la plaie, & son état. Dans l'Hiver où cette transpiration est beaucoup plus lente & moins vive, il ne faut lever l'appareil, que tous les trois, quatre & cinq jours. Le premier appareil tous les huit jours, principalement si le cheval a été opéré, & que dans la partie extirpée, il y ait eu quelques fortes ramifications d'artères coupées ; c'est une bien mauvaise méthode parmi les Maréchaux sortis de nos nouvelles Ecoles, où on les a obligés d'apprendre par cœur des cahiers informes de matière médicale, sans leur avoir montré aucune maladie ; c'est une bien mauvaise méthode, dis-je, de renouveller sans cesse les appareils, & de changer à chaque appareil, leurs formules, lesquelles sont aussi dispendieuses qu'absurdes, & dont plusieurs

Régimens de Cavalerie se plaignent avec raison, ce qui nous a déterminés à donner notre Manuel Pharmaceutique.

6°. De ne pas charger les plaies d'une quantité de plumasseaux & de bandages qui ne font que les échauffer & souvent les mettre en sang. Rien de plus absurde encore que de voir des Maréchaux charger leurs plumasseaux d'onguent, qui se recouvrent successivement les uns & les autres ; la plaie couverte de médicamens, les autres doivent être mis à sec ou simplement imbibés d'un liquide doux, pour que le sang survenant ensuite, ne relâche pas l'appareil, autrement il seroit inutile de les mouiller.

Telle est la manière de panser les ulcères en général & les bénins ; mais il y en a qui demandent une méthode curative particulière, comme nous le verrons ci-après.

ULCÉRE COMPLIQUÉ ou MALIN. Sous ce nom les Auteurs ont distingué différentes espèces d'ulcères, l'ulcère putride qui ne suppure pas assez, de celui qui suppure trop ; l'ulcère avec excroissance de chair, de celui qui n'en a point, & qui cependant est dans le même état ; l'ulcère sineux, de celui qui pénètre jusqu'à l'os, ceux-ci de l'ulcère fistuleux, & des ulcères difficiles à se cicatriser.

Toutes ces distinctions reviennent au même, & ne font qu'embrouiller ; c'est pourquoi nous diviferons ces ulcères dont la différence est marquée, en trois claffes, fçavoir en ulcère calleux, qui ne fuppure pas, finueux & fiftuleux, qui fuppure trop ou pas affez, & en ulcère putride ou gangreneux.

ULCÈRE CALLEUX (l') , eft celui dont la plaie & les bords font durs, approche de la rigidité des fibres offeufes, & qui reffemble à un fquirrhe dont les fibres font dures, rénitentes, blancheâtres, froides & prefqu'infenfibles ; tantôt cette rigidité ne s'obferve que dans certains endroits de l'ulcère, tantôt fur fes bords & affez fouvent dans toute fon étendue, quelquefois l'ulcère eft profond, quelquefois il eft de niveau avec la plaie, d'autres fois les bords fe renverfent en arrière, & furmontent la peau. Ces accidens fe voient affez communément dans le farcin.

Les caufes font 1°. Lorfqu'on laiffe l'ulcère expofé à l'air & au froid ; 2°. Lorfque la compreffion a été trop forte par la dureté des tentes, plumaffeaux & bourdonnet : 3°. De l'application des aftringents & des defficatifs dans le temps qu'il falloit employer les relâchans, & du long ufage de ces médicamens; 4°. La mauvaife qualité du pus produit par un vice quelconque , qui épaissit la lymphe , & rend les bords de la plaie calleux. 5°. Le séjour d'un pus louable , qui en croupissant épaissit la lymphe , & endurcit l'ulcère. 6°. La trop grande suppuration qui relâche les fibres , leur ôte leurs tons , intercepte la régénération , & fait que le moindre air ou médicament les endurcit. 7°. La supression de la suppuration qui retrécit les fibres , les rapproche & forme l'ulcère calleux ; à ces causes on peut ajouter la malpropreté , le peu de soin de panser la plaie , la manière d'appliquer les appareils , & les différens chocs que se donne l'animal, qui endurcissent l'ulcère , & le rendent calleux.

Les symptômes de l'ulcère calleux sont la dureté , la rénitence occasionnée par le pansement de la lymphe & son séjour , par la grande suppuration qu'il peut y avoir eu , & par la supression , par le peu de suppuration , & encore d'une nature âcre qui crispe les vaisseaux & leur ôte leurs oscillations , par la compression des chairs , qui surmontent , qui de bonnes qu'elles pouvoient être , deviennes mollasses , blafardes , & qui durcissent ensuite.

Quand l'ulcère est parvenu à ce point , il est rare qu'il puisse se déterger , les médicaments ne font rien dessus , il faut l'opérer & le rendre simple , si toutes-fois il n'existe pas un virus actif, ce qui est encore rare quand l'opération a été bien faite.

Le siége de l'ulcère peut être par-tout, on reconnoît ses différences par la vue & par le tact, s'il est simple ou compliqué, s'il est totalement calleux, ou s'il ne l'est qu'en partie; s'il est grand, s'il est petit, s'il est fistuleux ou sinueux, &c.

De ces différences on tire des prognostics; par exemple, l'ulcère qui survient sur une partie osseuse, tel qu'à la tête, sur la pointe de la hanche, sur le canon, est plus dangereux que celui qui survient sur une partie charnue ou cellulaire; il est plus dangereux sur une partie cartilagineuse, il le sera davantage sur une partie tendineuse, ligamenteuse, encore plus sur une articulation, &c. & dont la guérison est retardée selon le siége & la gravité du mal; ainsi la grandeur, la dureté, l'ancienneté, la complication, servent à pronostiquer d'une manière juste, sur l'état de l'ulcère & de ses suites.

Pour parvenir à fondre & détruire les callosités, on emploiera les émollients & les relâchans; les résolutifs ne conviennent nullement; ils ne font encore qu'endurcir: c'est un mauvais conseil qu'ont donné la plûpart des Auteurs qui ont traité des ulcères. Les émollients & relâ chans rendent la fouplesse aux fibres, & la fluidité à la lymphe, celle-ci devenue plus mobile, reprend son cours naturel ; l'on appliquera pour cet effet des mucilages de mauve & guimauve ; on peut même y joindre un digestif ordinaire.

Les fibres de l'ulcère étant d'étendues, on rappellera ou on augmentera la suppuration au moyen des plus forts suppuratifs, tels que le basilicum, le diachylon & les graisses de cette nature ; ces deux moyens réussissent souvent, lorsque les callosités sont un peu anciennes ; mais il faut toujours y avoir recours, lorsqu'elles se trouvent près des tendons, des articulations, du périoste & des gros vaisseaux, parce qu'il seroit dangereux de les emporter.

Si ces deux moyens sont insuffisans, on doit enlever les callosités avec le bistouri, ou les détruire par le cautère, mais le premier convient mieux ; il est plus sûr de se servir du bistouri, ou des ciseaux quand les chairs sont enfoncées, & que l'on ne peut faire autrement. Si l'on emploie le cautère, ce doit toujours être l'actuel ou le fer chaud, que l'on applique par pointes ou à plat, suivant l'étendue de la callosité ; le feu appliqué, il se forme un escarre dont on favorise la chûte avec quelques suppuratifs. Cette méthode ne convient que

dans les endroits où le biftouri ni les ci-
feaux ne peuvent pénétrer, ou à ceux qui ne
connoiffent pas leurs fujets, qui appréhendent
le fang ; & c'eft malheureusement le grand
cheval de bataille, la grande reffource de la
plûpart des Maréchaux, dont les principaux
remédes ne confiftent que dans l'application du
feu, des cauftiques & des quatre onguents;
c'eft là leur *nec plus ultrà.*

Après que les callofités ont été emportées
avec le biftouri, ou détruites par le cautère,
il refte un ulcère fimple qu'on traite comme
il a été dit au mot Ulcère Bénin.

ULCÉRE SINUEUX & FISTULEUX (l'),

peut tenir de l'ulcère fimple en apparence,
c'eft-à-dire qu'il peut y avoir plus ou moins
de fuppuration, que les chairs peuvent être
rouges, fans furmonter ; ce qui arrive prefque
toujours, quand il furvient à la fuite d'un dépôt récemment ouvert ; mais bientôt l'on voit
la plaie changer de nature, les chairs pouffer
inégalement, fa cavité fe remplir, foit qu'elle
conferve fa couleur, foit qu'elle devienne cal-
leufe, la fuppuration devient plus abondante,
à raison de l'étendue de l'ulcère. L'on apperçoit en très peu de temps un ou plufieurs petits bourons, qui annoncent des fonds, & qui
conduifent à plufieurs foyers, & qui font tou-

jours entretenus par des substances que la suppuration & les médicamens détachent difficilement, tels que quelques portions de tendons, d'aponévroses, de ligamens, d'os, de cartilages, & c'est alors qu'il y a des fistules ou filandres, comme disent les Maréchaux ; & il est rare qu'un ulcère sinueux ne soit pas fistuleux, celui-ci étant toujours sinueux, soit qu'il vienne à la suite d'un dépôt qui se sera étendu, & qui aura formé plusieurs chambres, ou d'un ravage produit par un vice existant dans le sang, ou dans un séjour du pus dans ces cavités, auquel on n'aura pas donné d'issue, ou autres causes semblables.

On reconnoît l'ulcère sinueux & fistuleux en y portant le doigt : quand il est récent, & qu'il est survenu à la suite d'un dépôt, l'on sent au tact certaines brides, qui tantôt sont des portions de tissus cellulaires, que la suppuration détache pour l'ordinaire ; tantôt ce sont des muscles, des tendons ; tantôt ce sont des paquets de vaisseaux des nerfs, qui entretiennent la plaie, en diminuant de volume, forment autant de clapiers & de fistules ; cependant à moins que l'on ne connoisse bien la partie anatomique, on ne doit pas essayer à rompre ces différentes colonnes, il peut en survenir une hémorragie, ou une perte de mouvement, principalement quand les dépôts ont été profonds, & que l'ulcère est dans les parties délicates. Dans les vieux ulcères de ce genre, on les reconnoît par un pus sanieux qui découle de ces petits boutons dont l'extrémité est tantôt rouge, tantôt noirâtre ; ce sont des petits conduits qui vont répondre aux différens foyers. Tantôt on reconnoît les sinus fistuleux, en comprimant les environs de l'ulcère, en faisant sortir le pus de l'extrémité de ces boutons mammelonnés ; & avec plus de certitude, on les reconnoît au moyen de la sonde, c'est par elle que l'on s'assure des différens contours & étendue du sinus, & souvent ce qui produit la fistule, mais pour cela faire, il faut être Anatomiste.

L'ulcère sinueux & fistuleux est plus ou moins dangereux, suivant les parties qui le produisent; s'il est produit par quelque aponévrose, le danger est plus grand que celui de quelque paquet charnu, ces deux ici moindres que ceux du tendon, celui-ci moins que celui qui est produit par une substance ligamenteuse ; & toujours très-dangereux lorsqu'il attaque les articulations, qu'il embrasse de gros vaisseaux, ou qu'il pénétre dans quelques cavités, lesquelles dernières font périr l'animal.

On guérit rarement l'ulcère sinueux & fistuleux par l'application seule des remèdes pharmaceutiques ; on est pour l'ordinaire obligé d'a-

voir recours aux inſtruments tranchants, pour
cet effet on introduira le doigt dans le fond du
ſinus, ſi toutes fois l'ulcère eſt récent, & que
le doigt puiſſe y pénétrer, ſinon on ſe ſervira
de la ſonde cannelée; enſuite après avoir introduit la lame du biſtouri dans ſa crenelure,
l'on inciſera toujours dans la partie la plus
déclive, de peur que le pus ne ſéjourne encore
dans ces mêmes ſinus, obſervant de ne point
couper quelques parties eſſentielles, telles que
de gros vaiſſeaux, tendons, &c. ce qui ſeroit
périr l'animal, ou au moins l'eſtropieroit, ce
qui eſt à peu-près la même choſe que de le tuer.
Il eſt des cas où il faut faire pluſieurs ouvertures & contre-ouvertures, & faire enſorte qu'il
y ait communication de ces ſinus entre eux
d'une manière libre, toutes fois qu'il y en a
déjà eu : il faut avoir ſoin d'inciſer juſqu'au fond
de la fiſtule, & cela de manière que l'entrée
ſoit toujours plus large que le fond, & que la
fiſtule, ou ce qui la produit, puiſſe ſe détacher
aiſément & être entraîné par la ſuppuration :
cette filandre tombée, le fond du ſinus ne tarde
pas à ſe remplir de bonnes chairs, & à former
une plaie unie qui prend la qualité d'ulcère
bénin, & qui ſe cicatriſe en peu de temps.

Mais pour venir à ce point, il ne ſuffit pas
d'inciſer, couper, détruire ce qui eſt néceſſaire;
il reſte toujours quelque choſe que l'inſtrument

tranchant

tranchant ne fçauroit emporter ; il eft donc
néceffaire d'appliquer des médicamens qui facilitent l'efcarre de ces mêmes parties ; dans ce
cas on fe fervira de fort fuppuratif , & de
de violent digeftif ; quelquefois ces médicamens
font infructueux , principalement quand la fiftule eft ancienne , & que le conduit qui méne
au foyer eft étroit , qu'il n'y a que la fonde
qui puiffe y pénétrer ; c'eft alors qu'en fendant
cette fiftule , l'on apperçoit dans fon trajet &
dans le foyer, un efpèce de fac noir endurci ,
qu'a rendu tel le pus fanieux qui avoit coutume de s'écouler ; c'eft alors que les fuppuratifs & les digeftifs les plus actifs n'y peuvent
rien ; pour cet effet l'on aura donc recours aux
lotions faites avec la diffolution de vitriol dans
de l'eau ; après quoi on appliquera un digeftif
animé ; l'on continuera ce traitement jufqu'à ce
que les efcarres foient entiérement tombées ,
& que la fuppuration foit un peu établie : enfuite on continuera avec le digeftif fimple ,
comme l'ulcère bénin & le refte de même jufqu'à parfaite guérifon.

Ce traitement fuppofe cependant qu'il n'y a
pas de parties abfolument effentielles à découvert , autrement il faudroit panfer la fiftule
avec les baumes naturels mêlés de fuppuratifs,
& obtenir d'eux & du temps , ce que l'on
ne fçauroit obtenir des cauftiques , fans courir

de grands rifques. C'eſt au Patricien inſtruit à juger ces cas toutes les fois qu'ils ſe préſentent, il vaut mieux aller d'un pas lent, que de bruſquer la nature, & eſtropier au moins le cheval.

De tous les cas eſſentiels, l'os à découvert & même carié eſt le moins dangereux, & ne peut l'être qu'autant que l'on eſt privé d'y porter le ſecours néceſſaire, autrement il eſt de peu de conſéquence; l'on rugine l'os, ou on le brûle avec le cautère actuel; mais pour employer ce dernier moyen, il faut que la gouge ne puiſſe aller ſur l'os, & que le fond ſoit trop conſidérable : la partie exfoliée, l'os ſe recouvre bientôt, & forme enſuite une plaie ſimple.

Si la fiſtule eſt entretenue par la carie d'un cartilage, il faut voir ſi ce cartilage eſt de nature à être emporté, ou s'il ne l'eſt pas; s'il l'eſt, il faut l'amputer juſques ſur l'os même, le faire exfolier lui-même, c'eſt le moyen d'avancer la guériſon; de ce nombre on peut mettre les cartilages des oreilles, des apophyſes épineuſes du dos, du bord ſupérieur de l'omoplate dans les vieux chevaux, ceux des parties latérales de l'os du pied, &c. Si la carie du cartilage n'eſt pas de nature à être emportée, & qu'elle ſoit articulaire, & humectée par la synovie, alors le mal est sans reméde ; insensiblement le cartilage se mine, se corrode, corrode de même celui de l'os voisin ; le suc osseux passe d'un os à un autre, s'endurcit, & forme ce que l'on appelle exostose ; de manière que de deux piéces, il n'en forme plus qu'une seule, & met le cheval hors de service, principalement si l'accident est arrivé dans une articulation de genou, ou de charnière parfaite ; cependant il est bon d'injecter dans les articulations, des décoctions de mucilage, telles que de mauve, graine de lin, que l'on aura filtrées autant que faire se peut ; on peut ajouter à ces décoctions quelques gouttes de baume de Fioraventi, mais rarement cela vous réussit — il.

ULCÉRE PUTRIDE ou **GANGRENEUX** (l'), ne vient point d'une trop grande suppuration, comme le pensent encore plusieurs Écrivains, mais bien d'une fausse suppuration, d'un pus sordide, aqueux, sanguinolent & fétide, tout ulcère bénin peut prendre cette qualité, s'il a été mal traité, s'il a été contre-froissé plusieurs fois, principalement si l'humeur morbifique ou un vice du sang s'y est porté : l'ulcère sinueux, fistuleux dégénère assez souvent en ulcère putride, mais jamais ou presque jamais l'ulcère calleux, à moins qu'il ne furvienne quelque nouvelle caufe extérieure qui ait mis la plaie au fang. A ces caufes il faut ajouter l'indolence des parties voifines, le délabrement que peut avoir produit l'inflammation de ces mêmes parties : l'œdéme feul eſt accompagné pour l'ordinaire de ces fortes d'ulcères. La férofité qui en découle, relâche les fibres des vaiſſeaux fanguins & lymphatiques, ce qui produit ce liquide fanguinolent ; le pus qui croupit, & qui ôte totalement le ton à ces mêmes vaiſſeaux, joint à cela le défaut de chaleur, & les finus dans lefquels peut être épanchée cette fauſſe fuppuration, d'où naît la puanteur. On reconnoît l'ulcère putride aux fymptômes ci deſſus. Il eſt plus ou moins dangereux, fuivant qu'il eſt placé, & qu'il eſt dans le cas d'être traité différemment ; toutes les fois qu'il eſt dans une partie charnue ou cellulaire, on l'a bientôt changé en ulcère fimple par l'extirpation ; mais il eſt bien plus difficile dans les parties tendineuſes & ligamenteuſes, il eſt preſque toujours incurable quand il pénétre dans une capacité, ou dans une articulation & quelquefois dans les parties glanduleuſes, à moins que l'on puiſſe les extirper fans rifque & fans effufion de fang confidérable. Il faut donc fans s'amufer aux remédes antiputrides & autres tant intérieurement qu'extérieurement, en faire la fection, enfuite les mettre en ufage, de même que

les médicamens propres à chaque partie qu'occupe l'ulcère, & terminer sur les derniers temps
comme un ulcère simple.

Différences de qualités d'ulcères qui surviennent le plus communément dans la pratique,
& qui sont répandus dans le corps de cet ouvrage.

*Les ulcères bénins sont ceux qui surviennent à la
suite d'un dépôt de gourme, tels qu'aux
glandes,*

Parotides.

Maxillaires.

Sublinguales.

En dedans de la cuisse, proche le fourreau;

Au toupet.

A la suite de la taupe.

Sur le garot.

Sur le rognon.

A l'avant-cœur.

Aux pieds, à la suite d'une enclouûre ;

D'un clou de rue, qui n'a attaqué que la sole
charnue,

La sole brûlée.

Les ulcères calleux font les précédents, quand ils ont été mal traités, négligés, ou qu'il y a vice dans le fang ; a ceux-ci il faut ajouter ;

L'ulcère des barres.

Les cors.

La malandre.

La folandre.

La mule traverfine.

L'ulcère provenu d'un javart.

L'ulcère à la fuite d'un enchevreture.

Les ulcères finueux & fiftuleux peuvent être finueux & fiftuleux , quand ;

L'ulcère des barres va jufqu'à l'os ;

Quand l'efcarre du cors eft tombée, & qu'il y a quelque portion tendineufe des mufcles intéreffants d'attaquée.

Lorfque la malandre & la folandre font profondes,

Que la mule traverfine, l'enchevreture ont été jufqu'aux gaînes des tendons,

Toutes les fois que le bourbillon du javart a été profond & qu'il a attaqué le tendon ou fes gaînes ; à ceux-ci il faut ajouter les fiftules,

Des avives.

De deffous la mâchoire.

De la lacrymale.

De la faignée du col.

De la taupe.

Du garot.

Du rognon.

De l'avant-cœur au cartilage du sternum.

Du plat de la cuisse.

De l'anus.

Des bourses ou scrotum.

Du javart encorné, improprement dit.

De l'enclouûre, dont la matiére a soufflé à la couronne.

Des enclouûres qui ont attaqué l'os ou le tendon.

De la bleime.

De la seime.

De la fourmillière.

Du croissant à la suite de la fourbure.

Les ulcères putrides sont,

Les aphtes.

Les chancres de morve & autres.

Les eaux aux jambes.

Les poireaux.

Les fics ou crapauds.

Nota. Que tout ulcère bénin peut changer & devenir putride, & cela, selon les causes qui le produisent.

UNI, un cheval uni : il est uni quand au galop il avance la jambe droite de devant, &

la jambe gauche de derrière en même-temps.

UNIR UN CHEVAL, le remettre quand il est désuni au galop. *Voyez* Désuni.

URACHE. *Voyez* Ouraque.

URETÉRES. *Voyez* Rein.

URÉTRE, (canal de l'). *Voyez* Génération du cheval, & de la jument, (parties de la).

URINE, liqueur séparée par les reins, dans laquelle on trouve un sel, & une huile très-volatiles, un mucilage, & une terre insipide. La couleur naturelle de l'urine est blancheâtre & épaisse; quand elle est claire, transparente, c'est un signe de maladie, de même que quand elle est sans odeur.

URINE, (incontinence d'). Il arrive quelquefois aux chevaux un écoulement perpétuel d'urine par le fourreau, sans que la verge forte du fourreau, & sans que le cheval ressente la moindre douleur. Il est même assez ordinaire aux vieux chevaux de pisser dans leur fourreau, sans cependant qu'il y ait incontinence, c'est souvent une disposition à cette infirmité, qui est presque toujours occasionnée par une paralysie de la vessie, ou par un relâchement du sphyncter. Les injections astringentes, poussées dans la veſſie, ſeroient très-convenables daus ce cas; mais comme il n'eſt pas poſſible de ſonder le cheval dont la verge ſe retire dans le fourreau, on doit s'en tenir aux aſtringens internes. Ainſi, on donnera le baume de la Mecque, du Pérou ou la térébenthine, à la doſe d'un gros, tous les matins, ſoit en bols ou en boiſſon. Il vaut mieux néanmoins en former des pillules avec de la farine ou de la muſcade réduite en poudre; on lui en fera prendre tous les jours pendant ſix ſemaines & plus.

URINE, (rétention d'). La rétention d'urine eſt la difficulté ou l'impoſſibilité d'uriner.

Le cheval ſe préſente pour piſſer, & ne rend que quelques gouttes d'eau, ou même aucunes.

Cauſes. Elle eſt ordinairement produite par le retréciſſement du col de la veſſie; ce retréciſſement vient, ou de l'inflammation de la veſſie, ou de celle des glandes proſtrates qui environnent ſon col, & quelquefois de la paralyſie de la veſſie.

Lorſque la veſſie eſt enflammée, les vaiſſeaux de ſon col ſont pleins, engorgés, diſtendus, & ferment le paſſage à l'urine.

Lorſque les glandes proſtrates ſont engorgées, elles compriment le commencement du canal de l'urétre, & empêchent l'urine de couler.

Dans la paralyſie de la veſſie, les fibres n'ont plus de ſentiment ; elles ne ſentent plus la préſence de l'urine qui s'amaſſe en grande quantité, diſtend prodigieuſement les membranes de ce ſac, & en reſſerre le col ; de-là la rétention d'urine.

L'urine peut encore être retenue par la préſence d'une pierre, qui ſe portant vers le col de la veſſie, l'empêche de s'ouvrir.

Diagnoſtic. Les ſignes par leſquels on reconnoît cette affliction, ſont les ſuivans : le cheval ſe préſente ſouvent pour uriner, & ne rend point ou très-peu d'urine ; en portant la main ſur la veſſie par le rectum, on ſent qu'elle eſt pleine & diſtendue ; on s'aſſure auſſi, par ce moyen, s'il y a une pierre.

Curation. Il ne faut point ſuivre la mauvaiſe méthode de ceux qui, en portant la main par la veſſie, la compriment fortement afin de procurer la ſortie de l'urine, parce qu'on augmenteroit la violence du mal ; ſi on le fait, il faut que ce ſoit doucement & avec la plus grande prudence.

Lorſque la rétention d'urine vient de l'engorgement, on doit ſaigner une ou deux fois, donner des breuvages & des lavemens émolliens, & employer les remédes de l'inflammation. Lorsqu'elle reconnoît pour cause la paralysie, il est difficile d'y porter reméde ; On peut essayer les lavemens de décoction de camomilles, de mélilot, de bétoine &c. & même froter le bas-ventre avec de l'essence de térébenthine, de l'huile de laurier, ayez soin de promener le cheval. Il y a certains moyens qui réussissent quelquefois à faire pisser le cheval, comme de remuer souvent la litière sous son ventre, le mettre dans une bergerie, sur le fumier de mouton, &c. on insinue un grain de poivre dans l'urétre.

Tous les moyens dont on peut espérer quelque chose ne doivent pas être méprisés ; ceux-ci seront donc mis en usage, bien qu'ils soient souvent inutiles. Mais si le mal est produit par une pierre dans la vessie, il n'y a pas d'autre parti à prendre que de faire l'opération. *Voy.* Taille.

URINE (suppression d'). L'urine se supprime, lorsqu'elle ne se sépare pas dans les reins, ou qu'elle ne s'y sépare qu'en petite quantité, ou qu'elle ne trouve pas de passage libre pour se rendre à la vessie.

Dans cet état le cheval souffre de vives douleurs, qui sont nuancées par la grande agitation où il est ; la fiévre est considérable , il plie les reins.

Causes. La suppression d'urine vient , ou de l'inflammation des reins & des artères, ou de l'obstruction de ces parties , ou de la présence d'une pierre , &c.

Dans l'inflammation des reins , les tuyaux secrétoires sont resserrés & ne filtrent plus l'urine , laquelle reflue dans la masse du sang , ce qui la supprime.

Dans l'inflammation des artères , ces canaux sont retrécis , & ne laissent plus de chemin ouvert à l'urine ; il doit donc y avoir suppression.

Dans l'obstruction des reins & des artères, l'urine ne pouvant passer librement , n'est plus versée dans la vessie , il y a par conséquent suppression.

Les causes de l'inflammation des reins & des artères, sont ou générales, ou locales ; les premières sont l'épaississement , le pléthôre & la raréfaction du sang ; les secondes sont un coup sur la région des reins, lequel aura endommagé , meurtri la substance de ces glandes , relâché les vaisseaux, ou irrité les nerfs, & produit un engorgement. L'obstruction des reins est due à des calculs formés dans leur substance , ils

bouchent, picottent & irritent les vaiſſeaux ſe-
crétoires de l'urine-

Diagnoſtic. Dans la ſuppreſſion d'urine le
cheval s'agite, ſe tourmente, plie les reins, les
regarde, & a une fiévre conſidérable.

Prognoſtic. Le mal eſt ſans reméde, lorſqu'il
eſt cauſé par obſtructoin, c'eſt-à-dire, par des
calculs ou des pierres, ſoit dans les reins,
ſoit dans les artères : s'il vient de l'inflammation
des reins, il peut ſe guérir, mais il n'eſt jamais ſans danger.

Curation. La ſuppreſſion d'urine qui vient
d'inflammation, demande ; 1°. Des ſaignées,
répétées ſuivant le beſoin ; c'eſt le reméde le
plus éfficace ; 2°. On retranchera tout aliment
ſolide, & tout ce qui eſt échauffant ; 3°. On
donnera pluſieurs lavemens émolliens & rafraî-
chiſſans, afin de tempérer la chaleur, d'abattre
l'inflammation & de calmer l'irritation des reins;
on preſcrira des boiſſons adouciſſantes, préparées avec les décoctions de feuilles de mauve,
de guimauve ou de graine de lin. On peut faire
avaler quelques onces d'huile d'amandes douces,
pour adoucir, relâcher & modérer la douleur.

USÉ, un cheval uſé eſt celui qui étant fatigué
ne peut plus rendre de bons ſervices.

USÉE. *Voyez* Œil.

VACHE, est le même que soufflet.

VACHE, (ventre de), se dit d'un cheval qui a le ventre pendant.

VACHE, (ruer en), se dit d'un cheval qui donne des coups de pieds derrière vers l'avant-main.

VACHE, (tirer la), terme vulgaire dont se servent les Garçons Maréchaux, pour dire chauffer.

VAGIN. *Voyez* Génération de la jument, (parties de la).

VAGINAL, LE, qui appartient au vagin.

VAGUE, on appelle de ce nom la huitiéme paire de nerfs, parce qu'elle se distribue de tous les côtés.

VALET, est le même que poinçon. *Voyez* ce Mot.

VALET A DÉBOTTER, c'est une planche entaillée où l'on met le talon, par le moyen duquel on se débotte.

VALVULES, espèces de petites soupapes qui se trouvent dans les veines, de distance en dis-

tance , & qui empêchent la rétrogradation du
fang. Ces nœuds qui paroiſſent extérieurement
ſur les veines jugulaires , lorſqu'on a mis la corde , ſont des valvules deſſus leſquelles on doit bien
ſe garder de ſaigner , car l'on riſque ſouvent
de former des fiſtules dans ces endroits. *Voy.*
Col (fiſtule à la ſaignée du).

VAN ou VANETTE , eſpèce de panier d'o-
ſier , dans lequel on ſecoue l'avoine qu'on va
donner aux chevaux.

VAILLANT CHEVAL , un cheval courageux
& vigoureux.

VARICE , en général on donne le nom de varice à toute dilatation de veine qui ſurvient
au cheval , dans telle partie du corps que ce
ſoit. (1) Cependant en Maréchallerie , ce terme
eſt reſtreint à ſignifier un gonflement ou élévation en dedans du jarret ſur ſon articulation ;
mais tantôt cette tumeur eſt une vraie dilatation de la veine , tantôt c'eſt un bourſouflement
de la capſule articulaire ; diſtinction qu'au-

____

(1) *M. Vitet* a tort de regarder la varice comme une
veine , dont la pulſation eſt perdue par un effort du ſang ſur
une portion de ſes parois ; un Anatomiſte devroit ſçavoir
que les veins ſont dénuées de pulſation.

roit bien dû faire *M. Vitet* , & qu'il n'auroit pas manqué de faire , s'il eût été versé dans la connoissance des chevaux : c'est dans nombre de circonstances semblables où l'on reconnoît ce *Praticien.*

La tumeur qui est produite par la dilatation de la veine , & qui est limitée , c'est-à-dire , qui ne se trouve que dilatée , vient souvent d'un ancien effort de jarret à la suite duquel il s'est fait un épanchement de la lymphe , qui par un long séjour a causé dans les tuniques de la veine un relâchement , d'où vient la varice. Il est bon d'observer que presque toujours la varice naît dans un endroit où il y a une valvule ; mais je n'accorderai pas à *M. Vitet* que cette espéce de varice empêche l'animal de marcher, & il est encore moins vrai qu'il y survienne ulcération par le frotement , on ne peut concevoir une telle pratique ; pour remédier à cette espéce d'anevrisme , il faudroit faire une suite de compressions : mais comme il n'est pas possible d'assujettir avec solidité sur cette partie , un bandage qui doit y rester long-tems , le mal est incurable , & ce seroit se tromper , que de conseiller avec *M. Vitet* l'opération de l'anevrisme. Cependant on doit tenter la guérison par le moyen des stiptiques ; le vinaigre de Saturne m'a souvent réussi.

Lorsque

Lorſque la varice vient du bourſouflement de la capſule, le traitement qui y convient eſt de fomenter ſouvent la partie avec la diſſolution de ſel ammoniac, ou même de ſel marin. Quand elle eſt ancienne, on eſt quelquefois obligé d'avoir recours au feu que l'on y porte avec des pointes.

VASCULAIRE, LEUX, EUSE, membrane compoſée d'une très-grande quantité de vaiſſeaux.

VASTES (les muſcles), ſont l'externe & l'interne. *Voyez* Jambe.

VEINES (les), vaiſſeaux deſtinés à rapporter au cœur le ſang qui a été diſtribué dans toutes les parties du corps, par les artères. Leur ſituation eſt à-peu-près la même que celle des artères, mais leur nombre eſt plus conſidérable, car non-ſeulement elles accompagnent les artères, mais il en eſt qui ſont ſeules ; ce ſont pour l'ordinaire les externes, ou celles que l'on apperçoit en deſſous de la peau, & où l'on peut ſaigner. Relativement au cours du ſang, il n'en eſt pas des veines comme de l'artère-aorte qui ſe diviſe & ſe ſubdiviſe en une infinité de ramifications : les veines au contraire commencent par de petits vaiſſeaux, dont le ſang va ſe rendre dans de plus gros ; ceux-ci dans d'autres qui à leur tour produisent un gros tronc appellé veine-cave.

Il est inutile de répéter ici ce que nous avons dit au mot artère, de la différence qui se trouve entre les artères & les veines. Je dirai seulement que les veines sont composées de trois tuniques. La première, la plus extérieure, est membraneuse & d'un tissu de fibres serrées & rangées en tout sens : la deuxiéme est cellulaire, & ne mérite pas le nom de membrane ; elle unit simplement la première avec la troisiéme qui est veloûtée ; par l'inspection de cette troisiéme membrane, on voit qu'intérieurement elle est à-peu-près de la même nature que celle des artères : on y distingue de même une liqueur mucilagineuse, qui enduit la paroi interne de ces vaisseaux.

Les veines n'ont pas comme les artères le mouvement de systole & de diastole, mouvement qui sert au cours du sang ; mais les veines sont entrecoupées intérieurement d'espace en espace, de petites cloisons membraneuses nommées valvules, faites en manière de panier de pigeon, & posées en dedans de la veine, de façon que le sang des extrémités, en remontant, affaisse cette soupape : mais ce fluide par son poids, ouvre cette valvule, & en bouche totalement le passage.

Il y a ordinairement trois valvules enſemble, qui occupent chacune un tiers du vaiſſeau, fermant totalement le paſſage au ſang, & l'empêchent de rétrograder; elles ne ſe trouvent pour l'ordinaire que dans les veines des extrémités, dans quelques-unes de la tête, dans les jugulaires proche le col, preſque à ſa partie moyenne; les principaux troncs n'en ont pas.

Les veines s'anaſtomoſent avec les artères, ce qui a fait dire qu'elles étoient une continuation des dernières; il eſt certain au moins que dans les injections les plus fines, l'on découvre non-ſeulement des vaiſſeaux lymphatiques injectés, mais même les veines.

Il faut diſtinguer trois eſpèces de veines qui ſont les veines pulmonaires, la veine-cave, & la veine-porte : la première apporte le ſang qui a été diſtribué au poulmon : la deuxième rapporte le ſang de preſque toute l'habitude du corps, la troiſiéme reçoit le ſang des méſentériques de la rate, & va ſe rendre au foyer.

La veine-cave qui reçoit le ſang de preſque toute l'habitude du corps, s'étend depuis la partie antérieure des côtes juſqu'à la cinquiéme vertèbre lombaire, quelquefois vers la quatriéme, de même que l'aorte poſtérieure : on diviſe la veine-cave, en antérieure & en poſtérieure. En général la veine-cave eſt plus de de deux tiers plus groſſe que l'artère-aorte.

La veine-cave antérieure eſt ſituée dans la poitrine ; elle eſt plus groſſe que l'inférieure ; en ſuivant le cours de la circulation du ſang, nous dirons qu'elle reçoit le ſang de pluſieurs petits vaiſſeaux, 1°. Tels que des veines coronaires du cœur ; 2°. Des thymiques, 3°. Des thorachiques, lesquelles ſont ſituées à côté des artères du même nom ; 4°. Des cervicales , 5°. Des dorſales qui rempent à côté des artères ; 6°. De la veine azigos, laquelle rempant tout le long des vertèbres du dos, hors le montoir, ou du côté droit , reçoit le ſang de preſque toutes les veines intercoſtales ; enſuite cette veine croiſe les vertèbres du dos, vers les trois premières au-deſſus de la bifurcation des principaux troncs du poulmon , & va ſe décharger dans la veine-cave. Cette veine-cave un peu plus antérieurement reçoit le ſang de quatre principaux troncs , dont deux viennent du col , nommés jugulaires ; les deux autres nommés axillaires , qui viennent des jambes de devant , quelquesfois celles-ci , forment deux troncs. La veine-cave reçoit encore le ſang des veines vertébrales qui paſſent par les trous de conjugaiſon des vertèbres du col , leſquelles rapportent le ſang du cerveau.

Les veines jugulaires font fituées au deffous de la peau ; on les apperçoit à trois ou quatre travers de doigts au deffous de l'angle poftérieur de la mâchoire inférieure, au-deffous des glandes parotides ; étant parvenues vers la cinquiéme vertèbre cervicale, elles fe rapprochent de leurs corps, puis s'enfoncent profondément, & reçoivent dans toute cette étendue plufieurs petites branches venant du col ; ces veines montent vers les carotides, reçoivent le fang de trois branches principales, dont l'une accompagne l'artère maxillaire ; la deuxième, les glandes parotides, & paroît comme les partager ; la troifiéme eft fituée intérieurement, & rapporte le fang de toutes les veines qui accompagnent toutes les artères de cette partie.

Les veines axillaires reçoivent le fang de deux groffes veines qui font la veine brachiale interne & l'externe, celle-ci reçoit le fang des veines fcapulaires, qui accompagnent les artères, & de plufieurs autres veines venant du bras. Cette même veine brachiale reçoit la veine des ars qui eft fituée en devant & au bas du poitrail, à côté de l'articulation de l'épaule avec le bras, & s'infinue intérieurement dans les mufcles pectoraux ; c'eft cette veine que l'on devroit ouvrir, quoique l'ufage foit de faigner en dedans de l'avant-bras, partie dangereufe où j'ai vu arriver nombre d'accidents , aulieu qu'à celle des ars , il n'y a jamais de danger.

La veine brachiale externe , reçoit le sang de trois grosses branches , dont la bifurcation se fait vers l'articulation du bras avec l'avant-bras ; ce sont 1º. La radiale cutanée , la plus considérable , qui rampe le long du radius , & qui est celle où l'on a coutume de saigner. 2º. La musculaire qui est située plus au devant de l'avant-bras. 3º. La moyenne , qui rampe entre les deux , & qui est moins considérable ; ces veines se réunissent vers le genou dans sa partie latérale externe & postérieure , & reçoivent d'autres petites veines , qui en se réunissant , reçoivent les veines coronaires , & celles-ci les pâturonières.

La veine brachiale interne reçoit le sang d'une veine qui rampe le long de l'artère , d'autres viennent verser le sang dans celle-ci ; ordre qui s'observe jusqu'aux extrémités , de façon que l'artère brachiale est accompagnée d'une veine qui sort des trous de l'os du pied.

La veine-cave antérieure , derrière le cœur , reçoit principalement la veine diaphragmatique.

La veine - cave postérieure est située dans le bas ventre & s'étend depuis le diaphragme , jusqu'à la dernière ou avant dernière vertèbre

des lombes, elle eft fituée à une petite diftance
de l'artère, vers le diaphragme, & placée un
peu à droite : la partie qui regarde les lombes,
touche à l'aorte, tandis que la veine antérieure
en eft écartée de plus de quatre travers de
doigts, elle reçoit le fang des veines emulgen-
tes, ou veines rénales, des fpermatiques, de
celles des ovaires, des veines lombaires, des
petites iliaques.

La veine - cave vers la cinquiéme vertèbre
lombaire, reçoit les quatre trous principaux qui
font les grandes iliaques & les crurales.

Les iliaques reçoivent plufieurs petites branches qui accompagnent les artères du baffin.

Les crurales reçoivent le fang non-feulement
de plufieurs veines affez groffes répandues dans
le corps de la cuiffe, mais de deux veines,
dont l'une eft défignée fous le nom de crurale
interne, & l'autre fous celui de crurale externe;
l'interne eft celle qui rempe le long de l'artère
du même nom, l'autre eft celle qui rempe au-
dedans de la cuiffe prefqu'à fa partie moyenne
qu'enfuite l'on apperçoit fous la peau, & qui
defcend le long de la jambe, où elle retient
le nom de tibiale, elle paffe enfuite à côté de
l'articulation du jarret, defcend le long du
canon, pour fe terminer de même qu'à la
jambe de devant en une infinité de ramifications.

T iv

Quant à la crurale interne, il est inutile de la décrire, puisqu'elle accompagne les principaux troncs artériels, si ce n'est qu'il y a derrière, une & quelquefois deux autres branches, qui accompagnent la principale veine nommée tibiale, des canonières qui sont deux en nombre, lesquelles reço vent le sang des pâturonières qui sont une de chaque côté : ces veines qui sont très-fortes reçoivent deux petites branches postérieurement, depuis la partie moyenne de l'os du canon, jusqu'à la couronne, elles deviennent souvent très-variqueuses ; & comme ces deux petites branches dont nous venons de parler, s'étendent jusqu'à la partie postérieure du boulet, elles sont plus exposées à cet accident dans le gonflement de cette partie, principalement à la suite des mules traversines ou enchevêture dans le pâturon, le retour du sang de ces veines se faisant difficilement, les artères lymphatiques s'engorgent & produisent une tumeur inflammatoire ou un œdéme.

Le dernier genre de maladies se guérit plus difficilement que le premier, il est plus long, l'on voit souvent de simples enchevêtures durer cinq à six mois avec plus de gonflement, & occasionner de la roideur au cheval dans ces articulations. Dans les poireaux, ces vaisseaux se trouvent de même très-engorgés. Le sang que fournit la plaie, après l'opération faite, vient

moins des artères, que des petites veines qui
se trouvent engorgées dans les tuniques des
tendons de cette partie ; la couleur du sang qui
est noirâtre & épais, se démontre assez ; c'est
l'engorgement des veines des extrémités, qui
est presque toujours la cause première de tous
les gonflements des jambes, depuis le jarret, ou
le genou jusqu'en bas.

Les pâturonières reçoivent le sang, ou si
l'on veut encore sont produites par deux branches de chaque côté, dont la plus considérable
vient de la partie inférieure de l'os du pied,
rempe derrière le cartilage pour former ensuite
la pâturonière ; l'autre un peu moins considérable, s'anastomose avec sa voisine, & est située
dans le corps de la fourchette, ce sont ces
veines qui, quand un cheval a été opéré d'un
fic ou crapaud, ou à la suite d'un clou de rue,
pour lequel on l'aura dessolé, donne le sang,
pour peu qu'on leve le pied trop haut, & sur-
tout en le pliant sur le canon ; le palefrenier
dans ce cas, doit avoir attention de ne lever
qu'en allongeant le canon en avant avec la
jambe, & de ne pas l'éloigner de terre de plus
d'un pied ; c'est à l'Opérateur à se gêner pour
le panser, autrement l'on fera toujours saigner
la plaie, ce qui la met toujours dans le même
état que si l'on venoit de l'opérer sur le champ.
Cette attention que peu de Maréchaux ne

prennent pas affez fouvent, eft cependant bien
effentielle, principalement pour les plaies de l'articulation de l'os du pied, avec l'os de la noix
à la fuite d'un clou de rue.

V E I N E (barrer la) , c'eft en intercepter le
cours du fang : cette opération qui eft le comble de l'ignorance , fe trouve encore aujour-
d'hui être le chef-d'œuvre des Maréchaux, lors
de leur réception à la Maîtrife ; quoique la plûpart des Maîtres en fentent l'abfurdité. L'on
voit néanmoins ce que peut le préjugé fur l'u-
fage,& dans quelles ténèbres eft encore plongée la
Maréchallerie.

VEINE-CAVE. *Voyez* Veine.

VEINEUX , EUSE, qui a rapport aux veines.

VÉLO-PALATIN (mufcle). *Voyez* Pharynx.

VELOUTÉ, qui reffemble à du velours, la membrane interne du canal inteftinal eft veloûtée.

VENIR PAR LE MILIEU DE LA PLACE.
Voyez Place.

VÉNULE , petite veine.

VENT, avoir du vent , fe dit d'un cheval qui
eft pouffif. Porter le nez au vent , ou porter au
vent , c'eft la même chofe. *Voyez* Porter.

VENTRAL , LE , qui a rapport au ventre.

VENTRE ; nom que l'on donne à la partie moyenne d'un muscle, ou à une cavité plus ou moins spatieuse, qui sert à renfermer quelque viscère : le crâne, la poitrine, & le bas-ventre retiennent ce nom.

VENTRE SUPÉRIEUR. *Voyez* Tête.

VENTRE ANTÉRIEUR. *Voyez* Poitrine.

VENTRE POSTÉRIEUR ou BAS-VENTRE. On comprend fous le nom de ventre toute cette maffe molle, fituée en arrière de la poitrine. Dans un cheval bien conftruit, & qui a de l'embonpoint, il fuit toujours la forme des côtes, mais il n'eft guères poffible de diftinguer exactement la poitrine d'avec le ventre, à moins que de tâter les dernières côtes. Si le ventre n'eft pas arrondi par-tout & fur la même ligne que la poitrine, ou s'il fort de cette ligne, on l'appelle ventre de vache ; lorfqu'il rentre en dedans, l'animal eft efflanqué ; quand les flancs ont un peu d'étendue, & qu'on y diftingue une efpèce de corde, on dit que le cheval eft fortrait : ces défauts proviennent ou d'une poitrine mal-faite, ou de l'applatiffement des côtes, ou de quelque maladie.

Le bas-ventre forme une cavité la plus considérable des trois , laquelle sert à renfermer non-seulement les principaux organes de la chylification , mais plusieurs gros viscères. Il s'étend depuis le diaphragme jusqu'au bassin, ou depuis le cartilage xiphoïde jusqu'à la symphyse des os pubis. Le bas-ventre est borné en devant par le diaphragme , en arrière par les os innominés , supérieurement par les vertèbres lombaires , inférieurement & latéralement par les muscles abdominaux. On distingue le bas-ventre , en parties contenantes & en parties contenues. Les contenantes sont celles que je viens de nommer, les contenues sont les viscères qui y sont renfermés ; pour bien assigner la place de chaque viscère, l'on a divisé cette cavité en trois parties ou régions qui chacunes se divisent en trois. Les trois premières sont l'épigastrique , l'ombilicale & l'hypogastrique.

La région épigastrique s'étend depuis le cartilage xiphoïde , jusqu'à six travers de doigts , au-dessous du cordon ombilical.

La région ombilicale s'étend depuis la précédente , jusqu'à cinq ou six travers de doigts , au-dessous de ce même cordon.

La région hypogastrique s'étend depuis cette dernière jusqu'à la symphyse des os pubis.

La partie moyenne de la région épigastrique

ſe nomme épigaſtre , & les côtés hypochondres , ainſi il y a un hypochondre droit & un hypochondre gauche.

La partie moyenne de la région hypogaſtrique a reçu le nom d'hypogaſtre , & les latérales celui de flancs. Il eſt inutile de faire entrer dans cette diviſion le pubis & les aînes , qui ſont tous extérieurs , & qui ne forment aucune cavité où ſoient renfermés des viſcères.

Dans l'hypochondre droit ſont contenus le petit lobe du foie , & une portion de l'inteſtin colon ; dans l'hypochondre gauche ſe trouve la petite courbure de l'eſtomac & ſon orifice cardiaque ; la pointe de la rate , une portion de l'épiploon , & une portion du colon.

Dans l'épigaſtre ſe trouve une portion de l'eſtomac , le pylore , une partie du duodénum , une portion de l'omentum ou épiploon , le pancréas ; le grand lobe du foie , la veine-porte en partie , la veine-cave & l'aorte en partie.

Dans la région lombaire droite ſe trouvent une partie du colon ou du cœcum , le rein droit , la capſule attrabilaire ou le rein ſuccentorial , les artères & les veines émulgentes.

Dans la région lombaire gauche ſont ſitués le rein , le rein ſuccentorial ou la capſule attrabilaire , la plus grande partie de la rate , le commencement de l'uretère, de même que du côté droit.

Dans la région ombilicale se trouvent les intestins grêles, le cœcum & son appendice, dont la pointe se trouve entre l'arcade du colon, regardant l'épigastre, l'artère-aorte & la veine-cave, en partie les mésentériques, le mésentère, une partie de l'épiploon.

Dans la région hypogastrique sont logées, la matrice dans les jumens, la vessie & le rectum en partie. Dans les flancs se trouvent les ovaires, dans les jumens, les testicules dans les jeunes poulains. La partie postérieure de l'hypogastrique, forme le bassin qui contient en partie la matrice dans les jumens & une partie du vagni dans les chevaux, le rectum & la vessie.

Le bas-ventre, ou pour mieux dire le bassin est ramené vers le thorax, celui-ci vers le bassin par le moyen de dix muscles, cinq de chaque côté, dont deux sont situés dans le bas-ventre ; sçavoir, le grand oblique, ou oblique descendant, le petit oblique, ou oblique ascendant ; les autres sont le muscle droit, le transverse, & le psoas des lombes.

Le grand oblique, nommé descendant, à cause que ses fibres descendent, est celui que l'on apperçoit lorsque l'on a enlevé le grand peaucier ; il s'étend depuis la septiéme des vraies côtes , jusqu'à l'os pubis , il est charnu latéralement , aponévrotique inférieurement , il a son attache fixe au défaut des cartilages , des sixiéme septiéme & huitiéme vraies côtes ; au reste des autres vraies , & aux fausses côtes , à trois ou quatre travers de doigts au-dessous , à la partie postérieure du long dentelé , le tout par des portions charnues , en allant de devant en arrière , & va se terminer d'une part avec son congénère par une légère aponévrose ; de l'autre il se porte toujours dans la même direction à la crête des os des îles , par une aponévrose ; ensuite il continue son chemin pour former un cordon assez fort , qui va se terminer à la partie antérieure des os pubis ; ce muscle est comme découpé dans sa partie supérieure , & forme cinq digitations qui communiquent avec le large dentelé , & deux avec le long dentelé ; dans la partie opposée vers les lombes , l'aponévrose de ce muscle vers les os pubis , forme une ouverture pour laisser passer les cordons spermatiques ; au-dessous de cette aponévrose il en part une autre qui va recouvrir la partie interne de la cuisse & qui se trouve séparée de ce muscle dans son origine , ce qui occasionne une grande tension dans cette partie. Ce muscle ainsi que son congénère est recouvert dans toutes son étendue d'un large ligament jaunâtre de la nature du ligament cervical, qui fe trouve féparé de la partie charnue par un tiffu cellulaire, mais qui enfuite vient fe confondre avec la partie blanche aponévrorique de ce mufcle, & qui lui donne par conféquent plus de foutien & de force.

L'ufage de ce mufcle eft avec fon congénère, d'approcher le baffin vers la poitrine, & de la tourner à droite & à gauche, quand ils agiffent féparément, par exemple, quand le cheval veut fe mordre la hanche gauche, le grand oblique de ce côté agit feul ; mais lorfqu'il veut fienter les deux obliques agiffent enfemble.

Le petit oblique, ou oblique afcendant, eft celui que l'on trouve deffous le précédent, il eft ainfi nommé à caufe que les fibres montent, il a fon attache à la crête des os des îles, un peu intérieurement, il eft en partie tendineux, & en partie charnu à fon origine, enfuite les fibres charnues montent en rempant le long de la lévre interne des cartilages des fept fauffes côtes fans s'y attacher, & de quelques-unes des vraies, puis il va s'attacher au cartilage xiphoïde ; la partie aponévrorique de ce mufcle eft très-large dans fa partie moyenne, & va fe confondre avec celle du grand oblique, pour former une bande tendineufe, que l'on appelle la ligne blanche : c'eft dans le milieu de

cette

cette ligne que se trouve le cordon ombilical ; ce muscle est percé postérieurement de même que le transverse ; pour laisser passer les cordons spermatiques ; son usage est d'attirer la poitrine vers le bas-ventre , lorsqu'ils agissent ensemble , & de la tourner à droite & à gauche quand ils agissent séparément.

Le muscle droit ainsi nommé à cause de la direction de ses fibres depuis le thorax vers le bassin , a son attache fixe dans toute son étendue par plusieurs petites portions dont la première prend son origine au-dessous du muscle transversal du sternum , va en s'élargissant sur les cartilages des cinq dernieres vraies côtes , & sur celui du sternum , & en augmentant vers la partie moyenne du bas-ventre , ensuite il diminue & va s'insérer à la partie antérieure de l'os pubis : ce muscle dans presque toute son étendue , est coupé par différentes petites bandes tendineuses, que l'on appelle énervations lesquelles sont au nombre de onze , elles forment comme autant de muscles , ces énervations commencent vers la septième côte , & ne finissent que vers la région lombaire ; ce sont ces énervations qui servent de point fixe , quand toutes les différentes portions de ce muscle se contractent ; il en est de ces muscles comme des muscles digastriques , dont les ventres en se contractant ensemble sont obligés de rapprocher leurs tendons vers la ligne de direction.

L'ufage du mufcle droit, eft de rapprocher fimultanément la poitrine & le baffin, vers la partie moyenne de l'abdomen.

Le mufcle tranfverfe eft ainfi nommé à caufe de la direction de fes fibres, qui paroiffent couper le bas-ventre tranfverfalement; il a fon attache par des portions charnues aux apophyfes tranfverfes des vertèbres des lombes au bord interne des cartilages des côtes, jufqu'à l'appendice xiphoïde, enfuite fes fibres deviennent tendineufes & fe portent en droite ligne vers la ligne blanche: l'ufage de ce mufcle, en agiffant avec fon congénère, eft de rapprocher les fauffes côtes les unes des autres, ainfi que quelques-unes des vraies, & par conféquent de diminuer la capacité de l'abdomen; un mufcle ne fçauroit agir feul fans mettre en mouvement fon congénère.

Le mufcle pfoas eft fitué dans le bas-ventre, il eft d'une figure pyramidale, fon attache fe fait par une maffe charnue au corps des trois premières vertèbres d'orfales, où il dégénere en un tendon très-fort & un peu applati pour fe terminer à la partie antérieure de l'os ifchion, un peu au-deffus & en avant de la cavité cotyloïde. L'ufage de ce mufcle eft d'attirer le baffin fur le thorax, ou d'abaiffer le baffin lorfque le cheval rue.

La fonction commune des muscles du bas-
ventre, est de servir aux mouvements de
l'expiration, & d'aider au mouvement periftalti-
que des inteftins, pour chaffer dehors les matières ftercorales.

Ces mufcles ont encore différentes fonctions
particulières. Le grand oblique a celle de tourner le baffin fur le thorax, ou en agiffant avec
fon congénère, de l'approcher de cette même
partie. Le petit oblique fert à plier le tronc
fur le baffin; le tranfverfe à retrécir la cavité
de l'abdomen, en comprimant les inteftins; &
le mufcle droit en ramenant le baffin & le thorax
l'un vers l'autre en ligne droite.

VENTRE (les glandes du bas), font le foie,
le pancréas, les reins, les reins fuccentoriaux,
les glandes méfentériques, les glandes lombaires, iliaques & facrées, les grandes & petites
proftates, & une fuite de glandes répandues
dans la plûpart des vifcères dont nous avons
parlé, tels que ceux de l'eftomac, des inteftins, de la veffie, &c.

Les glandes méfentériques font fituées entre
les deux tables du méfentère, leur figure eft
ovalaire & de la longueur d'un pouce & demi
environ, dans la partie qui regarde les inteftins grêles: celles qui regardent les gros inteftins font irrégulières, la plûpart font rondes,

leur couleur eſt la même que celle du pancréas ; celles qui ſe voyent aux environs des inteſtins grêles, ſont noirâtres, elles ſont griſâtres vers les gros inteſtins.

Leur ſtructure eſt la même que celle du pancréas ou des glandes ſalivaires, c'eſt un amas de petits corps glanduleux qui chacuns on leur tuyaux propres nommés vaiſſeaux lactés, leſquels vont ſe réunir en un ſeul qu'on appelle réſervoir de pecquet ; en examinant ces glandes, on diroit que le vaiſſeau lacté du premier genre qui part de l'inteſtin, perce les glandes en deux ; mais en le ſondant, ou en l'injectant ſéparément, il eſt aiſé de voir qu'il ſe diviſe & fait fonction d'artére dans cette glande , d'où il réſulte un vaiſſeau du ſecond genre, qui va ſe rendre au réſervoir de pecquet.

Les glandes lombaires, les iliaques & les ſacrées, ſont de petits points plus ou moins gros, griſâtres, leſquels produiſent des vaiſſeaux lymphatiques, qui vont ſe rendre au réſervoir du chyle.

VENTRE (hydropiſie de bas), collection d'eau contenue dans la cavité du ventre, enſorte que les inteſtins nagent.

L'hydropiſie en général eſt diſtinguée en anaſarque & en aſcite. L'anaſarque eſt un œdéme ou une bouffiſſure qui vient de la ſéroſité du fang extravafé dans le tiffu cellulaire : l'afcite eft un amas de férofités dans le bas-ventre. Il y a encore des hydropifies particulières , comme celles du fourreau , du péricarde , du médiaftin , & les hydatides ; ces dernières font de petites veffies d'eau , qui fe forment dans l'intérieur du ventre , & fouvent fous la peau , dans les maladies épidémiques.

Les caufes de l'hydropifie font 1°. Tout ce qui rallentit le mouvement du fang , & qui empêche la circulation. 2°. La fuppreffion de quelques évacuations , comme de l'urine ou de la tranfpiration. 3°. L'obftruction des vaiffeaux abforbans , deftinés à pomper une férofité qui tranffude continuellement , comme une rofée , pour humecter leur furface.

Les caufes qui rallentiffent ou qui empêchent la circulation du fang , font l'épaiffiffement de de ce fluide , ou les obftructions.

Lorfque le fang eft épais , il circule lentement ; les parties dont il eft compofé font moins mêlées ; celles qui ont enfemble plus d'affinité , fe réuniffent ; les globules fe raffemblent & fe lient étroitement entr'eux ; les parties aqueufes & féreufes fe féparent des globules rouges , tranffudent à travers les membranes des vaiffeaux, s'extravafent dans quelques cavités , & forment l'hydropifie.

V iij

S'il y a quelque obstruction dans les vaisseaux, la circulation est interceptée, le sang s'arrête, les parties les plus fluides quittent les parties les plus grossières, passent à travers les vaisseaux, s'amassent dans quelques cavités, de-là l'hydropisie. Ajoutez à cela que les obstructions compriment les vaisseaux de la partie où elles se trouvent, & y gênent la circulation.

Lorsqu'il survient une suppression de quelque évacuation, l'humeur supprimée reflue dans la masse du sang, la sérosité y surabonde, humecte, relâche les vaisseaux, en diminue le ressort ; de là naissent la lenteur de la circulation, la transsudation de la sérosité & l'hydropisie.

Il se filtre continuellement dans toutes les parties internes du cheval, une liqueur qui en suinte, comme une espèce de rosée ou de vapeur ; on pourroit l'appeller transpiration interne. Dans l'état de santé, cette humeur est repompée par les pores absorbans ; lorsqu'elle ne l'est point, elle s'accumule dans quelques cavités, & forme l'hydropisie.

J'ai vu dans quelques sujets des vaisseaux lymphatiques rompus vers le réservoir du chyle, l'humeur étoit épanchée entre le péritoine & les gros vaisseaux, & une très-grande partie s'étoit écoulée à travers le péritoine, & avoit pénétré dans le bas-ventre.

On connoît l'hydropisie ascite, par la difficulté
de respirer, par l'enflure des jambes, & par
la fluctuation de l'eau qui est contenue dans le
bas ventre : on s'en assure en frapant un côté
avec la main, & en appuyant l'autre sur le côté
opposé.

Cette maladie est fort difficile à guérir, souvent même incurable, parce qu'elle vient presque toujours de quelque obstruction considérable
formée depuis long-temps.

L'indication qui se présente à remplir, est
d'évacuer la sérosité contenue dans le ventre
& dans le sang. On peut le faire par trois
moyens : 1°. En poussant l'humeur surabondante par la transpiration avec des diaphorétiques, tels que la décoction des bois sudorifiques, d'esquine, de gayac, de saffafras, &
de salse pareille, à laquelle on ajoutera trente
grains d'antimoine diaphorétique, une décoction de bayes, de geniévre concassé ; il faut
sur-tout être attentif à ne donner que fort peu
à boire au cheval, & à le tenir dans un endroit
sec. 2°. En déterminant l'humeur surabondante
à prendre la route des urines ; pour cet effet on
prescrit les diurétiques, qui valent mieux que
les diaphorétiques ; ainsi on fera prendre le suc
de pariétaire, à la dose de cinq ou six onces
par jour, ou la décoction de racine de char-
don volant, de persil, & de sommités de ge-

nêt, dans laquelle on met trois gros de sel de nitre par pinte d'eau, ou à laquelle on ajoute de la lessive de cendre de genêt, avec le vin blanc. 3°. En évacuant la sérosité par le secours des purgatifs hydragogues, tels que le jalap, le diagréde, l'iris de Florence, l'aloës, le mercure doux, &c. On peut purger avec des bols composés d'un gros de jalap, un gros de diagréde, autant d'iris de Florence, trois gros de nitre, & une demi-once d'aloës.

Mais comme ces remédes n'attaquent que l'hydropisie, sans toucher à la cause ; ils sont souvent insuffisans. Lors donc que malgré leur usage bien ordonné, le ventre se remplit d'eau, qu'il est considérablement distendu ; je pense que l'on doit tenter la ponction, comme je l'ai indiqué au mot poitrine (hydropisie de). Si on la différe ou si on la proscrit, le cheval ne tardera pas à périr.

Dans l'hydropisie du fourreau, il faut faire des scarifications ou une ouverture pour donner issue à l'eau. Il en est de même de toutes tumeurs œdémateuses, qui menacent gangrene, ce qui s'annonce par le froid qui y régne.

Quant à la ponction & aux injections résolutives que je conseille dans ce cas, je puis assurer M. *Vitet* que si elles ont été sans suc-

cès entre les mains des Maréchaux qu'il a vus
opérer, elles ne l'ont pas été pour moi ; il eſt
vrai que ces injections ont eu plus de ſuccès
pour la poitrine, que pour le bas-ventre ; mais
cette dernière hydropiſie eſt ſi rare, que quoiqu'il y ait plus de vingt-cinq ans que je voie
des chevaux, je n'en ai encore rencontrés que
trois, & le Public ſçait combien je vois de chevaux dans le courant de l'année. *M. Vitet* qui
cite à tout moment les Maréchaux auxquels il
renvoie pour décider des faits de pratique,
eſt bienheureux d'avoir vu un grand nombre
de ces maladies, il auroit bien dû citer quelques notables de Lyon, pour le peu de ſuccès
qu'il a vu des différentes méthodes ; il y auroit
lieu de croire que cette maladie de bas-ventre
eſt - très commune, & qu'aujourd'hui les Maréchaux de Lyon ſont des gens très - inſtruits : cela pourroit être ; auſſi conſeillerai-je
à *M. Vitet* de les ſuivre & de pratiquer ſous
eux avant de s'expoſer au Public.

VENTRE (cours de). *Voyez* Dévoiement. Maladie dans laquelle le cheval rend les matières
fécales, liquides.

Les alimens digérés dans l'eſtomac ſe diviſent
en deux parties, l'une liquide & plus fine,
pompée par les veines lactées ; on l'appelle chyle ;
l'autre plus groſſière, qui ſe durcit, & paſſe

par les inteſtins, ce ſont les excrémens.

Il ſe filtre dans les glandes inteſtinales, un ſuc qui ſert à détremper ce marc, & en faciliter la ſortie. Plus le ſuc inteſtinal eſt abondant, plus les excrémens ſont liquides ; ainſi, le dévoiement eſt produit par la ſécrétion trop abondante de ce ſuc : la bile & le ſuc pancréatique y ont beaucoup de part. La cauſe de cette ſécrétion exceſſive, eſt 1º. Le relâchement des glandes inteſtinales, ou leur irritation ; 2º. Le défaut de tranſpiration, dont la matière reflue en dedans, & fournit aux excrémens plus de ſéroſité qu'à l'ordinaire.

On connoît le dévoiement lorſque le cheval fiente ſouvent & qu'il rend toujours une matière liquide. Il eſt ſimple, quand les excrémens ne ſont que liquides & ſans glaires.

Cette maladie n'eſt point dangereuſe ; elle ſe guérit ſouvent d'elle-même ; mais je ne vois pas qu'il y ait des diarrhées ſalutaires, comme le dit *M. Vitet* : la diarrhée que produit le verd, eſt un effet naturel de cet aliment ; on le donne comme les remédes, & cela eſt ſi vrai, que les chevaux ſont mols, & qu'on ne ſçauroit en tirer aucun ſervice pendant qu'ils ſont au verd. Le phlegme qui abonde dans le verd, relâche le tiſſu inteſtinal & accélere la digeſtion. Cette diarrhée ſalutaire, continue *M. Vitet*, ne dure

pour l'ordinaire que trente-six ou quarante-huit
heures chez le bœuf & le cheval ; qu'elle sera
donc dans le bœuf cette espèce de diarrhée ,
puisqu'il est de la nature de cet animal de l'a-
voir? L'on voit bien aisément que ce Médecin
a voulu être Auteur & donner du nouveau.

Si la diarrhée continuoit quelques jours , il
faudroit retrancher le foin au cheval & le nourrir de son , quoiqu'il relâche lui-même , & cela
par la raison qu'il faut toujours entretenir les
intestins libres , pour que les médicaments puissent opérer ce qu'on en attend.

Il s'agit de fortifier l'estomac , de diminuer
la quantité du suc intestinal , ou de le pousser
par les sueurs & par la transpiration. Les stomachiques , les astringents , les cordiaux & les diaphorétiques remplissent ces indications ; ainsi ,
on peut faire avaler la décoction des racines de
gentianne, d'aunée & de patience sauvage. Cette
dernière est un peu purgative , & resserre après
avoir purgé ; elle est encore convenable , sur-
tout quand on voit que le dévoiement vient des
matières des premières voies. On peut donner
aussi une once de thériaque délayée dans une
chopine de vin , afin de fortifier l'estomac &
de pousser par la transpiration , une partie de
l'humeur intestinale. On peut enfin mêler aux
stomachiques & aux cordiaux quelque astrin-

gent, comme le cachou à la dose de quatre gros, qu'on fera prendre pendant huit jours.

VENTRE DE VACHE, est un abdomen pendant & saillant les côtes qui rend le cheval lourd dans sa marche.

VENTRICULE, petit ventre, cela se dit de petites cavités. Il y a les ventricules du cerveau, du cœur.

VERGE. *Voyez* Génération du cheval (partie de la).

VERMICULAIRE ou VERMIFORME, qui a la figure de vers ; on nomme les éminences corticales du cerveau, vermiculaires, de même que le mouvement péristaltique des intestins est appellé vermiculaire.

VERMIFUGES,

Médicaments qui ont la vertu de chasser & de détruire les vers.

RECETTE.

Prenez absynthe. . . . . . . *deux poignées.*
Faites une infusion dans une pinte d'eau, & donnez froid.

Autre.

Prenez suie de cheminée . . . *deux poignées.*

Lait de vache . . . . *une pinte.*

Mêlez le tout ensemble & donnez.

Ces deux remédes, principalement ce der‑
nier, sont efficaces & détruisent facilement les
vers des intestins.

Autre.

Prenez aloës. . . . . *une once.*

Faites fondre dans une chopine d'eau &
donnez.

L A V E M E N T S.

Ces remédes ci‑dessus peuvent s'employer en
lavements, à l'exception que le premier doit être
passé dans un linge.

VERRON, œil dont l'uvée ou l'iris est d'une
couleur tirant sur le verd clair.

VERRUE. *Voy.* Poireau.

V E R S (les), qui affectent les chevaux, sont
1°. l'Œstre, *Œstrus ani equorum linnei*, lequel
séjourne ordinairement dans l'estomac du che‑
val & de l'âne, & qui s'accumule dans ce
viscère, en s'attachant & se cramponant à la
membrane veloûtée de l'estomac. 2°. *Lumbricus
intestinorum teres.* Ce sont ces vers blancs qui
se trouvent dans les intestins grêles, & qui oc‑
casionnent des tranchées aux chevaux. 3°. *Faſ‑
ciola hepatica*, ou la douve, qui se trouve

dans les pores biliaires, & qui ressemble aux cerfs-volans des Écoliers : on trouve dans ces canaux les douves repliées comme des cornets ou des oublies. 4°. Ceux que l'on rencontre dans le canal pancréatique, qui sont rougeâtres, dont personne n'a parlé, & que je nommerai *Lumbricus pancreatici canalis.* 5°. Ceux qui se trouvent dans la capacité du bas-ventre, & qui sont petits comme des aiguilles ; il ne faut pas les confondre avec le *Lumbricus intestinorum teres*, quoique j'aie vu, ainsi que plusieurs personnes, ces mêmes vers percer les tuniques des intestins, & prêts à s'échapper dans la capacité du bas ventre. Le vers dont je parle, & que j'appellerai *Lumbricus acutus*, n'a point la forme du trefle, comme ceux du foie : en l'examinant avec une loupe de deux lignes de foyer on y apperçoit un espèce de suçoir, mais sans pouvoir bien le caractériser.

J'ai trouvé dans l'estomac d'un cheval quantité de vers ronds & longs, se promenant sur une masse d'alimens qui étoit contenue dans cet estomac. Ces vers n'avoient pas plus de quinze lignes de longueur ; ils étoient gros comme une moyenne épingle : une de leurs extrémités étoit arrondie, & comme percée d'une espèce de bouche ou de suçoir ; l'autre extrémité étoit pointue, & tout le corps composé d'anneaux nuds & sans épines ni poils, à l'exception de très-petits boutons blancs ou mammelons que l'on appercevoit avec la loupe dispersés çà & là ; mais en petit nombre. Ces vers étoient rougeâtres & fort vifs.

VERT, herbe verte que le cheval mange dans le printemps. Mettre un cheval au vert, c'est le mettre dans un pré. Faire prendre le vert à un cheval, c'est à proprement parler, le lui donner dans sa mangeoire, ce que l'on appelle encore vert d'écurie. L'on guérit nombre de maladies par le vert, sur lesquelles les remédes pharmaceutiques n'ont eu aucuns succès. Le vert d'écurie convient fort à des chevaux défaits, harassés de fatigue, de mauvais poil, attaqués de farcin phlegmoneux ; mais il ne convient pas à ceux qui sont œdémateux, qui ont de grosses jambes, des poireaux, des eaux & encore moins qui ont des crapauds ou fics. Il faut au contraire à ces sortes de chevaux, un terrein sec & de l'exercice ; dans ce cas il faut chercher des prairies hautes.

VERTÉBRAL, LE, qui appartient aux vertèbres.

VERTÉBRES. *Voyez* Epine.

VERTÉBRES cervicales. *Voyez* Col.

VERTÈBRES DORSALES, vertèbres lombaires.
Voyez Dos.

VERTÈBRES (maladies des). Les vertèbres font de même que les autres os, expofées aux caries, luxation, ankilofe & exoftofe. Ces deux dernières fe trouvent prefque toujours réunies enfemble, la carie eft plus ordinaire que la luxation, & c'eft toujours à la fuite de la luxation incomplette, que furviennent les ankilofes & les exoftofes.

Les parties des vertèbres qui font fujettes à la carie font les apophyfes épineufes des dorfales & lombaires occafionnées par la felle, le troufquin, croupière, ou harnois quelconque; en général, ces fortes de plaies parvenues jufqu'à ce point, font de peu de conféquence ; & ne le font qu'autant que le ligament eft léfé : l'efcarre qui doit en tomber, la difficulté de réunion, font les grands obftacles à la guérifon ; auffi toutes les fois que le ligament eft attaqué, il faut en venir tout de fuite à l'amputation de l'apophyfe épineufe, plus ou moins ; par exemple dans les jeunes chevaux où ces apophyfes font épiphyfées, il faut amputer jufqu'au corps, un pouce environ de long ; dans les vieux chevaux, il ne feroit queftion, pour ainfi dire, que de grater l'os pour en procurer l'efcarre.

La

La luxation est toujours incomplette, autrement l'animal périroit dans le moment par la compression de la moëlle épinière : les pésants fardeaux dont on charge le cheval ; les efforts qu'ils font pour vaincre la résistance , occasionnent non-seulement un tiraillement dans les muscles spoas du bassin ; de la cuisse , des muscles du dos ; mais même dans les ligamens capsulaires & intermédiaires ; d'où naît insensiblement l'ankylose & l'exostose ; les vertèbres qui y sont les plus exposées sont les cinq & six dernières vertèbres dorsales & toutes les lombaires. Ces accidents arrivent plus communément aux chevaux ensellés , qu'à ceux qui ont le dos de carpe. A ces maladies , il n'y a pas de reméde ; dans les premiers temps les fomentations aromatiques , vulnéraires , astringentes peuvent s'employer , mais c'est toujours sans succès.

M. Vitet en traitant de l'ankylose , y joint la carie. Sans doute que cet Auteur entend parler des apophyses épineuses du dos , car autrement ce seroit se tromper lourdement que de l'admettre dans le corps des vertèbres , ce que l'expérience n'a pas encore démontré , quoique la chose soit possible. Nous ne connoissons point de vice dans le cheval , capable de produire ces ravages ; le farcin même ne les occasionne pas. Les causes sont toujours externes,

Quand , la carie , dit ce Sçavant , donne lieu à l'épanchement du suc osseux ; il ne faut pas entreprendre d'arrêter les progrès de la maladie ; tout ce que vous tenterez deviendra inutile , la mort seul convient à l'animal.

On peut dire que le reméde est court ; il n'y a pas à s'en plaindre , pour nous nous dirons que l'on guérit tous les jours des caries dans toutes les parties de l'animal, l'on ne voit pas chez lui qu'elles donnent lieu à l'épanchement du suc osseux ; les os deviennent noirâtres & se desséchent , & pour peu que l'on rugine l'os , la partie cariée tombe bientôt , la suppuration survient comme à un ulcère , la chair pousse comme des petits points dans le corps de l'os , quelques jours après se réunit , & fournit une ulcère simple. Voilà ce que nous remarquons tous les jours dans les fractures , dans les caries , &c. Il n'y a pas long-temps que nous guérimes à Villebon, proche Palaiseau , le cheval d'un Cressonnier, qui avoit vingt-trois apophyses épineuses de cariées, de plus de deux pouces de longueur : nous amputâmes ces extrémités d'apophyses qui étoient noires & desséchées, & dix ou douze jours après , l'on n'apperçevoit tout le long de l'épine , qu'une plaie simple.

VERTEX, sommet de la tête du cheval, le toupet en fait la partie la plus élevée, ou le sommet.

VERTICAL , qui eſt perpendiculaire.

VERTIGO (le) , maladie dans laquelle le cheval eſt comme étourdi , porte la tête en avant,
 il la tient quelquefois dans l'auge , & l'appuie
contre la muraille , de manière qu'il ſemble
faire effort pour aller en avant. Ses yeux ſont
étincelans , il eſt chancelant de tous ſes membres , ſe laiſſe tomber comme une maſſe , tourne
les yeux de tous côtés , ne boit ni ne mange;
il y a lieu de croire qu'il a la vue trouble ,
puiſqu'il donne de la tête de côté & d'autre ,
& eſt toujours en danger de ſe la caſſer.

Les cauſes du vertigo ne ſont pas faciles à
connoître , mais il eſt vraiſemblable qu'il vient
du battement confidérable des artères de la rétine , & de l'engorgement du cerveau ; le battement des artères étant trop fort , ébranle les
fibres nerveuſes qui vont ſe diſtribuer ſur la rétine , principal organe de la viſion ; cet ébranlement produit un tournoyement , une confu-
ſion , une obſcurité dans la vue. Le battement
trop fort des artères reconnoît pour cauſes ,
l'engorgement des vaiſſeaux du cerveau , qui
fait refluer le ſang en trop grande quantité dans
les artères de la rétine.

Comme cette maladie vient de l'engorgement
du cerveau , elle eſt toujours dangereuſe.

X ij

Il faut employer les remédes généraux, met-tre le cheval à la boisson blanche, lui retran-cher tous les alimens solides, & l'attacher de manière qu'il ne puisse pas se blesser à la tête.

On tâchera ensuite de remédier à l'engor-gement du cerveau qui est la cause de la ma-ladie, 1°. Par les saignées, qui doivent être promptes & copieuses, & faites sur-tout à l'ar-rière-main, c'est-à-dire au plat de la cuisse ou à la queue; par le moyen de la section de quelque nœud, pour déterminer le sang à se porter vers les parties de derrière, & dégager par là la tête; & ne vous amusez pas, comme les Anciens, à sai-gner aux flancs, comme le prescrit encore le Phlébotomiste *Vitet*; car je ne puis assurer que les six saignées qu'il conseille dans cette par-tie, ne donneroient pas un demi - septier de sang.

On peut enveloper la tête de linges imbi-bés de décoctions émollientes, ce qui m'a très-bien réussi, & qui est analogue avec les mala-dies inflammatoires; ce que *M. Vitet* défend expressément, (quoique je sois le seul qui l'ai ordonné) en conseillant en pareil cas l'appli-cation d'étoupes imbibées de parties égales d'eau-de-vie & de vinaigre. Pourra-t-on jamais croire qu'un Médecin ait conseillé pour une maladie

qu'il regarde comme inflammatoire, de pareils
remédes ? Comment, dans l'inflammation où la
tranfpiration eft toujours plus forte, ce que l'on
doit defirer, il faudra refferrer & repercuter cette
humeur ? Ce Médecin veut fans doute compter
les membranes de la cornée tranfparente ; car
c'eft en les mettant dans le vinaigre que je les
ai féparées ; les yeux, felon M. *Vitet*, ne tar-
deroient pas à avoir des dragons. (1) Il faut faire
avaler abondamment au cheval de la décoction
des plantes rafraîchiffantes ; afin de délayer &
de détremper le fang, le rendre plus propre
à circuler dans fes vaiffeaux, & afin de diminuer en même temps fa raréfaction, fi elle eft
caufe de fa maladie : dans cette vue on met
bouillir légèrement de la racine de nenuphar,
de feuilles d'endive, de pourpier, de laitue,
de chicorée fauvage, de bourache, de buglofe,
de bouillon blanc, de pariétaire, de mercuriale & de mauve : on ajoute à cette décoction
un peu de fon ou un peu de farine d'orge,
pour engager le cheval à la boire, ou bien on
la lui fait avaler. On donnera par jour un ou
deux lavemens, préparés avec la même décoc-

---

(1) Le dragon eft, felon tous les Auteurs, les Maréchaux &
Amateurs de chevaux, une opacité du criftallin, & non une
tache, comme le dit le *Praticien Vitet*.

tion : on peut les rendre purgatifs en y diſſol-
vant quatre onces de moëlle de caſſe, afin de
tenir le ventre libre, & de nettoyer les gros
boyaux, des matières qui compriment les vaiſſeaux ſanguins, obligent le ſang à ſe porter en
plus grande quantité vers le cerveau, & con-
tribuent à l'engorgement.

Si la maladie continue pendant quelques jours,
il eſt bon de paſſer deux ſétons au col, afin de
détourner une partie de l'humeur qui cauſe la
maladie ; pour cet effet on paſſe un ruban
de fil dans une grande aiguille plate & tranchante (*Voyez* Aiguille). On ſouléve la peau
de peur de piquer les parties qui ſe trouvent
deſſous, ce qui exciteroit une inflammation ;
on introduit l'aiguille entre la peau & le tiſſu
cellulaire, obſervant de ne pas bleſſer les membranes ou les muſcles qui ſont deſſous, puis
après avoir fait une contre ouverture, on tire
l'aiguille & on laiſſe le ruban dans la plaie ;
chaque jour on tire un peu le ruban afin de le
changer de place, & on a ſoin de le graiſſer
avec un peu de baſilicum, on le laiſſe juſqu'à
la fin de la maladie. Lorſqu'on le coupe il ſuffit
de baſſiner l'ouverture avec un peu de vin &
d'eau tiéde.

VERRUE, le même que poireaux.

VÉSICULE, petite veſſie.

VESSIE (la), est un sac membraneux , muscu-
leux , capable de dilatation & de resserrement ,
situé dans le bassin , & couché sur les os pubis ,
sa figure est ovalaire & approche assez d'une
bouteille ; on y distingue un fond & un col ,
le fond regarde le bas-ventre ; le col regarde
l'anus. La grandeur de la vessie est assez ample
pour pouvoir contenir près de quatre pintes
d'eau dans certains chevaux. Elle est composée
de trois membranes en quelques endroits , &
de quatre dans d'autres ; la première qui est
la moins étendue est le péritoine qui recouvre
son fond ; la seconde est charnue & composée
de plusieurs plans de fibres rongées en tous sens ,
les fibres du plan extérieur sont longitudinales ,
celles des autres plans sont transversales , de
façon que les dernieres sont circulaires , la troisiéme membrane est nerveuse , comme celle des
intestins ; la quatriéme , ou l'intérieure est veloûtée , & percée de petits trous par lesquels
suinte une liqueur mucilagineuse qui empêche
l'action de l'urine sur elle ; le col de la vessie ,
ainsi nommé à cause d'un étranglement qu'on y
remarque , proche la bifurcation des os pubis ;
est composé de deux plans de fibres , l'un longitudinal & l'autre circulaire ; il forme ce que
l'on appelle le sphyncter de la vessie ; il se dilate
par le moyen de ses fibres longitudinales , lorsqu'il y a trop d'urine , ou que son âcreté fait

trop d'impreſſion ſur les parois de la veſſie ;
il ſe referme par la contraction de ſes fibres
circulaires ; la veſſie ſupérieurement & un peu
latéralement, eſt percée (proche ſon col à trois
ou quatre travers de doigts de diſtance), par
deux trous où vont aboutir les uretères, c'eſt
auſſi ſupérieurement & proche ſon col, que
ſont ſituées les veſſicules ſéminales.

Les artères de la veſſie proviennent de l'artère honteuſe interne, laquelle ſe répand ſur
ſon corps : elle reçoit ſes veines des honteuſes
internes, les nerfs partent du plexus méſentérique poſtérieur ou inférieur.

La veſſie eſt deſtinée à recevoir l'urine. Il
s'y forme des calculs ou pierres, qui quelquefois ſont gros comme des bouteilles de pinte.

VESSIE (renverſement de la). *M. Vitet*, qui
traite de cette maladie, nous dit que cet accident eſt ſi extraordinaire, qu'aucun Maréchal
ne l'a obſervé, & il a raiſon, mais il ajoute
que puiſque le renverſement de ſon col a lieu ;
(ce qui eſt encore plus impoſſible), celui de
ſon corps peut avoir lieu auſſi ; en conſéquence il
preſcrit de repouſſer la portion de la veſſie qui
ſort par l'urétre, avec une ſonde de trois lignes
de diamétre, & de maintenir dans la vulve
une éponge imbibée d'une infuſion de fleurs
de roſe dans du vinaigre (remède auſſi bou-

veau que l'eſt la maladie), des boiſſons d'infuſion de chicorée & de perſil , des bols de
térébenthine , de miel & de ſel marin.

Cette maladie étant nouvelle il n'eſt pas étonnant que les remédes le ſoient , car autrement
on ne pourroit concevoir comment un diurétique , un ſtimulant , & un adouciſſant peuvent
s'accorder enſemble. L'on appelle cela en bon
françois , écrire à la Bourgelat.

VESSIGNON (le), eſt une tumeur lymphatique , ſynoviale , qui ſurvient au jarret , à la
partie inférieure du tibia entre lui & le tendon
extenſeur de l'os du jarret , tantôt en dedans
tantôt en dehors. Si cette tumeur paroît des
deux côtés , on l'appelle veſſigon chevillé.

Le veſſignon vient d'un effort que le cheval
a fait dans cette partie ; à la ſuite d'un long
exercice comme d'une longue route , ou d'un
trop grand ſéjour dans l'écurie , mais jamais
d'une contuſion comme le dit *M. Vitet* , car
cette partie qui forme une dépreſſion eſt à l'abri
des coups, & quand elle ne le ſeroit pas , la peau
préte dans cet endroit.

Il ſe forme un épanchement de lymphe dans
les graiſſes des tendons , ou d'une ſurabondance
de ſynovie qui cauſe le bourſouflement de la
capſule.

Si l'on a reproché au *sieur Bourgelat*, d'avoir dit que le vessignon vient de coups, du moins n'a-t-il pas conseillé de mettre le feu, de la manière que l'enseigne le *Praticien Vitet. Si le feu* (dit-il) *pénétre jusque dans la capsule, en détruit une partie désséchée, ou évacue l'humeur contenue, & produit une légere suppuration, le succès couronnera la premiere méthode,* (qui est celle-ci) *pourvû que l'absès soit traité avec l'onguent égiptiac.* Tous les Maréchaux sçavent par expérience, que quand ils mettent le feu à percer la capsule, ils estropient le cheval ; c'étoit autrefois un ancien usage que l'ignorance de l'Anatomie faisoit suivre, & que quelques Maréchaux de Régiment suivent encore, mais *le Professeur Vitet*, a-t-il vu dans quelque Hôpital, mettre le feu dans des plaies d'articulations ? non certainement, car il auroit vu que quand la capsule est ouverte, elle se reprend difficilement, & souvent jamais ; les glandes synoviales fournissant toujours leur liqueur, font quelles s'écoulent perpétuellement par l'ouverture de la capsule, ce qui rend les bords de la plaie, noirâtres, livides, & forme une fistule presque semblable à celle qui survient au canal salivaire, & il arrive très-souvent qu'il se forme une ankylose plus ou moins parfaite : il faut bien que ce *Docteur* ignore ou la structure de la capsule ou l'effet de l'égiptiac pour

le conseiler en pareil cas ; certainement l'égiptiac sera dans cette partie, plus que stiptique
& dessicatif ; il y a bien de quoi déssecher l'abscès, quoique cette tumeur ne soit que lymphatique ; mais qu'importe c'est une misére pour
M. Vitet.

On guérit le vessignon naissant par les fréquentes fomentations résolutives, faites de
romarin, de sauge, dans lesquelles on ajoute de
l'eau-de-vie camphrée, on n'en vient à bout qu'à-
vec le feu que l'on met sur la tumeur, soit en
raies, soit en pointes. *Voy.* Feu. Les raies ont
plus d'effet.

L'opération faite, on peut appliquer dessus de
la poix grasse fondue, & de la bourre par dessus ; assujettie par le moyen d'un fer chaud que
l'on applique par dessus : on peut encore si on
le juge à propos froter les trois premiers jours
la partie avec de l'huile de laurier simple sans
autre addition, & laisser ensuite tomber l'escarre.
Il arrive quelquefois qu'à la suite d'un effort de
jarret, il se forme une tumeur sanguine qui dégénère en abscès, dans ce cas il faut la traiter
comme telle, mais ce dépôt arrive à la partie
inférieure du vessignon sur l'articulation même ;
la circonscription, fait la différence de l'un à
l'autre, car cette tumeur sanguine n'est point
circonscripte au lieu que le vessignon l'est.

VESTIBULE s'entend d'une cavité de l'oreille qui sert de passage & d'antichambre, pour aller dans les canaux demi-circulaires.

VÉTÉRINAIRE, mot dérivé du Latin. Les animaux ou bêtes de charge s'appelloient en Latin *veterina ad vecturam idonea*, *veterina* selon les anciens étimologistes, est *quasi venterina*, parce que c'est le ventre qui pousse & qu'on y attachoit les fardeaux ou les cordages qui servoient à les porter ou les tirer. *Veterinarius Medicus* est proprement un Maréchal selon Columelle, & *veterina medicina*, est la Maréchallerie : l'Hyppiatrique ou Médecine des chevaux, est la plus forte branche de la la Vétérinaire. L'hyppiatre est celui qui exerce l'hyppiatrique.

Ce mot paroît être aujourd'hui fort en usage, nous avons plusieurs Ouvrages de ce nom; entre-autres *la Médecine Vétérinaire*, *par M. Vitet*, *Docteur & Professeur en Médecine*, contenant 1°. L'exposition de la structure du cheval & du bœuf. 2°L'exposition des maladies du cheval, du bœuf, & de la brebis. 3°. L'exposition des médicaments nécessaires au Maréchal. 4°. L'Analyse des Auteurs qui ont écrit depuis Vegece jusqu'à nous trois vol. *in*-8°. à Lyon, le tout de 2194 pag. sans comprendre les tables ni les errata, dont on a été 742 d'une mauvaise compilation

d'Anatomie, tant du cheval que du bœuf &
de la brebis ; 349 d'une inutile matière médicale ; 269 d'une critique amère des Auteurs ;
reſtent 834 pag. qui traitent de l'expoſition des
maladies du cheval, du bœuf & de la brebis,
deſquelles il faut retrancher un tiers des choſes
inutiles, un tiers d'erreur repétées, & un tiers
de ſon propre fond dont nous avons fait en partie
l'analyſe dans cet Ouvrage, & dont nous n'au-
rions pas fait mention ſi ces trois péſans volumes n'euſſent pas eu pour titre *M. Vitet,
Docteur & Profeſſeur en Médecine*, ce qui étoit
bien capable de fortifier leserreurs des Maréchaux,
pour leſquels cet Auteur eſt ſenſé avoir écrit.

Nous avons le *Dictionnaire univerſel de
Médecine, de Chirurgie & de l'Art Vétérinaire*, &c. ſix volumes petit *in-8°.*, lequel Ouvrage eſt le *Soleyſel, Beaugrand* & autres
réimprimés.

Le *Dictionnaire Vétérinaire*, en cinq vol.
où il n'eſt point traité ou preſque point du cheval, & encore ſuivant les Anciens par *M.
Buchoz.*

Les *Eléments de l'Art Vétérinaire*, ſous le
nom de *Bourgelat*, lequel Ouvrage ne traite
que de l'Anatomie du cheval, eſt encore très-
mauvais, comme nous en avons donné la preuve
dans notre Cours d'Hyppiatrique, &c.

VICES ET CAS RÉDHIBITOIRES, il y a
plusieurs vices pour lesquels on oblige le Maquignon ou le Marchand à reprendre le cheval
qu'il a vendu ; mais il faut que ce soit avant
le terme de neuf jours , selon les usages & cou-
tumes de Paris. Il est des Provinces où ce terme
est plus ou moins long , où l'on a même la
quarantaine ; les vices rédhibitoires sont en
Justice réglée, la morve , la courbature , la
pousse , le tic , l'immobilité ; mais au jugement
de M. le Lieutenant-Général de Police de Paris,
tous cas sont rédhibitoires, principalement quand
les chevaux ont été achetés au Marché aux chevaux ; celui qui achete a l'avantage de déposer
son argent dans les mains de l'Inspecteur , qui
le lui rend , le marché suivant , si le cheval est
affecté de quelque târe. Il seroit à souhaiter
qu'il en fût de même de toutes les marchan-
dises , le Particulier seroit à l'abri des fripon-
neries qui se font journellement.

A ce Tribunal , il y a quarante jours pour
la morve : maladie que l'on a prolongée jusqu'à
ce terme par l'indécision des Maréchaux qui ne
la connoissent que pour condamner l'animal à
mort, & dont les premiers symptômes suffiroient
pour pronostiquer d'une manière sûre & qui
éviteroient des frais sans fin qui , souvent
surpassent la valeur du cheval & décréditent ces
mêmes Maréchaux.

VICIEUX, un cheval vicieux est celui qui a de dangereuses fantaisies, comme de ruer & de mordre.

VISCÈRES (les), organes renfermées dans une cavité quelconque, sans y être attachées par toutes leurs parties.

VISUEL, ELLE, qui regarde la vuë, qui sert à la vuë.

VITRÉ, qui est transparent comme le verre, il y a dans l'œil la membrane & l'humeur vitrées.

VOIRIES, lieux où l'on écarit, où l'on écorche les chevaux. Rien ne forme plus un hyppiatre, que la fréquentation de ces sortes de lieux ; on y voit non-seulement les ouvertures d'une infinité de chevaux ; mais même on y découvre nombre de maladies des os, des difformités de sabots, &c.

VOLONTAIRE, cheval qui est plein de fantaisies & de désobéissance.

VOLTE, cercle ou rond, est un terrein supposé dans un Manége, & que l'on choisit à volonté ; on le suppose souvent circulaire & quelquefois quarré : alors en faisant manier son cheval autour de ce terrein, la volte ou le quarré font formés par la premiere pifte du cheval ; la demi-volte , c'eft la moitié dudit rond ; il y a toujours un pilier effectif , ou fuppofé pour centre de la volte. Quand on fait manier le cheval en quarré , on dit travailler en quarré ; lorfqu'on méne le cheval trois fois fur chaque ligne du quarré , cela s'appelle travailler de part en part ; & lorfqu'on fait faire un trou à chaque coin du quarré de la volte en marquant toujours ledit quarré fans s'arrêter , on dit faire les quatres coins , ou travailler au quatre coins ; on appelle volte d'une pifte celle que cheval parcourt , les hanches fuivent les épaules, c'eft-àdire , fans aller de côté , les voltes de deux piftes font celles où le cheval va de côté ; les voltes renverfées font celles que le cheval fait , ayant la tête tournée vers le centre de la volte & la croupe vers la circonférence. Mettre un cheval fur les voltes , c'eft le dreffer à cet air de Manége. Faire les voltes tout d'une haleine , c'eft conduire fon cheval fix fois fur la volte , commençant par deux voltes à droite , puis deux à gauche & finiffant par deux à droite ; ces voltes font ce qu'on appelle volte redoublée. Paffager ou promener un cheval fur les voltes , c'eft le mener de côté fur la volte au pas & fans courbette. Tenir un cheval fujet aux voltes , c'eft empêcher qu'il ne s'échappe & qu'il ne traverfe en faifant des voltes.

tes. Regarder dans la volte, se dit du cheval lorsqu'en faisant des voltes de deux pistes, il a la tête tournée vers le centre de la volte : un cheval se couche sur les voltes, lorsque ses épaules précédent ses hanches. Embrasser la volte, c'est ne la pas serrer & la serrer, c'est trop s'approcher du centre de la volte, & raccourcir le rond ou le quarré. Couper la volte ou le rond, c'est changer de main en faisant des voltes.

VOLTIGER, est un exercice que prend l'Académiste, sur un cheval de bois, sur lequel il fait différents sauts avec légèreté & adresse ; cet art s'étend jusqu'à trente manœuvres différents, ou leçons que les Maîtres donnent à leurs élèves. Cet exercice est plus facile à exécuter qu'à décrire ; il est trés-nécessaire à un homme de troupe.

VOLTIGEUR, Maître qui enseigne à voltiger.

VOMER (le), le plus long des os de la mâchoire supérieure ; il est situé intérieurement dans les fosses nasales ; il partage verticalement, au moyen de la cloison du nez, les os de la face en deux parties égales.

Le nom qu'il porte sembleroit faire croire qu'il a la figure d'un soc de charrue, exprimé en latin par le mot *Vomer* : cependant il reſſemble plutôt à une ſonde cannelée. Sa partie ſupérieure eſt beaucoup plus large que l'inférieure, & taillée en croiſſant, elle recouvre une partie du corps de l'os ſphénoïde. La partie qui regarde l'arrière-bouche eſt tranchante dans certains chevaux, & arrondie en d'autres ; celle qui regarde les palatins de l'os maxillaire ſupérieur, ou qui s'unit avec eux, eſt un peu cave.

L'uſage de cet os eſt de loger la lame cartilagineuſe qui partage les foſſes naſales en deux.

Il ſe joint avec le ſphénoïde, les os maxillaires ſupérieurs, les os palatins, les os ptérygoïdiens, & l'os ethmoïde.

VOMIQUE (la). Abſcès qui ſe forme dans la ſubſtance du poulmon, & qui vient à la ſuite de la péripneumonie, ou d'une fiévre putride, il s'épanche quelquefois dans la cavité de la poitrine, & alors le mal eſt incurable, & l'animal meurt de conſomption.

On juge qu'il s'eſt formé une vomique par la toux qui eſt très-vive, & par une grande difficulté de reſpirer ; lorſque le ſac ſe rompt, ce qui arrive après une forte reſpiration, il ſort par les narines & par la bouche, une quan-

rité considérable de pus. L'animal meurt avant
cette rupture, exhale une odeur très-fétide. Le
lendemain ou le sur-lendemain l'écoulement devient moins épais ; de caséeux qu'il étoit, il
prend une consistance gélatineuse, semblable
au pus des ulcères : l'odeur se perd insensiblement, la fièvre cesse, ainsi que la difficulté de
respirer.

Il faut mettre en usage les fumigations humides de mauve, de guimauve, ou autres plantes
émollientes, pendant quatre ou cinq jours ; on
emploie ensuite les fumigations d'orge & d'aigremoine : on donne au cheval du son, de l'eau
blanche ; on pulvérisera des feuilles de bouillon-
blanc, que l'on mêlera avec du son, & qu'on
lui fera prendre à toutes les heures du repas.
Il faut aussi lui faire prendre tous les matins
une once de baume de copahu, dont on for-
mera des pillules avec la poudre de réglisse ;
mais il vaut encore mieux le lui donner dans
du son.

VORMIENS (os) ; ce sont de petits os déta-
chés que l'on remarque dans les sutures du crâne.
Ils sont très-rares dans le cheval, & la raison
je crois en est que la suture par engrénure est
bien moins marquée que dans l'homme, dans
lequel ces os se rencontrent souvent.

Y ij

VOULOIR, EN VOULOIR, terme de haras, qui se dit d'une jument qui paroît disposée à souffrir l'étalon.

VOUTER UN FER. *Voyez* Monter à cheval.

VUIDER ou OUVRIR UN CHEVAL, est nettoyer le rectum des excrémens en marons qui s'y trouvent, lesquels gêneroient l'entrée des lavemens que l'on voudroit donner au cheval. Cette opération s'exécute avec la main frotée d'huile, que l'on insinue dans le fondement

VULVE (partie de la). *Voyez* Génération de la jument.

VULNÉRAIRES.

Remédes dont la vertu est de résoudre & d'astreindre.

RECETTE.

Prenez, Bugle, Sanicle, de l'une ou de l'autre . . . . *une poignée.*

Faites-en une espèce de thé, ajoutez une bouteille de vin, & donnez.

Ce reméde convient dans les défaillances, dans le cas où le cheval chancelle, qu'il paroît

avoir la vue trouble, fans cependant aucun
fymptôme de maladie marquée.

Autre.

Prenez, Baume de Copahu. *deux onces.*
Camphre, ... *deux gros.*

Faites deux pilules au moyen de la poudre
de réglisse ou farine, & donnez.

Ce reméde s'emploie au défaut de l'efficacité
du premier.

L A V E M E N T.

Prenez lierre terreftre, . . . *une poignée.*

Faites bouillir légèrement dans deux pintes
d'eau, retirez de deffus le feu, ajoutez deux
cuillerées de vinaigre thériacal.

Ce reméde s'emploie dans les mêmes cas que
ci-deffus.

X.

XIPHOIDE, on donne ce nom à un cartilage
du fternum.

Z.

ZAIN, un cheval zain, est celui, qui, qui, excepté le poil gris, n'a aucune marque de poil blanc sur le corps.

ZIGOMA, mot grec, qui signifie jonction, union : le zigoma dans le cheval, est une apophyse de l'os temporal avec l'os de la pommette & l'os frontal.

ZIGOMATIQUE, qui appartient au zigoma.

Fin du quatriéme & dernier Volume.

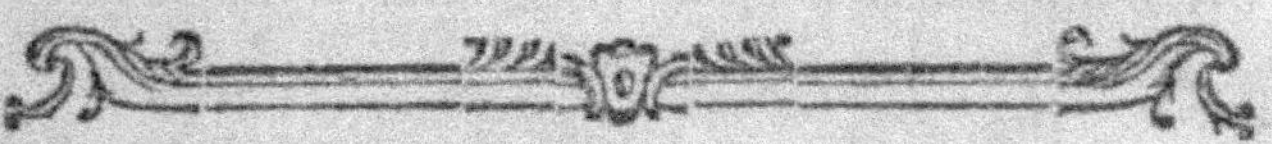

SUPPLÉMENT,

Des Articles qui ont été omis pendant le cours de l'impression de l'Ouvrage.

A.

ABSCÉDER, faire tourner une tumeur en abscès, il n'y a guères que les tumeurs inflammatoires que l'on puisse faire abscéder.

ABSYNTHE, plante, d'un verd pâle & blancheâtre d'une odeur désagréable quoiqu'aromatique, & amère au goût, elle est vermifuge, cordiale, & convient fort bien dans ces tranchées de vers, extérieurement on peut l'employer comme vulnéraire résolutive.

ACCÈS, accidents qui reviennent dans une maladie & qui souvent sont périodiques, on dit un accès de fiévre est survenu &c.

ACCIDENT, est à bien dire les symptômes qui accompagnent une maladie, par exemple une matière soufflée au poil, à la suite d'une piquûre, la suppression de l'écoulement par le

narines dans la gourme, dans la morfondure
&c. font des accidents.

ACHEMINÉ, cheval acheminé, eft celui qu
a des difpofitions à être dreffé, qui connoît la
bride & répond aux éperons, qui eft dégourdi
& rompu.

ACHEVÉ, fe dit d'un cheval bien dreffé, qui
eft confirmé dans un air, ou un Manége particulier, cheval commencé, acheminé, achevé
font les termes dont on fe fert pour marquer
les différentes difpofitions, & pour ainfi dire
les différentes claffes d'un cheval qui a de l'école.

ACHILE (tendon d'), on appelle ainfi le ren-
don fléchiffeur de l'os du pied, & lequel eft le
plus expofé aux extenfions, rupture & cloud
de rue. *Voyez* ces Mots.

ACIDES (les), font des fubftances, foit végé-
tales, animales ou minérales qui laiffent fur la
langue un goût aigre, piquant. L'ofeille, le
vinaigre, &c. font des acides.

Les acides font rafraîchiffans, ftimulants,
antiputrides, mais il faut abfolument les étendre dans beaucoup d'eau, principalement ceux
tirés du regne minéral, on les emploie auffi
extérieurement dans la gangrene.

ACIDULÉ, se dit d'une liqueur qui contient un peu d'acide.

ACOUSTIQUE, qui appartient ou convient à l'oreille : on dit l'artère, la veine, le nerf acoustique, un reméde acoustique.

ACRIMONIE ou ACRETÉ, on dit il y a une acrimonie dans le sang, dans telle humeur, dans telle plaie, ce qui prouve toujours beaucoup de résistance à vaincre dans la curation.

ACTION, cheval toujours en action, bouche toujours en action, se dit d'un cheval qui mâche son mors, qui jette beaucoup d'écume, & dont la bouche est toujours fraîche ; c'est un indice de vigueur selon quelques personnes. L'on dit aussi l'action des jambes.

AIGREMOINE, plante vulnéraire, détersive, la décoction de cette plante donnée intérieurement est astringente, sa grande propriété extérieurement, est d'être détersive & convient dans les écoulemens de morve, prise en fumigation.

AIL, plante bulbeuse d'une odeur forte & pénétrante, qui convient dans toutes les maladies, putrides, épidémiques, & dont on fait beaucoup d'usage pour donner de l'appétit à l'animal.

AJUSTER, on dit ajuster un cheval fur les voltes, à toutes fortes d'airs.

ALLER EN BIAIS. *Voyez* Biais.

ALLIBOURRE (eau d'). Eau réfolutive compofée
de Couprofe. . . . . *deux onces.*
de Vitriol de Chypre. . . *une once*
de Saffran. . . . . . *deux gros.*
de Camphre diffol. . . . *deux gros.*

Dans fuffifante quantité d'efprit-de-vin ; le tout
jetté dans quatre pintes d'eau.

Cette eau eft excellente pour les mémar-
chures, entorfes, échymofes, gonflement œdémateux.

ALOES, réfine d'une odeur forte fans être dé-
fagréable & amère au goût, inflammable &
foluble dans l'efprit-de-vin, comme toutes les
fubftances de ce genre ; il eft purgatif, vermifuge, antiputride ; on l'emploie intérieurement à la dofe d'une *demie once* jufqu'à deux,
extérieurement il eft déterfif.

AMAURAUSIS ou **GOUTTE SEREINE.**
Voyez ce Mot.

AMENDÉ, cheval amendé eft celui qui a pris
un bon corps, qui s'eft engraiffé.

AMMONIAC , sel neutre dont la proprieté est de rafraîchir étant pris intérieurement , & d'être résolutif extérieurement.

AMONCELER , cheval qui amoncéle ou qui s'amoncéle , cheval qui est bien ensemble qui est bien sous lui , qui marche sur les hanches sans se traverser. Ce terme est peu en usage dans les Manéges.

AMPUTATION , section que l'on fait dans le corps d'un os ou dans une articulation , il est peu de cas dans le cheval où l'on ampute , à moins que ce ne soit une portion de côte fracturée , quelque os du crâne , tel que l'arcade zigomatique ou quelque fausse vertèbre de la queue.

ANDOUILLE , nom impropre que les Maréchaux donnent a un fer étranglé & mal suivi ce qui dénote un mauvais ouvrier.

ANHÉLATION ou COURTE HALEINE , *Voyez* ce Mot.

ANTI-DISSENTERIQUES , remédes contre la dissenterie ; les adoucissants , les astringents , les acides sont anti-dissenteriques ; il s'agit de les employer suivant la cause & l'état de la maladie.

ANTI-ÉPILEPTIQUES. Les remédes tant vantés contre l'épilepsie, ont presque toujours été infructueux. De ce nombre sont la poudre de crâne humain, sel volatil de sang humain; le cerveau du corbeau, la corne d'élan, &c.

ANTHELMANTIQUES ou VERMIFUGES. *Voyez* ce Mot.

ANTIMOINE, minéral, de la préparation duquel l'on a le régule d'antimoine, le kermès minéral, le foie d'antimoine ou *crocus metallorum*, le verre d'antimoine, le tartre antimonié, le beurre d'antimoine: de toutes ces préparations le crocus est celle qu'emploient fréquemment les Maréchaux, comme échauffant, rafraîchissant, vermifuge; mais notre expérience nous a démontré que de toutes ces préparations, il n'y avoit que l'antimoine crud qui pouvoit être employé dans les épaississemens de la lymphe, dans le farcin cordé: le beurre d'antimoine cependant est un des meilleurs caustiques, le plus efficace pour les fics ou crapauds.

ANTI-PARALYTIQUES; on appelle de ce nom les remédes contre la paralysie, tels sont les irritans, les stimulans, les purgatifs, les douches, les bains aromatiques, les vesicatoires, sternutatoires, les ébranlemens électriques, &c.

ANTI-PÉRISTALTIQUE, est le même que péristaltique, à l'exception que le mouvement vermiculaire se fait de bas en haut ; ce mouvement n'existe dans l'animal que dans le convolvulus, dans la passion iliaque, dans les hernies ou maladies semblables ; c'est toujours un mouvement contre nature,

ANTI-PUTRIDES, les antiputrides sont les acides, les antiseptiques, que l'on prend intérieurement, extérieurement, & en fumigations.

ANTI-SEPTIQUES, remédes contre la putréfaction, la pourriture. Les huiles & les graisses ne sont point anti-septiques, comme le prétendent certaines gens ; c'est une erreur de croire que les mucilagineux, les plantes qui abondent en sérosité, soient de ce nombre : mais les vrais anti-septiques sont les acides, le sel marin, les alkalis, les cordiaux, les sudorifiques & les aromates.

ANTI-SPASMODIQUES (les), sont des remédes capables de dissiper les contractions, l'érétisme des fibres musculaires.

ANULARIS ou ANNULAIRE, quatriéme doigt de la main, lequel donne du soutien à une des rênes de la bride.

APÉRITIFS, médicamens propres à atténuer, à divifer les humeurs, à lever les obftructions; & à faciliter la circulation; tels font les baumes naturels, le ftorax, le galbanum, le fel ammoniac, les eaux minérales de Forges, de Vichy, de Paffy, les fels neutres, &c.

APONÉVROSE, membrane tendineufe, qui eft ordinairement l'expanfion d'un tendon aponévrotique, qui tient de l'apanévrofe. Les aponévrofes en général donnent du foutien aux autres parties, & fe trouvent en très-grande quantité dans les extrémités; ils font fonction de ligament mufculaire, & empêchent l'écartement de ces parties.

APOZÉME. On donne ce nom à une décoction ou une infufion de plantes édulcorées, avec quelque firop ou fucre : il y a des apozémes rafraîchiffants, béchiques, diuréthiques, &c.

APPAREILLER, fe dit de deux ou de quatre ou de fix chevaux de même poil & de même hauteur, qu'on veut mettre au carroffe. Quelques-uns difent apparier.

APPUI, eft le fentiment réciproque entre la main du Cavalier & la bouche du cheval, par le moyen de la bride, ou bien c'eft le fentiment de l'action de la bride dans la main du Cava-

lier ; ainsi le bon & le vrai appui de la main
est un soutien délicat de la bride , ensorte que
le cheval retenu par la sensibilité des parties de
la bouche , n'ose trop appuyer sur l'embouchure
ni battre à la main pour résister. Appui qui
qui force la main, marque d'une très-méchante
bouche. Cheval sans appui , qui n'a point d'appui , c'est-à-dire, qui craint l'embouchure , ap-
préhende la main , & ne peut souffrir que le
mors & appuye tant soit peu sur les parties
de la bride. Ce cheval a l'appui fin , c'est-à-
dire , la bouche délicate. Il a un appui lourd,
un appui qui force la main ; il est sans appui
c'est-à-dire , qu'il obéit avec peine au Cavalier , qu'il craint l'embouchure. Un cheval qui
a trop d'appui , est celui qui s'abandonne sur
le mors. La rêne dedans du caveçon attachée
courte au pommeau , est un excellent moyen
pour donner un appui au cheval , le rendre
ferme à la main , & l'assurer. Cela est encore
utile pour lui assouplir les épaules , ce qui donne
de l'appui où il en manque , & en ôte où il y
en a trop.

Si l'on veut donner de l'appui au cheval , &
le mettre dans sa main , il faut le galoper &
le faire souvent reculer. Le galop étendu est
aussi très - propre à donner de l'appui à un cheval , parce qu'en galopant , il donne lieu au Cavalier de le tenir dans la main.

APPUI A PLEINE - MAIN , c'est-à-dire , appui ferme , sans toutes fois péser à la main & sans battre à la main. Les chevaux pour l'armée, dit-on, doivent avoir l'appui à la main.

APPUI AU-DELA DE LA PLEINE MAIN OU PLUS QU'A LA PLEINE MAIN, c'est-à-dire qui ne force pas la main , mais qui pése pourtant un peu à la main ; cet appui est bon pour ceux, disent les partisans des cuisses, qui , faute des secours de ces parties, se tiennent à la bride.

AQUEDUC , en Anatomie, est le même que conduit , mais ce mot ne s'emploie guères qu'au conduit osseux, qui donne passage dans l'os temporal au nerf auditif.

ARCEUS (baume d') composition de l'Auteur de ce nom.

Sçavoir.

Graisse de porc. . . . . *une livre.*

Graisse de bouc. , ... *deux livres.*

Térébenthine.

Gomme élemi.

de chacune . . . . . . *une livre & demie.*

Faites fondre ce mélange & le passez à tra-

vers

vers un linge , & agitez jusqu'à ce qu'il soit re-
froidi. Ce baume est maturatif & digestif.

ARDENT. Poil ardent, Poil qui tire sur la couleur de feu.

ARGOT. *Voyez* Ergot.

ARMÉ. Cavalier armé à crû où pésamment, armé
légèrement ou à la légère.

ARMER , se dit d'un cheval qui veut se défendre contre le mors , & qui pour cela courbe
son encolure , jusqu'à appuyer les branches de la
la bride contre son poitrail, pour défendre les
barres & sa bouche, & ne pas obéir à l'embouchure. Quand un cheval s'arme, il faut le galoper fort vîte , & le faire aller terre-à-terre ,
pour lui faire passer ses fantaisies. Il y a des
chevaux qui s'arment contre le mors , & qui
sont pourtant sensibles à la main & très-légers.

ARREGNER , vieux mot qui signifioit arrêter
un cheval par les rênes & que de vieux Cour-
tiers prononcent encore.

ARRONDIR , cette expression est pour toutes
sortes de Manéges qui se font en rond, soit au trot,
soit au galop, en lui faisant porter les épaules & les
hanches uniment, sans qu'il se traverse & se jette
de côté.

Tome I V.   Z

ARTÉRIOLE , petite artère.

ASCARIDES , petits vers qui se trouvent dans l'estomac. *Voyez* ce Mot. *Voy.* Intestins.

ASSEOIR un cheval sur ses hanches , c'est les lui faire plier lorsque l'on le galope ; cette méthode qui annonce de la souplesse , rend les mouvemens trides & doit bientôt ruiner les chevaux sur les jarrets , aussi ne les voyons nous guères mettre en usage dans nos Manéges.

ASSOUPLIR , Rendre souple un cheval, c'est lui faire plier le col , les épaules , en un mot , toutes les parties de son corps , à force de le manier , soit au trot, soit au galop : les meilleures façons d'assouplir sont les piliers & la longe.

ASSURÉ se dit d'un cheval ferme & qui ne bronche pas ; les mulets dit-on sont plus assurés que les chevaux , il y auroit lieu de croire qu'une des raisons de cette cause pourroit venir de la petitesse de leurs pieds qui embrasse plus facilement le terrein que ceux des chevaux , & de la petitesse de leur fourchette qui les oblige d'avoir les jambes en tension ; au moins, ce qu'il y a de certain , c'est que les chevaux qui ont des pieds plats , ont moins d'assurance que ceux qui ont de bons pieds.

ATONIE, perte de reſſort : on dit telle partie,
tel membre eſt tombé dans l'atonie.

ATTEINTE, terme de courſes de bague, qui
ſe dit quand au lieu de mettre dedans, on ne
fait que la toucher.

ATTELER, attacher des chevaux à un carroſſe,
à une chaiſe, à un chariot, &c.

AVALOIRE, piéce du harnois d'un cheval de
trait qui eſt ſur le derrière, ſur les cuiſſes & la
croupe, & ſert à l'arrêter.

AVERTI, pas averti, pas écouté ; c'eſt un pas
réglé, ſoutenu, un pas d'École. On diſoit autrefois un pas racole, dans le même ſens.

B.

BADINANT, Cheval qu'on méne après un
carroſſe attelé de ſix chevaux pour le mettre
à la place de quelqu'un des autres qui pourroit devenir hors d'état de ſervir. On l'appelle
auſſi le volontaire.

BAI, eſt le même que Bay. *Voyez* poil.

BAINS, les bains sont naturels ou artificiels. Les premiers sont ceux de riviere , d'étang , de mare , & conviennent à tous les chevaux , l'Hiver comme l'Été , tant pour la propreté que pour les fortifiér. Les seconds , sont ceux qui sont composés avec la décoction de quelques plantes émollientes , aromatiques , antiputrides , les eaux thermales & ferrugineuses ; les bains sont aussi généraux ou locaux; généraux quand on les fait prendre dans des cuves ; locaux quand il n'est question que d'une jambe que l'on met dans un cylindre de bois creusé , ou dans une botte de cuir , mais le plus souvent on est obligé par le peu de tranquillité de l'animal , de suppléer aux bains locaux par de fréquentes fomentations & lotions , sur la partie affectée.

BANDE D'UNE SELLE se dit de deux piéces de fer plates , larges de trois doigts , clouées aux arçons pour la tenir en état. Mettre un arçon sur bande c'est clouer les deux bouts de chaque côté de l'arçon : outre ces deux grandes bandes , l'arçon de devant en a une petite , appellée bande du garot, l'arçon de derrière a aussi une petite bande pour le fortifier.

BARDER UN CHEVAL : c'est lui mettre une barde. Dans les carrousels , on voit des chevaux bardés & caparaçonnés.

BARDOT, petit mulet.

BASSE ou **CALADE**, pente douce d'une colline, sur laquelle on accoutume le cheval à courir au galop, pour lui apprendre à plier les jambes.

BAST : selle grossière qu'on met sur le dos des bêtes de somme. C'est une manière de harnois composé d'un bois qu'on appelle fût, d'un panneau & de deux crochets. Cheval de bât.

BASTER : mettre un bât sur un cheval, sur un âne.

BATTES, les battes sont des parties d'une selle à piquer, élevées sur les arçons, sur le devant & le derrière, afin que le Cavalier se tienne ferme, & que les secousses du cheval ne l'ébranlent point. Ordinairement les selles n'ont point de battes de derrière. On dit chausser une batte pour dire qu'on met le liége de la selle dans la batte, afin de tenir la batte en état. Le mot de liége vient de ce qu'autrefois cette partie de la selle étoit de liége, car aujourd'hui elle est de bois.

BEAU LIEU ; cheval qui porte bien sa tête.

BEC DE CORBIN, est une piéce de fer, large d'un pouce & longue de trois ou quatre. Elle est soudée à la pince d'un fer de cheval, & fait une saillie en avant pour empêcher qu'un che-

val boiteux n'appuie ou ne marche fur la pince.
Ce fer eft de ceux dont avec raifon les Maréchaux ne font plus d'ufage.

BIFURCATION, divifion d'une artère, d'une
veine ou d'un nerf.

BOUCHE ÉGARÉE, eft celle d'un cheval qui
fuit avec opiniâtreté la fujettion du mors, qui
a perdu la fenfibilité des barres, & bat à la main:
les imperfections de la bouche des chevaux,
font lorfque le cheval tire en haut & fuce la
langue ; qu'il la met par deffus le mors ; qu'il
la double autour du mors ; qu'il la laiffe pendre
hors de la bouche, foit tout droit en avant,
foit de l'un des deux côtés.

BOUCHE fe dit des chevaux & de la fenfibilité
qu'ils ont en la partie où on leur met le mors.
Le confentement & l'obéiffance du cheval viennent en partie de la fenfibilité de fa bouche,
par la peur qu'il a que le mors ne la lui bleffe ;
& en partie de la difpofition naturelle de fes
membres, & de fon inclination à obéir : en
tirant le cheval en arrière, on juge en quelque
façon de fon obéiffance & de la délicateffe de
fa bouche : on dit bouche fine, tendre, legère,
loyale, quand le cheval s'arrête, pour peu que
le Cavalier fe jette en arrière, & qu'il léve la
main, fans attendre même qu'il tire la bride.

Une bouche fraîche & écumante est une très-bonne marque. Une bouche chatouilleuse, c'est-à-dire, qui craint trop le mors. Pour assurer une telle bouche, quelques-uns se servent d'un canon à trompe. Les bonnes leçons sont pour cela les meilleurs remédes, sans elles le canon fera peu d'effet ; pour conserver la bouche d'un cheval, il ne faut pas trop le gourmander. Une bouche fausse est celle qui n'a aucune sensibilité, quoique ces parties soient bien formées. Une bouche forte, ruinée & désespérée se dit des chevaux qui n'obéissent point, qui s'emportent. Une bouche assurée est celle qui ne bat, qui ne pése jamais à la main. On appelle un cheval sans bouche, celui qui n'obéit point au Cavalier.

BOUCHE à pleine main, est celle qui a l'appui assuré, & qui souffre qu'on tourne la main sans se cabrer, ni péser sur le mors, qui peut même souffrir une ébrillade sans s'ébranler & se défendre, & cela sans avoir la délicatesse & le sentiment fin des bouches excellentes. Il faut choisir pour l'armée un cheval qui ait la bouche à pleine main, autrement, il seroit en danger de se cabrer, si un autre cheval le venoit choquer dans la mêlée.

BOUCHE au de-là de la pleine main, ou plus qu'à pleine main, est celle d'un cheval qui a de la peine à obéir. Le caveçon doit être fort ferré & bien doublé d'un cuir double pour le moins, de peur qu'il ne bleffe le cheval ; car bien que ce foit un vieux proverbe, que nez faigneux fait une bonne bouche, il eft conftant que fi on ne lui fait point mal au nez, la bouche n'en fera que meilleure.

BOUCHER UN CHEVAL, c'eft lui regarder la bouche, c'eft reconnoître fon âge.

BOUILLON, difent quelques Auteurs, eft une excroiffance de chair qui vient fur la fourchette du cheval ou à côté, & qui eft groffe comme une cerife, & fait boiter les pieds. Les chevaux de Manége qui ne fe mouillent pas les pieds, font plus fujets que les autres aux bouillons de chair qui les font boiter tout bas. Cette obfervation eft abfurde, & ces bouillons ne font & ne peuvent être que des cerifes, ou commencement de fics.

BOUQUET, en terme de Maquignons, fe dit de la paille qu'ils mettent à la queue & aux crins des chevaux qu'ils veulent vendre.

BOURRELET fignifie quelquefois le colier des chevaux de charrette & de carroffe, que fait un Bourrelier.

BRANCHES DE LA BRIDE, font deux piéces de fer courbées, qui portent l'embouchure, les chaînes, la gourmette, & qui font attachées d'un côté à la têtière, & de l'autre aux rênes pour tenir la tête du cheval fujette. On dit branche hardie, en parlant de celle qui ramene. On forgeoit autrefois une branche pour relever, qu'on appelloit branche flaque, elle n'eft plus en ufage, parce que celle des branches à genou eft beaucoup meilleure. Pour faire une branche hardie, les Eperonniers placent le touret au-delà de la ligne du banquet, à l'égard de l'encolure ; & la branche eft flaque ou foible, fi le trou du touret eft placé au-deçà de cette ligne, à l'égard de l'encolure, le coude de la branche eft cette partie de la branche qui prend naiffance au bas de l'arc de de banquet, vis-à-vis du milieu du fonceau, ou du chaperon, qui forme un autre arc au-deffous du banquet. Le coude d'une branche prend un tour plus ou moins grand felon que l'on veut fortifier ou affoiblir la branche.

BRAYE, entrée du gofier du cheval, c'eft-à-dire, l'extrémité du canal vers les ganaches. Ce mot eft hors d'ufage.

BROCHER. Terme dont on fe fervoit autrefois pour dire piquer un cheval avec les éperons, afin de le faire courir plus vîte. Il eft encore uſité dans le Manége , mais dans un ſens différent. Il ſignifie paſſer un clou au travers de la corne & du ſer du cheval , il faut tantôt brocher haut , tantôt brocher bas , pour bien ferrer un cheval , ſuivant le plus ou moins de pied.

BUCCINATEUR , TRICE , qui appartient ou qui avoiſine la bouche : on dit le muſcle buccinateur , l'artère & la veine buccinatrice.

C.

CALADE , pente d'une éminence , d'un terrein élevé par où on fait deſcendre pluſieurs fois un cheval au petit galop , le devant en l'air , pour lui apprendre à plier les hanches , ou à former ſon arrêt , avec les aides du gras des jambes , du ſoutien de la bride & du caveçon employés à propos. On l'appelle auſſi Baſſe.

CALIBRE ou groſſeur , diamétre d'un vaiſſeau.

CAMARE , caveçon camare , eſpèce de caveçon banni des Académies. Il étoit garni de petites dents ou pointes de ſer très-aigues , qui déſeſpéroient & bleſſoient le cheval.

CAVALCADEUR , & felon quelques-uns Cavalcadour , Écuyer qui enfeigne à monter à cheval : il n'eft plus en ufage en ce fens dans le Manége ; mais on l'a retenu pour fignifier l'Écuyer qui chez le Roi , chez les Princes & dans les Maifons Royales , commande les chevaux de la perfonne du Roi & des Princes. Ce mot fignifie en Italie , des gens qui trotent des poulains en Bardelle.

CAVALIER , eft proprement dans le Manége un homme qui eft bien à cheval , qui le manie bien , qui entend les chevaux. En ce fens il peut être appliqué aux Dames. On dit auffi un bel homme de cheval.

CHALEUR. *Voyez* Couteau de chaleur

CHAMBRE , fe dit d'une cavité qui contient quelque humeur de l'œil.

CHANFREIN BLANC , autrement belle-face , eft une marque qui régne le long du chanfrein du cheval ; c'eft-à-dire , depuis le front jufqu'au nez.

CHANFREIN , eft auffi l'armure du cheval qui couvre cette partie , quand il eft fous un Cavalier armé de toutes piéces. Les Plumaffiers le difent pareillement d'un bouquet de plumes qu'on met fur la tête des chevaux ; & les Selliers, des piéces de cuir ou d'étoffes qui couvrent cette partie.

CHAMOIS. *Voyez* (corne de)

CHAMPIGNONS. On donne ce nom à des chairs baveuses, molasses, qui surmontent une plaie ; le reméde est de les couper ou de les cautériser.

CHANCRE, ulcère de mauvaise qualité dont les bords de la peau paroissent avoir été coupés fraîchissement avec les ciseaux & duquel découle un pus séreux & en très-petite quantité.

CHANGER UN CHEVAL, ou **CHANGER DE MAIN**, c'est tourner & porter la tête d'un cheval d'une main à l'autre, de droite à gauche, ou de gauche à droite. Il ne faut jamais changer un cheval, qu'on ne le chasse en avant, en faisant le changement de main ; & après qu'on l'a changé, on le pousse droit pour former un arrêt. Pour laisser échapper un cheval de la main, il faut tourner en bas les ongles du poing de la bride. Pour le changer à droite, il faut les tourner en haut, portant la main à droite. Pour le changer à gauche, il faut les tourner en bas & à gauche ; & pour arrêter le cheval, il faut tourner les ongles en haut & lever la main ; quand on apprend à un cheval à changer de main, que ce soit d'abord au pas, & puis au trot & au galop.

CHAPELET, paire d'étrivières garnies de leurs étriers, & ajuftées au poing du Cavalier; il les attache au pommeau par le moyen de la felle par une manière de boucle de cuir qui les joint en haut, & qu'on appelle la tête du chapelet. Cela lui épargne la peine de les allonger ou de les raccourcir, quand il veut monter à cheval, ou en changer.

CHAPERON, fignifie le fond qui termine l'embouchure à écache, & toutes les autres qui ne font pas à canon, & qui affemblent l'embouchure avec la branche du côté du banquet : aux embouchures à écache, le chaperon eft rond & il eft ovale aux autres : ce qui s'appelle chaperon dans ces fortes d'embouchures, eft appellé fonceau, dans les embouchures à canon.

CHARBON, petite marque noire, qui refte d'une plus grande, dans les creux des coins du cheval, environ vers les 7 ou 8 ans. Lorfque le creux fe remplit, & que la dent devient unie & égale, le cheval s'appelle rafé. Ce mot n'eft en ufage que dans quelques Provinces.

CHARGE. Cataplame, appareil ou onguent fait de miel, de graiffe de thérébenthine : on l'appelle alors emmiellure, & quelquefois de lie de vin & autres drogues, & on l'appelle alors rémolade. Ces deux espèces de cataplames servent aux Maréchaux à guérir les foulures, les enflures ou autres maladies des chevaux, procédant de quelque travail ou effort violent, lorsqu'on les applique sur les parties offensées, ou qu'on les en frote; mais pour s'en servir utilement, il faut distinguer de quelle nature est la grosseur, car un reméde ne sçauroit être bon à toutes sortes de maladies.

CHARNIÈRE, mouvement des os. *Voyez* connexion des os.

CHARLATAN, on appelle ainsi cette engence vénimeuse qui, avec leurs prétendus secrets antifascineux, électuaires, poudre, onguent, éléxir, &c. trompe le Public, trop crédule, en gagnant son argent. La Médecine, la Chirurgie, la Maréchallerie fourmillent de ces sortes de gens qui, semblables à des insectes éphemères, ne font que relever l'éclat des gens de mérite.

CHARPIE débris d'un morceau de linge dont on se sert pour panser les plaies.

CHATOUILLER de l'éperon, c'est s'en servir légèrement.

C H E V A N C H O N S, aller à chevanchons,

c'eſt ſe mettre, ſur le cheval jambe deçà jambe delà. On dit auſſi califourchon.

CHEVILLE. Cheval qui n'eſt propre qu'à mettre en cheville, cheval qui n'eſt propre qu'à tirer & à être mis devant un limonier.

CHICOT , éclat de taille nouvelle d'un bois taillé, qu'un cheval en courrant ſe met dans le pied , & qui perçant la ſole & pénétrant juſqu'au vif, devient plus ou moins dangereux ſelon qu'il eſt plus ou moins enfoncé dans le pied. *Voyez* Enclouer.

CHOLÉDOQUE (canal) conduit principal qui charie la bile dans le duodénum. *Voyez* Foie.

CHOROIDE , membrane de l'œil. *Voyez* Yeux.

CHYLE eſt un ſuc blancheâtre que contiennent les vaiſſeaux lactés , & qui a une petite teinte de rouge dans le canal thorachique. *Voyez* Digeſtion.

CHYLIFERES , vaiſſeaux qui portent le chyle dans le réſervoir de pecquet.

CHYLIFICATION , action par laquelle les alimens ſe convertiſſent en chyle.

CIRCULAIRE, qui eſt rond, qui a la figure

d'un cercle. On dit un trousseau de fibres circulaires, une membrane circulaire.

CLAMPONNIER ou **CLAPONNIER**, cheval
clamponnier ou claponnier, est un cheval long-
jointé, c'est-à-dire, qui a les pâturons longs,
affilés & trop plians. Ce terme n'est plus d'usage.

COAGULATION, on appelle coagulation un
épaississement d'une liqueur qui de fluide devient
dans l'état de solidité. On dit un sang coagulé,
une humeur coagulée.

COAGULUM s'entend d'un caillot de sang qui
qui se forme à la suite de la section d'un vaisseau principalement d'une artère.

COCTION, en terme Chirurgical, s'entend
d'une humeur élaborée, soit dans l'état de santé,
soit dans l'état de maladie ; mais cela s'entend
plus d'une humeur excrémentielle ou d'un fluide
enfermé dans quelques tumeurs.

COCTION ou **CUISSON** d'une plante.

COENE. On appelle coene une croute tantôt
blanche tantôt noirâtre, que l'on apperçoit sur
un sang nouvellement tiré, cette coene varie
de couleur suivant le degré de chaleur, & fait,
que très-souvent l'on prend pour le sang inflammatoire celui qui ne l'est pas. Cette mé-
prise

prise arrive auffi fouvent en Chirurgie qu'en Maréchallerie.

COINS, fe dit auffi des quatre angles, extrémités ou lignes de la volte; lorfque le cheval travaille en quarré, ce cheval a fait les quatre coins, a travaillé fur les quatre coins. On dit auffi qu'un cheval a pouffé fes coins, pour dire que les dents incifives qui avoifinent les crochers, font forties.

COLLIER, partie du harnois affez connue. Cheval franc du collier, c'eft celui qui eft prompt à tirer fans le fecours du fouet.

COLLIQUATION, eft le même que la décompofition, la diffolution, la fonte des humeurs. &c.

COLLYRES. Les collyres font des remédes externes deftinés particuliérement aux maladies des yeux, foit qu'ils foient en poudre, foit qu'ils foient liquides; mais ftrictement on entend par ce mot une liqueur compofée, avec laquelle on baffine l'œil; il y a des collyres anodins, repercuffifs, déterfifs, defficatifs, &c. mais l'eau fraîche eft préférable à tous ces remédes.

COMBAT à la barrière, c'eft un exercice de la Nobleffe, où elle faifoit autrefois des imitations de vrais combats, dans les joûtes & les tournois.

Tome IV.   A a

COMMOTION, ou ébranlement par communication à la suite d'un coup, d'une chûte ; par exemple, un cheval tombe sur le côté, sur la hanche, non-seulement la chûte aura occasionné une contusion aux parties externes ; mais il peut arriver que les parties renfermées dans un des ventres ayent été ébranlées, ce qui forme la commotion ; l'on a toujours regardé les commotions plus dangereuses, à raison de la délicatesse & de la mollesse des viscères ; l'animal reçoit-il un coup à la tête, la contusion sera toujours fort peu de chose. Mais le cerveau ou les meninges plus mollasses seront plus exposés à l'inflammation, à l'extravasation, &c.

CONDUCTEURS (les) sont des instruments qui servent à conduire le lithotome dans la vessie, lorsqu'il est question de tailler, ou opérer un cheval de la pierre. *Voyez* Taille.

CONJUGAISON (trous de). Les quatre échancrures de chaque vertèbre situées entre le corps & les apophyses obliques sont disposées, de manière que les vertèbres étant jointes ensemble, elles forment des trous que l'on appelle conjugaisons & lesquels donnent passage à des nerfs qui sortent de la moëlle de l'épine.

CONSOMPTION, la consomption dans l'animal est un état de marasme, de maigreur dont

la cause est toujours ou presque toujours cachée,
il mange bien pour l'ordinaire, travaille avec
assez d'ardeur, mais son poil est long, hérissé
de différentes teintes, il maigrit de plus en plus, &
meurt sans ou presque point de douleur ; à l'ouverture de ces sortes de chevaux, quelquefois
l'on trouve les poulmons flasques, livides, ap-
pauvris sans qu'il y ait de tubercules, adhéren-
ce, ni matiére dans les bronches : on trouve
ordinairement qu'elles sont séches, quelquefois
c'est le foye qui est diminué de deux tiers, d'autrefois les glandes mésentériques sont obstruées, pé-
trifiées, & quelquefois des dépôts ou tumeurs en-
kistés dans la poitrine entre la plévre & les côtes,
entre les lames du médiastin, & assez souvent
sur les reins ou aux environs, entre le péritoine & les muscles : j'en ai trouvé quelquefois
qui s'étendoient dans le bassin, & qui gagnoient
la cuisse, sans que du vivant de l'animal je
m'en fus apperçus.

CONSOUDE. La grande consoude est une
plante monopétale, dont la fleur est en clo-
ches, & dont la décoction de sa racine est
un des plus doux astringens que nous ayons,
& qui convient dans toutes les hémorragies internes, sa dose est une demi-livre sur trois
pintes d'eau.

CONSTIPATION (la) dans le cheval vient
A a ij

toujours de quelques caufes internes & non pas d'exercice ni du changement d'aliments, puifque fon régime eft uniforme, mais d'une inflammation de bas-ventre, ou d'un érétifme du fphyncter de l'anus, & quelquefois à la fuite du trop grand ufage de la pyrete ou du gingembre, dont fe fervent fi mal-adroitement les Marchands de chevaux pour tromper le Public.

CONTAGION, communication d'une maladie d'un cheval malade à un cheval fain. On dit contagion de la morve, du farcin. *Voyez* Épidémie.

CONTRACTION, ou raccourciffement d'un mufcle. On dit la contraction mufculaire, dont on en a fait la méchanique, la volontaire & la mixte.

CONTRE-INDICATION. On entend par contre-indication, la défenfe pour ainfi dire, de faire tel ou tel reméde qui feroit avantageux s'il n'y avoit pas tel accident; par exemple, dans les tranchées, les purgatifs font indiqués pour évacuer les matiéres qui en font la caufe; mais ils fontcontre-indiqués par l'inflammation & l'irritation des inteftins, qu'ils ne manqueroient pas d'augmenter; dans la pulmonie, les adouciffans, les relâchans font indiqués, mais fi la caufe eft produite par un vice farcineux, ils font contraires aux remédes du farcin, qui font

des sudorifiques, des vulnéraires, des antiseptiques, &c. Cependant, il faut aller au plus
pressé qui est à la poitrine, ainsi l'on choisira
donc les premiers, mais dans des classes de
médicamens qui ne puissent pas nuire aux secondes.

CONVULSIONS, mouvemens involontaires des
muscles dont le principe est dans les nerfs,
& qui annoncent presque toujours des suites
fâcheuses.

CORNE. Sous ce nom, l'on comprend le sabot,
le fanon, la châtaigne ; toutes ces parties sont
à-peu-près de même substance, quant aux ana-
lyses chymiques, c'est-à-dire, qu'elles sont un
composé de phlegme, d'eau ou d'acide, d'huile
empyreumatique ou puante, & de terre ; c'est
une erreur de croire que ces parties donnent dans la distillation plus de terre que d'huile, nous pouvons assurer d'après nombre d'exa-
mens dans ce genre, que l'huile est bien plus
abondante, & que la terre est en moins grande
quantité que dans les os, aussi est-ce par cette
raison que nous conseillons les emmiellures
graisseuses, & les onguents, préférablement aux
cataplames de mie de pain & de lait que conseille
M. Vitet, lesquels ne doivent pas avoir tant
d'affinités qu'il le prétend.

A a iij

CORIANDRE, les femences de coriandre font fudorifiques, ftomachiques, carminatives, elles conviennent fort dans le farcin, feules, on les donne pulvérifées dans de l'eau ou du vin, à la dofe de trois à quatre onces.

CORPS ÉTRANGER, on appelle corps étranger, une fubftance qui ne tient à rien à la conftitution de l'animal ; par exemple un béfoart, une pierre dans les reins, ou dans la veffie, un clou de rue, une paille de clou dans le pied, un corps quelconque à la fuite d'une bleffure d'arme à feu, font de corps étrangers, qu'il faut extraire pour fe procurer une prompte guérifon, & pour les quels l'on eft fouvent obligé de faire des contre-ouvertures.

CORRECTIFS, les correctifs font des médicaments propres à tempérer, à modérer l'action des autres, par exemple l'extrait de coloquinte eft trop fort pour purger, l'on joindra un correctif tel que du miel, de l'huile, du lait, ou quelque décoction mucilagineufe, qui en envelopant ce médicament, modère fon activité ; mais en général il ne doit pas y avoir de correctif : cet ufage qui tient du méthodique & du Charlatan, fait que les médicaments n'ont plus ou prefque point d'effet, il n'eft question que de proportionner ces mêmes médicaments & les étendre dans de l'eau ; le poison le plus fort n'est jamais trop actif quand il est administré sagement ; aussi la plûpart de nos grands Médecins ont-ils réformé dans leur pratique, ces formules qui tiennent de la thériaque, de l'orviétan & autres.

COUPEROSE ou **VITRIOL BLANC**, est un sel composé de l'acide vitriolique avec le zinc, que l'on n'emploie qu'extérieurement dans la Chirurgie Vétérinaire, comme résolutif étant uni à une grande quantité d'eau.

CRASSE (la), est une humeur excrémentielle que l'on trouve sur toute la surface de la peau, & que les palefreniers ont soin d'ôter au moyen de l'étrille ; cette crasse qui n'est autre chose que l'humeur de la transpiration, diffère, à raison des parties dont elle sort, par exemple celle du dos, du thorax, des jambes dans le cheval bien constitué, est d'un blanc sale ou gris blanc, peu abondant, sans odeur, soluble dans l'eau, peu inflammable ; celle des oreilles est d'un jaune foncé, d'une odeur sentant un peu le relent, insoluble dans l'eau, soluble dans l'huile, & très-inflammable ; celle du fourreau est noirâtre, couleur de cambouis, fétide, oléagineuse, nullement soluble dans l'eau, s'enflammant à l'air, comme des corps huileux , & décrépitant sur le feu. C'eſt en général, de l'arrêt de l'humeur, de la tranſpiration que viennent les maladies, & de ſon âcreté que viennent celles de la peau.

CRYSTAL MINÉRAL ou **POLYCRESTE**, comme tous les ſels neutres, il a la propiété de rafraîchir , calmer l'ardeur du ſang dans les fiévres inflammatoires , d'augmenter la ſécrétion des urines ; on le donne à la doſe de deux gros étendus dans beaucoup d'eau : ce ſel & le nître conviennent fort dans les œdémes univerſels , dans l'hydropiſie de bas-ventre.

CRUDITÉ, cela s'entend d'une mauvaiſe digeſtion , d'une ſaburre de l'eſtomac ou des inteſtins , d'un chyle mal élaboré , dont une partie paſſe quelquefois dans le ſang , & alors on dit il y a une crudité dans le ſang , dans les humeurs. C'eſt en général de ces métaſtaſes que viennent l'ébullition , la gale , le farcin & autres maladies cutanées.

CUMIN, plante odoriférante , dont les ſemences réduites en poudre , & priſes à la doſe de trois onces ſeules , ſont ſtomachiques , carminatives & ſudorifiques ; elles conviennent dans toutes les maladies de la peau , & du farcin.

CYLINDRIQUE, qui a la forme d'un cylindre ou d'un rouleau.

D.

DÉCOCTION, se dit de l'eau dans laquelle on fait bouillir légèrement une plante, & dont quelques-uns ne font point de différence de l'ébullition.

DÈFENSIF est le même que restrinctif. *Voyez* ce Mot.

DÉGRAISSER LA VUE, opération absurde que pratiquoient anciennement les Maréchaux, & sur laquelle nous ne nous étendrons pas davantage.

DÉLAYANS, l'eau simple est le meilleur de tous les délayans.

DIAGRÉDE (le), est un extrait de scammonée, & de Réglisse, qui, donné à la dose d'une once & demie, est un des meilleurs purgatifs hydragogues que nous ayons; il convient aux chevaux œdémateux, qui ont des eaux aux jambes, & qui font sujets aux tuméfactions œdémateuses.

DIAMÉTRE, est la partie moyenne d'une ligne qui partage un cercle en deux : on appelle en anatomie, diamétre, la largeur d'un vaisseau, qui en fait le tiers de sa circonférence.

DISSOLUTION, féparation des unions des parties qui compofent le fang ou fes humeurs ; il arrive fouvent que le fang fe diffout dans les maladies putrides : un féton paffé fous la peau eft une playe qui au bout de quelques jours ne donne pas , ou donne une fuppuration féreufe , noîratre , dénote une diffolution dans le fang , l'œdéme univerfel de même , &c.

DOUCHES. Les douches font des efpèces de bains , qui confiftent à laiffer tomber de haut fur une partie affectée , une liqueur quelconque , pour réfoudre , donner du ton à une partie : on fe fert à cet effet des eaux thermales ou froides ; mais l'on doit toujours préférer les dernières : ces eaux peuvent être compofées , mais l'eau fimple fait le même effet ; les douches encore une fois ne doivent s'employer que dans le cas d'atonie & de paralyfies menaçantes.

E.

EMPYÉME. On appelle empyéme un épanchement du pus dans la poitrine , ou l'opération même par laquelle on donne iffue à ce même pus ; cependant on appelle empyéme l'amas de toutes efpèces de fluide dans le thorax.

Quant à l'opération. *Voyez* Poitrine. Hydropifie de poitrine.

EMPLATRE , les Maréchaux appellent ainfi un fer couvert, mal étampé , & en général mal fuivi , un tel fer dénote un mauvais ouvrier.

AMPLATRE. Les emplâtres font des morceaux de linge ou de peau plus ou moins grands fur lefquels on étend des onguents de toute efpèce , qui font d'un grand ufage en Chirurgie , & qu'elle auroit cependant dû bannir il y a longtems, de même que tous les corps graiffeux appliqués fur la peau.

ENFRANC (collyre de l'). Les collyres , en général font des remédes topiques , propres aux yeux ; cependant ils s'emploient ailleurs ; celui de l'enfranc convient fort dans les aphtes , chancres ou ulcères de cette nature.

Il eft compofé de.

Vin blanc. . . . . *une chopine.*
Eau de plantin & de rofes, *une once & demie.*
Orpiment. . . . . *un gros.*
Verd-de-gris. . . . . . . *demi-gros.*
Mirrhe & Aloës. . . . *deux ferupules.*
Le tout mêlé enfemble.

EPIZOOTIQUE. *Voyez* Epidémique.

ERGOT, est une corne molle, de la grosseur d'une chataigne, qui est au derrière & au bas du boulet, & souvent cachée par le fanon.

Désergoter un cheval, étoit & est selon quelques-uns, fendre l'ergot jusqu'au vif avec un bistouri, pour arracher une prétendue vessie pleine d'eau, qui est couverte par l'ergot : cette opération qui ne se pratique guères à Paris, se fait souvent en Hollande, même aux quatres jambes du cheval, pour empêcher qu'il n'y vienne des eaux & d'autres ordures.

EQUOAILLER, c'est couper un ou deux nœuds de la queue.

EQUITATION ou ACTION D'ALLER A CHEVAL. Ce mot renferme non-seulement la manière de le monter & de le conduire, mais même sa structure, ses maladies, &c.

ÉTANCHÉ, le sang, est le même que arrêter dans l'hémorragie, ou vuider un sac plein de sang.

EXCRÉTIONS (les), l'action par laquelle la nature chasse au dehors des matières qui lui deviennent étrangères, par des organes appellés excrétoires.

F.

FOIE D'ANTIMOINE. *Voyez* Antimoine.

FONDANTS. Les fondants font les remédes qui divifent & atténuent les humeurs épaiffes du corps, & les rendent propres à circuler. Ces remédes font les racines de perfil, de pied de veau, de pimprenelle, d'aunée, d'ache fauvage, les feuilles de creffon, la gomme ammoniac ; mais il n'y en a pas de plus efficace que les eaux ferrugineufes, telles que les eaux de Paffy, de Forges, &c.

FORCEPS, inftrument de Chirurgie, en forme de tenailles, avec lequel on fait les accouchemens contre nature, & dont nous ne faifons mention ici, que pour démontrer l'abfurdité qu'il y a de s'en fervir dans les jumens, vû que le poulain préfente toujours une partie que l'accoucheur peut aifément faifir pour le tirer au dehors, foit en fe fervant de fes mains ou d'une corde que l'on attache au premier membre, comme je l'ai vu arriver plufieurs fois fans danger. Nous ne connoiffons que l'École Vétérinaire qui ait fait faire cet inftrument à l'inftar de celui de la femme, & qui, comme bien d'autres inftruments, ne fervent que d'appareils & de montre aux amateurs de nouveauté.

FORTIFIANS (les), font des remédes qui augmentent le jeu & l'action des fibres & des organes, foit que l'on les emploie extérieurement ou intérieurement. Les aftringens, les déterfifs, les apéritifs, &c. font fortifiants, & donnent du reffort aux parties.

G.

GALANGA, la racine de galanga eft un peu aromatique, d'un goût amer & piquant, elle convient fort dans les foibleffes d'eftomac, dans les maladies de la peau ; auffi lui donne-t-on la propriété tonique, ftomachique, carminative ; dans les chevaux, elle eft légèrement fudorifique ; on l'emploie en infufion à la dofe d'*une once* dans une demi-livre d'eau ou mieux dans un demi-feptier de vin.

GALLE (la noix de), eft une fubftance que l'on trouve fur les feuilles de chêne, grifeâtre, globuleufe, & qui eft prefque toujours percée d'un petit trou, occafionné par la piquûre d'un infecte, ce qui lui donne encore la figure d'une bombe.

La noix de galle prife intérieurement ou appliquée extérieurement eft aftringente , cependant on ne s'en fert guères que pour les eaux
aux jambes, encore la mêle-t'on avec la cou-
perofe & le vinaigre , ce qui forme une eau
qui a retenu le nom d'eau noire, avec laquelle
l'on baffine les endroits des eaux : il eft à obferver qu'en fe fervant de cette eau, il faut fe fervir
de l'animal, fans quoi il furviendroit un gonflement total de la jambe affectée qui fouvent par
la metaftafe de l'humeur feroit périr le cheval.

GAYAC, le bois de gayac râpé, à la dofe d'une
livre, dont on a fait une forte décoction, eft
un des meilleurs remédes antifarcineux, & le
fudorifique le plus éfficace , il ne fatigue point
l'animal , ne le fait point dépérir & ne le dé-
goûte pas , quoique cette décoction foit un peu
amère : l'expérience prouve que l'application
des fétons , & l'ufage du gayac pendant deux
mois environ guériffent des farcins confirmés.

GRAISSE. *Voyez* fubftance des Os.

GRAISSEUX SEUSE, qui a de la graiffe, qui
eft rempli de graiffe.

GRENADE, le jus de grenade comme acide,
eft un des meilleurs remédes pour les aphtes,
on peut à la vérité fe fervir de celui de citron

on d'un acide végétal quelconque, mais ce premier est préférable en ce qu'il est cordial & que ses effets sont plus prompts ; ce dont nous avons eu la preuve dans plusieurs épidémies où les animaux en étoient attaqués.

GUIMAUVE , il n'est point de plantes dont on fasse plus d'usage que de la guimauve, ses fleurs, ses feuilles & ses racines , ont la vertu d'être émollientes, adoucissantes, l'on en fait des infusions ou de légères décoctions que l'on donne intérieurement ou extérieurement , l'on fait en Vétérinaire des cataplames de ses feuilles & de ses racines dont on se sert pour détendre des tumeurs inflammatoires ; mais nous observerons qu'il est essentiel de renouveller souvent ces mêmes cataplames, & de bien prendre garde qu'ils ne se défféchent sur la peau, attendû que la partie mucilagineuse que contient cette plante fait fonction de graisse , qui arrête l'humeur de la transpiration & fait comme les corps huileux tomber le poil ; pour éviter cet accident il convient toutes les fois que l'on applique un nouveau cataplame , de laver la partie affectée avec de l'eau tiéde , pour emporter ce mucilage & l'humeur de la transpiration, qui font une espèce de mastic qui augmente pour l'ordinaire l'inflammation.

HALEINE

H.

HALEINE PUANTE (l'), n'est pas une maladie particulière, mais un des symptômes
d'une maladie; des dents cariées, un amas de
fourrage vers les dents molaires entre elles &
la peau qui recouvre les muscles buccinateurs,
ou ce même fourrage qui sera entré dans les
canaux salivaires de cet endroit, comme nous
l'avons vu plusieurs fois, un amas d'humeur
dans l'arrière-bouche ou dans le canal nasal des
aphtes, des ulcères de mauvaise qualité, la
saburre de l'estomac ou une mauvaise digestion,
& souvent l'ulcération des poulmons sont les
causes de l'haleine puante.

HALET, est le même que Cornard.

HOQUET, quoique le hoquet ne soit pas un
accident particulier au cheval en ce qu'il ne
vomit pas, & que par la construction de son
estomac il ne tend jamais ou presque jamais
au vomissement, il est cependant des cas où cet
accident a lieu; tel que dans la rupture de
l'estomac, dans les hernies de toutes espèces
où il y a arrêt de matière stercorale; quelquefois il peut arriver à l'animal des spasmes, sans

qu'il y ait aucun de ces accidents , ce qui arrive quelquefois dans la maladie de cerf.

I.

INFILTRATION , on appelle infiltration un épanchement d'un fluide quelconque dans le tiffu cellulaire ; cependant l'on entend plus communément fous ce nom la partie féreufe du fang , qui après s'en être féparée , s'eft épanchée dans le tiffu cellulaire & même dans les mufcles au point de divifer les paquets qui les compofent , tel que pourroit faire la macération. L'infiltration n'a lieu pour l'ordinaire qu'à la fuite d'un œdéme ancien , & quand elle eft parvenue à ce point , elle eft incurable.

L.

LAXATIF , ce mot veut dire a-peu-près purgatif ; on l'emploie feulement dans un fens plus général , jamais on ne s'en fert pour défigner les purgatifs violents.

LEUCOME, on appelle ainfi une tache blanche qui furvient à la cornée tranfparente, tantôt elle eft produite par un vice dans les humeurs, tantôt par un coup que le cheval fe fera donné ou qu'il aura reçu, mais plus communément vient-elle de cette dernière caufe : la guérifon dépend du plus ou moins de violence du coup ; pour l'ordinaire cette tache fe diffipe avec le temps, mais auffi arrive-t'il qu'elle fubfifte toute la vie ; principalement lorfqu'il y a eu folution de continuité à la cornée, il refte dans ce cas une marque blanche qui prend la figure de la fection qui a été faite ; cette tache eft un preuve de l'obftruction & de l'oblitération des vaiffeaux lymphatiques de cette partie. Les adouciffans & les réfolutifs font les remédes que l'on doit employer dans cette maladie, mais l'eau fraîche feule eft préférable à tous autres médicaments.

LIGATURE, il n'eft point ici queftion de la ligature dont on fe fert pour faigner, au refte on peut voir ce mot ; mais bien de la ligature des vaiffeaux dans les hémorragies ; aujourd'hui il eft peu de cas où l'on doive la faire à moins que dans l'opération on ait coupé par hafard une artère, qui empêche le Chirurgien Vétérinaire de continuer fon opération ; car autrement, il vaut mieux appliquer fur l'orifice du vaiffeau, la poudre de lycoperdon ou l'agaric, au surplus toutes les fois que la ligature sera indispensable , l'on doit bien avoir attention en la faisant de ne pas prendre quelques nerfs principaux , qui pourroient occasionner des convulsions , & la mort à l'animal. Cette opération se fait au moyen d'une aiguille courbe , & d'un ou plusieurs fils cirés , que l'on passe en dessous , ensuite l'on fait un double nœud que l'on appelle nœud de Chirurgien. En Maréchallerie , on appelle encore ligature une corde dont on se sert pour contenir des envelopes aux jambes des chevaux ; nous observerons à ce sujet qu'il est dangereux de trop serrer les ligatures dans toute l'étendue du canon , ce dont on a rien à craindre dans le pâturon vû que les artères pâturonèires sont situées plus intérieurement que l'artère canonière.

LINIMENT, est une composition capable d'adoucir les parties extérieures.

LONGITUDINALES, qui est en long : on dit des fibres longitudinales , une incision longitudinale &c.

LOTION, est une espèce de fomentation ou de bain momentané , il y a des lotions adoucissantes , anodines , résolutives , dessicatives &c.

LUBRÉFIER, est arroser une partie quelconque :

on dit communément il faut donner une po-
tion huileuse, adoucissante pour arroser & lubréfier le canal intestinal, on dit aussi lubréfier
une tumeur, une plaie, &c.

LUMBRICAUX, qui ressemble à de petits vers:
on appelle ainsi deux petits muscles fanoniers.
Voyez Fanon.

LUNE, c'est une erreur de croire que la lune
influe sur les corps en général & principalement
sur les yeux. La maladie que l'on appelle lunatique vient pour l'ordinaire & presque toujours
dans des temps humides & séreux ; c'est cette
humidité dont l'atmosphère est chargée, qui relâche tous les corps avec lesquels elle a de l'affinité, qui leur ôte leurs tons & les rend mols
& peu sonores, c'est la raison pour laquelle
le cheval a la cornée opaque dans ces temps là.

LIS (oignons de), il n'est pas rare de voir plusieurs Praticiens se servir de l'oignon de lis
cuit sous la cendre & ensuite bouilli avec la
graisse de porc, pour composer un maturatif ;
ils attribuent à cette buble ou oignon, la propriété de faire abscéder ; ce que l'on ne doit qu'à
toute graisse quelconque.

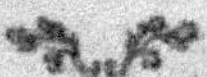

M.

MAL D'ASNE. On appelloit ainsi autrefois les peignes humides, qui sont les poireaux aux jambes.

MARIN (Sel), ou sel commun, celui dont on se sert dans les cuisines ; ce sel dissous dans une certaine quantité d'eau, convient dans les contusions, dans les bouffissures, œdéme, &c. On le donne intérieurement dans la fourbure ou autre maladie de cette nature.

MATURATIFS. Les maturatifs sont des onguents qui ont la propriété d'attirer des tumeurs inflammatoires en suppuration, & de former des abscès ; ils n'ont pas toutes les qualités qu'on leur attribue. Leur seule vertu est de repercuter l'humeur de la transpiration, de concentrer la chaleur, de former la coction de la matière, & de hâter l'abscès, ce qui peut s'opérer avec toutes sortes de graisses. L'expérience m'a prouvé que de la vieille friture, ou de la graisse de bœuf ou de mouton faisoit aussi promptement abscéder une tumeur, que le maturatif le plus stimulant ou le plus adoucissant. Cependant on peut employer l'onguent basilicum ou les cataplames de plantes mucilagineufes, tels que la décoction de racine de guimauve.

MAUVE. La mauve eft une plante dont toutes les parties ont la propriété d'être adouciffantes & émollientes, comme toutes les plantes mucilagineufes : l'on en fait une infufion ou une légère décoction ; on les donne intérieurement pour les affections de poitrine ; elle convient & s'emploie aujourd'hui communément pour les inflammations qui viennent à l'extérieur : la plûpart des Maréchaux l'ont fubftituée au lieu & place des quatre onguents dont ils faifoient beaucoup d'ufage. Mais j'obferverai que la décoction foit légère, & qu'elle contienne le moins poffible de mucilages, qui dans bien des cas feroient fonction de graiffe.

MÉDICAMENS. Les médicamens font les remédes que l'on emploie pour guérir les maladies, ils font tirés des trois regnes, du végétal, animal & minéral ; le premier eft celui duquel on fe fert le plus, & dont les propriétés font plus démontrées, d'ailleurs qui paroiffent avoir plus d'analogie avec la conftitution animale. Pour parvenir à une connoiffance fuffifante de la vertu des médicamens, il feroit à propos d'analifer par foi - même les médicaments, les comparer avec celle de l'animal. Par - là on

avanceroit dans la cure des maladies, d'un pas
plus aſſuré, & on ne ſuivroit pas l'uſage de
traiter empyriquement, ſoit d'après ſoi, ſoit
d'après les Anciens : on s'aſſureroit par-là ſi tel
médicament qu'un tel a vanté a effectivement
la vertu qu'il lui donne, s'il peut remédier au
défaut qui exiſte dans l'animal. C'eſt ſouvent
faute de connoître la vertu des médicamens,
que l'on voit journellement dans la pratique,
appliquer des remédes contraires aux maladies.
Par exemple, rien n'eſt plus ordinaire de voir
les Maréchaux donner dans l'inflammation les
cordiaux, d'appliquer indiſtinctement les quatre
onguents ſur toutes ſortes de tumeurs, de mettre le feu ſur des tumeurs phlegmoneuſes, &c.
nous ſçavons cependant bien, que l'état de Maréchal, ou celui qui doit s'adonner à cette partie,
ne peut pas parvenir à une étude auſſi étendue ;
que ſon temps & ſes facultés ne le lui permettent
pas ; mais au moins, obſerverons-nous qu'il peut,
après avoir pris une connoiſſance générale de la
conſtruction de l'animal & de ſes maladies, &
doit même s'appliquer à connoître la vertu
des médicamens qu'il emploie, & à ne ſe ſervir
que des choſes les plus ſimples & les plus faciles à trouver. J'ajouterai que le traitement des
maladies du cheval offre une carrière très-vaſte
à quiconque voudra s'en donner la peine, & à
faire les dépenſes convenables ; je dis plus,

qu'elle serviroit de base à la Médecine Humaine, où on ne peut aller que d'un pas lent par l'objet précieux qu'elle renferme.

MÉDIUS, qui est au milieu.

MÉTASTASE, transport d'une maladie, d'une liqueur d'un endroit à un autre ; par exemple, une tumeur œdémateuse survient au fourreau, après s'être dissipée, el e se porte sur le poitrail, ou sur le devant. Une tumeur après avoir paru dans un endroit, paroît dans un autre : rien n'est plus commun que de voir un phlegmon commencer à tourner en suppura-ration, ensuite cesser & aller se porter ailleurs. Il en est de même d'un virus morbifique qui, après s'être jetté sur un viscère, va se jetter sur un autre.

MIEL. Le miel est une substance douce, sucrée, qui a la vertu d'être laxatif, détersif, apéritif, pectoral, & que l'on emploie communément dans la toux, dans les maladies de poitrine ; on le donne à l'animal, dissous dans l'eau, au bout d'un bâton, ou avec la main sur la langue, à la dose d'un quarteron par jour, à différentes repri-ses ; le trop grand usage occasionne la toux, picotte l'arrière-bouche comme toutes les subs-tances fermentiscibles.

MYRRHE. La myrrhe est une gomme résineuse qui, quand elle est dissoute dans l'esprit de vin, & unie avec l'aloës, forme une teinture qui convient dans les ulcères de mauvaise qualité, qui hâte la chûte de la carie, en un mot, elle résout, attenue, déterge, & s'oppose à la putréfaction des chairs.

O.

ONGUENT. Les onguents sont des médicamens externes qui ont pour base des corps graisseux, & dont la consistence en général est solide, mais moins que les emplâtres. De tous les onguents tant vantés, je ne connois que le basilicum qui puisse être favorable aux tumeurs, encore faut-il qu'elles tendent à suppuration. Nous avons assez démontré ailleurs l'absurdité qu'il y a d'employer les emplâtres, onguent & autres médicamens de ce genre.

OPÉRATEUR est celui qui fait une opération; mais dans le sens ordinaire, ce mot s'entend d'un Charlatan. On dit un tel est Opérateur, pour dire que c'est un Charlatan qui débite bien sa marchandise.

OSEILLE. L'oseille dont on se sert dans les cuisines, contient une liqueur acide, qui est rafraî-
chissante, apéritive, deurétique : les lotions
de ce jus sur la langue, dans les bouches,
sont efficaces dans les maladies putrides, &c.

P.

PALPITATION DE CŒUR est une contraction déréglée & interrompue, des ventricules &
oreillettes de ce viscère, tantôt ces palpitations
sont forcées, tantôt affoiblies, & ce, selon la cause
qui les produit; plus il y a de sang dans les ventricules, plus elles sont fortes ; le contraire arrive
quand il en abonde peu. Ainsi dans la plethôre,
dans l'inflammation, dans la raréfaction du sang,
il n'est pas étonnant que les contractions soient
fortes ; par la même raison, il n'est pas étonnant de voir dans les œdémes universelles des
palpitations, ou les contractions des ventricules se
faire lentement.

Les corps étrangers, polypes & autres qui
peuvent se trouver dans les ventricules, peuvent donner occasion aux palpitations. Pour
m'assurer un jour jusqu'à quel point pouvoient
aller la force & la vîtesse des contractions, je

fis passer dans le ventricule droit, par la veine jugulaire, une balle de la grosseur d'un pois, composée de blanc d'œuf battu avec de la mie de pain très-fine, ce qui augmenta la contraction d'un huitiéme par minute; au bout de trois minutes, le ventricule qui avoit chassé cette balle dans l'artère pulmonaire, reprit sa contraction ordinaire, ensuite j'introduisis un pois réel, qui augmenta d'un cinquiéme, & qui fut environ sept minutes à passer dans l'artère pulmonaire, après quoi j'introduisis un haricot qui augmenta d'un quatriéme & plus, & qui ne fut guères plus de temps à passer dans l'artère pulmonaire. Je terminai cette expérience par une balle à fusil qui augmenta la contraction deux fois & plus que dans l'état naturel, & dont le contre-coup contre les côtes étoit d'une force extrème; le cheval resta dans cette position environ un quart d'heure, étant agité par des convulsions considérables, les yeux paroissoient tourner sans dessus dessous; mais au moment où la balle passa dans l'artère pulmonaire, tout cessa, & le cheval devint calme, cependant avec un peu de battement de flanc & difficulté de respirer. J'ouvris le cheval & je trouvai en effet toutes ces balles dans l'artère pulmonaire, & qui n'avoient été arrêtées que par leurs calibres; j'observai que le ventricule en dedans étoit noir comme de

de l'encre, & revêtu d'une pellicule que j'en-
levai comme une pelure doignon, ce que
je n'avois jamais trouvé dans l'état naturel.
L'on entend aussi par palpitation un tressaille-
ment surnaturel d'une des parties du cœur.

PANACÉ MERCURIELLE, on appelle ainsi un
mercure sublimé six ou sept fois de suite, il est
purgatif, désobstruant, propre dans le farcin,
il est antivermineux, on peut le donner à la
dose d'un demi-gros bien étendu dans de l'eau,
ou avec quelque mucilage, pour la destruction
des vers.

PARALYSIE, perte totale du mouvement d'une
ou plusieurs parties ; dans le cheval, elle vient
souvent à la suite de la guérison du vertigo, du
mal de cerf. Les chevaux gras pléthoriques sont
plus sujets que les autres. La pratique nous démontre que les paupières, les yeux, les lévres
sont plus exposés aux paralysies que les autres
parties. La paralysie est pour l'ordinaire accompagnée d'autres symptômes, tels que les larmoye-
ments, la bave, &.

Les remédes contre cette maladie sont suivant les causes qui la produisent, mais en général, l'on doit mettre en usage les bains, les
fomentations, les fumigations aromatiques, les
sétons & les purgatifs.

PARFUMS. On appelle ainsi la vapeur d'une substance quelconque odoriférante : les uns sont liquides, & les autres sont solides. Les premiers sont préférables en ce qu'ils affectent moins la poitrine : on les emploie en ébullition, soit dans de l'eau ou dans une liqueur analogue : les solides sont sous la forme de pilules ou pastilles, & se jettent sur un fer rouge ou un brasier ; mais ces parfums, si salutaires qu'ils puissent être, sont toujours nuisibles, sur-tout employés à grande dose, en ce qu'il entre beaucoup de charbon, qui étant dans le feu, produit une fumée, qui est un composé d'acide & d'huile empyreumatique, qui affectent les bronches du poulmon : on compose les parfums des bois, des racines, des gommes & des résines, que l'on mêle avec d'autres ingrédiens qui ont de l'affinité entre eux.

PARIÉTAIRE (la). Cette plante est ainsi nommée à cause qu'elle croît sur les murailles : on l'emploie extérieurement comme émolliente, & intérieurement comme diurétique ; cette plante, ainsi que toutes celles qui sont mucilagineuses, doivent être simplement infusées, ou au moins doit-on en faire une légère décoction : elle convient, tant en breuvage qu'en lavement, dans toutes les maladies inflammatoires, & ne peut jamais nuire.

PECQUET, est le nom d'un Auteur qui, le premier découvrit le réservoir du chyle, d'où lui est resté celui de pecquet : cependant il est à remarquer que ce réservoir n'est que le commencement du canal thorachique, & ne diffère presqu'en rien du canal qui est un peu conique, en le prenant de derrière en avant, & dont la base doit être nécessairement plus large que la pointe, ce qui lui a fait donner improprement le nom de réservoir, c'est dans ce prétendu réservoir où vont aboutir une grande quantité de vaisseaux laités du second rang.

PELLICULE, petite peau, petite membrane que l'on apperçoit sur un ulcére.

PÉRIPNEUMONIE (la), est à-peu-près dans le cheval, la même maladie que la pulmonie, & dégénère de même. *Voyez* ce Mot.

PERTE-DE-SANG. *Voyez* Hémorragie.

PESTILENTIELLE, qui approche de la peste, de la putridité, de la contagion.

PIERREUX (os). *Voyez* Temporaux.

PLUMASSEAUX. On appelle ainsi de l'étoupe ou charpie arrangée à plat, de la grandeur de la plaie pour laquelle on la destine, & sur laquelle on étend un médicament.

PNEUMATOCELE, tumeur flatueuse des testicules, dans laquelle il se trouve une certaine quantité d'air renfermé, que l'on tire au moyen d'une ou plusieurs scarifications.

POULS, pulsation ou battement d'une artère, ou mouvement de sistole & de diastole, signe auquel on connoît si l'animal a la fiévre ou non. Les signes sont la tension, la plénitude, la fréquence ou vitesse, & foiblesse, d'où sont venus les distinctions de grand & petit pouls, de dur & mol, fort & foible, fréquent & lent.

Q.

QUEUE (coupe). On appelle coupe-queue un espèce de couperet avec lequel on ampute un ou plusieurs nœuds de la queue, & sur lequel on frape, au moyen d'une masse de bois.

QUINQUINA. Le quinquina si vanté pour la guérison des fiévres intermittentes, dans les maladies humaines, nous a paru jusqu'ici assez souvent infructueux, ou au moins fort peu réussir ; quoique donné depuis un gros jusqu'à une once, peut-être est-ce de l'ignorance dans laquelle

nous

nous sommes de la nature des fiévres qui, à la vérité, ne sont pas faciles à distinguer.

R.

RAFRAICHISSANTS. Les rafraichissants sont des médicaments propres à corriger, à tempérer la grande chaleur du sang. Les infusions & décoctions des plantes, de laitue, pourpier, chicorée sauvage, nenuphar : &c. les substances acides tirées du citron, de l'oseille, des groseilles, le vinaigre, ou l'eau acidulée de vinaigre, &c. sont des rafraîchissants.

REPERCUSSIFS, qui fait rentrer, qui repousse une humeur qui se présente dans une partie.

ROMARIN. Il est peu de plantes dont on fasse tant d'usage que du romarin extérieurement. L'infusion ou une légère décoction de cette plante s'emploie dans le gonflement des jambes, dans les œdemes, sur la fin du traitement des tumeurs inflammatoires; c'est un des meilleurs résolutifs que nous ayons ; donné intérieurement, il est vermifuge.

ROSSIGNOL. *Voyez* Siflet.

RUGINE, inftrument avec lequel on enleve les caries, les exoftofes.

RUMINANT, TES, fe dit des animaux qui rappellent leurs alimens dans la bouche, & qui les mâchent une feconde fois.

S.

SUIVRE, fe dit du pied de derrière qui avance le premier au galop : le pied de devant mene, & le pied de derrière fuit.

T.

TROMBUSTE, petite élévation qui furvient à la fuite d'une faignée, & qui eft occafionnée par un épanchement de fang dans le tiffu cellulaire : Les chevaux font moins expofés aux Trombuftes que l'homme, par la raifon que les flammes ou lancettes avec lefquelles on faigne ces animaux, produisent une plus grande ouverture de peau que de la veine.

V.

VARICOLE ou VARICE des veines du scrotum. *Voyez* Testicules.

Fin du Supplément & du dernier Volume.

ERRATA.

Tome III. Page 285, seconde ligne de la Note, *on lit* bien cilagineuse, *lisez* mucilagineuse.

Tome III. Page 353, au mot parrein, *on lit* qui barre les reins, *lisez* les veines.

Tome III. Page 450, cinquiéme ligne de la Note, *on lit* par Méthode, *lisez* par ma Méthode.

Hyppiatrique, dans tous le cours de l'Ouvrage par un Y, *lisez* par un I.

Fin de l'Errata.

APPROBATION.

J'**AI** lû par ordre de Monseigneur le Chance-lier, un Manuscrit qui a pour titre : *Diction-naire raisonné d'Hippiatrique*, &c. & je n'y ai rien trouvé qui m'ait paru devoir en empêcher l'impression. A Paris, ce premier Juin 1774.

LE BAS, Censeur Royal.

PRIVILÉGE DU ROI.

LOUIS, PAR LA GRACE DE DIEU, ROI DE FRANCE ET DE NAVARRE : A nos amés & féaux Conseillers leˢ Gens tenans nos Cours de Parlement, Maîtres des Requêtes ordinaires de notre Hôtel, Grand Conseil, Prévôt de Paris, Baillifs, Sénéchaux, leurs Lieutenans Civils, & au-tres nos Justiciers qu'il appartiendra : SALUT. Notre amé le sieur LAFOSSE, nous a fait exposer qu'il desireroit faire imprimer & donner au Public, un *Dictionnaire raisonné d'Hippiatrique, Cavalerie, Manége & Maréchallerie*, s'il nous plaisoit lui accorder nos Lettres de Privilége pour ce nécessaires. A ces causes, voulant favorablement traiter l'Exposant, Nous lui avons permis & permettons par ces Présentes de faire imprimer ledit Ouvrage autant de fois que bon lui semblera, & de le vendre, faire vendre & débiter par tout notre Royaume, pendant le temps de six années confécutives, à compter du jour de la date des Préfentes ; Faifons défenfes à tous Imprimeurs, Libraires & autres perfonnes, de quelque qualité & condition qu'elles foient, d'en introduire d'impreffion étrangére dans aucun lieu de notre obéiffance ; comme auffi d'imprimer, ou faire imprimer, vendre, faire vendre, débiter, ni contrefaire ledit ouvrage, ni d'en faire aucuns extraits, fous quelque prétexte que ce puiffe être, fans la permiffion expreffe & par écrit dudit Expofant, ou de ceux qui auront droit de lui ; à peine de confifcation des Exemplaires contrefaits, de trois mille livres d'amende contre chacun des contrevenans, dont un tiers à Nous, un tiers à l'Hôtel-Dieu de Paris, l'autre tiers audit Expofant, ou à celui qui aura droit de lui, & de tous dépens, dommages & intérêts : à la charge que ces Préfentes feront enregiftrées tout au long fur le Regiftre de la Communauté des Imprimeurs & Libraires de Paris, dans trois mois de la date d'icelles ; que l'Impreffion dudit Ouvrage fera fait dans notre Royaume, & non ailleurs, en beau papier & beaux caractéres, conformément aux Réglemens de la Librairie ; & notamment à celui du 10 Avril 1725, à peine de déchéance du préfent Privilége ; qu'avant que de l'expofer en vente, le Manufcrit qui aura fervi de Copie à l'Impreffion dudit Ouvrage, fera remis dans le même état où l'Approbation y aura été donnée, ès mains de notre très-cher & féal Chevalier, Garde des Sceaux de France, le fieur HUE DE MIROMENIL, qu'il en fera enfuite remis deux Exemplaires dans notre Bibliothéque publique, un dans celle de notre Château du Louvre, un dans celle de notre très-cher & féal Chevalier Chancelier de France, le fieur DE MAUPEOU, & un dans celle du fieur HUE DE MIROMENIL, le tout à peine de nullité des Préfentes : du contenu defquelles vous mandons & enjoignons de faire jouir ledit Expofant, & fes ayans caufes, pleinement & paifiblement, fans fouffrir qu'il leur foit fait aucun trouble ou empêchement. Voulons que la copie des Préfentes, qui fera imprimée tout au long, au commencement ou à la fin dudit Ouvrage, foit tenue pour duement fignifiée, & qu'aux copies collationnées par l'un de nos amés & féaux Confeillers, Secrétaires, foi foit ajoûtée comme à l'original. Commandons au premier notre Huiffier ou Sergent fur ce requis, de faire, pour l'exécution d'icelles, tous actes requis & néceffaires, fans demander autre permiffion, & nonobftant clameur de haro, charte normande, & lettres à ce contraires: Car tel eft notre plaifir. Donné à Paris le huitiéme jour du mois de Mars, l'an de grace mil sept cent foixante-quinze, & de notre Régne le premier.

Par le ROI en fon Confeil,

LE BEGUE.

Regiftré fur le Regiftre XIX. de la Chambre Royale & Syndicale des Libraires & Imprimeurs de Paris, N° 2198. fol. 377, conformément au Réglement de 1723, qui fait défenfes, art. 4. à toutes perfonnes, de quelque qualité & condition qu'elles foient, autres que les Lib. & Imprim. de vendre, débiter, faire afficher aucuns livres, pour les vendre en leurs noms, foit qu'ils s'en difent les Auteurs ou autrement, & à la charge de fournir à la fufdite Chambre huit exemplaires preferits par l'art. 108 du même Réglement. A Paris ce 10 Mars 1775.

LOTTIN, jeune, Adjoint.

De l'Imprimerie de CLAUDE HERISSANT, rue neuve Notre-Dame.